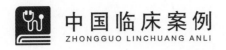

妇科肿瘤疑难病例集

主编 王国庆 王 娟 樊江波

上海科学技术文献出版社
Shanghai Scientific and Technological Literature Press

图书在版编目（CIP）数据

妇科肿瘤疑难病例集 / 王国庆，王娟，樊江波主编
. -- 上海：上海科学技术文献出版社，2023
　　（中国临床案例）
　　ISBN 978-7-5439-8895-8

　　Ⅰ.①妇… Ⅱ.①王…②王…③樊… Ⅲ.①妇科病
—肿瘤—病案—分析 Ⅳ.① R737.3

　　中国国家版本馆 CIP 数据核字（2023）第 135167 号

策划编辑：张　树
责任编辑：应丽春
封面设计：李　楠

妇科肿瘤疑难病例集
FUKE ZHONGLIU YINAN BING LIJI
主　　编：王国庆　王　娟　樊江波
出版发行：上海科学技术文献出版社
地　　址：上海市长乐路 746 号
邮政编码：200040
经　　销：全国新华书店
印　　刷：廊坊市海涛印刷有限公司
开　　本：787mm × 1092mm　1/16
印　　张：18
版　　次：2023 年 8 月第 1 版　2023 年 8 月第 1 次印刷
书　　号：ISBN 978-7-5439-8895-8
定　　价：228.00 元
http：//www.sstlp.com

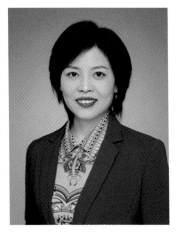

王国庆，医学博士，主任医师，陕西省肿瘤医院副院长。兼任中国临床肿瘤学会（CSCO）第二届妇科肿瘤专家委员会常务委员，中国抗癌协会 MDT 专业委员会常务委员，中国抗癌协会第六届妇科肿瘤专业委员会委员，国家癌症中心国家肿瘤质控中心卵巢癌质控专家委员会委员，陕西省抗癌协会妇科肿瘤专业委员会主任委员，陕西省健康教育与促进协会妇科肿瘤防治专业委员会主任委员。美国 MSKCC——访问学者，陕西省肿瘤医院卵巢肿瘤 MDT 首席专家，《现代肿瘤医学》杂志编辑委员会编委。

擅长妇科肿瘤的各种根治性手术，在西北区域率先开展复发性宫颈癌盆腔廓清术、晚期卵巢癌卷地毯式腹膜切除术、盆腔 Enblock 肿瘤完整切除术、上腹部广泛性卵巢癌减瘤术。对妇科肿瘤的手术、放疗、化疗、免疫、靶向及复发肿瘤的综合治疗方面积累了一定的经验。

主编《现代妇科肿瘤》《妇科肿瘤的化疗决策》，及在编《中国临床案例·妇科肿瘤疑难病例集》专著 3 部，参编《中华妇产科学》《中华妇科肿瘤学》专著 2 部。在中国医学核心期刊发表论文 100 余篇，SCI 论文 8 篇。多年来，她中标省厅级科研项目 16 项，其中 12 项已结题，获陕西省科学技术成果三等奖 1 项。主持省级重大科技统筹创新项目"利用 trucbean 系统进行宫颈癌容积旋转调强放疗的临床剂量学研究"；参加了中国多中心临床研究项目——"早期子宫内膜癌患者保留生育功能的临床疗效研究"及"早期宫颈癌保留生育能力治疗的临床研究"。与此同时，参与了多项国家药物临床试验及医疗器械临床试验。

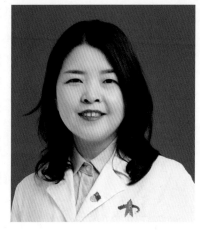

王娟，医学博士，副主任医师，西安交通大学硕士生导师。2010年毕业于西安交通大学，2017年9月—2018年9月赴美国弗吉尼亚联邦大学医学院梅西癌症中心作访问学者，现担任西安交通大学第一附属医院运营管理部副部长。兼任中华医学会放射肿瘤专业委员会生物学组委员，中国抗癌协会肿瘤多学科专业委员会委员，陕西省抗癌协会妇科肿瘤专业委员会副主任委员，陕西省抗癌协会近距离治疗专业委员会常务委员，西部放射治疗协会妇科肿瘤专业委员会委员等。

2010年毕业至今，一直从事肿瘤放疗临床、科研和教学一线工作，具备扎实的专业基础理论知识，精湛的临床技能，紧追本专业的国际前沿技术，目前已熟练掌握多种肿瘤精准放射治疗方法，包括VMAT、IMRT、SBRT、CT引导的3D-BT等。

擅长各种妇科肿瘤的放射治疗及综合治疗。长期致力于妇科肿瘤的临床及基础研究。

近年来主持及参与国家自然科学基金6项，主持陕西省自然科学基金1项，参与省级基金3项，主持院青年基金1项，校级新医疗新技术1项，获得陕西省科学技术奖1项。发表学术论文近30篇，其中以第一作者发表的论文被SCI收录多篇。

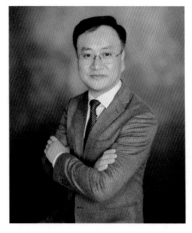

樊江波，医学博士，主任医师，硕士研究生导师，中共党员。1999 年 7 月毕业留校在西安交通大学第二附属医院妇产科从事医、教、研工作至今。兼任中国抗癌协会肿瘤标志专业委员会肿瘤多学科（MDD）诊断协作组委员，陕西省卫生产业监督协会妇产科委员会副主任委员，陕西省保健学会妇瘤防治委员会副主任委员，陕西省性学会妇科微创委员会副主任委员，陕西省抗癌协会妇瘤专业委员会常务委员，陕西省健促会妇瘤委员会常务委员，陕西省保健学会盆底疾病委员会常务委员，陕西省医学传播学会生殖抗衰老专委会常务委员，陕西省性学会性传播疾病防治委员会委员，陕西省老年病学会妇女疾病防治专业分会常务委员，陕西省医学会妇产科学会委员，西安市医学会妇产科学会委员，教育部研究生论文评审专家，陕西省科技成果评审专家，西安医学会医疗技术鉴定专家。

临床工作经验丰富，技术娴熟，熟练开展各种腹腔镜、宫腔镜及经自然腔道微创手术，熟练开展妇科良、恶性肿瘤四级疑难手术及妇科恶性肿瘤的个体化规范治疗。多次获西安交通大学第二附属医院医疗先进个人、优秀医师奖、优秀教师及优秀共产党员荣誉。

主持西安交通大学临床新技术、新疗法两项。研究方向为妇科良、恶性肿瘤的规范诊治及妇科微创手术技术。发表论文 20 余篇，主持及参与的妇科肿瘤相关科研项目及其研究成果，获陕西省科学技术奖二等奖、三等奖各一项，获陕西省高等学校科学技术奖二等奖 2 项。2018 年受国家派遣，在非洲从事中国医疗援外任务，任中国医疗队队长。

临床医学是一门面对患者、针对疾病，以理论与实践相互推动、诊断与治疗相互影响的应用科学。指南共识多基于事物的共性形成，而人的疾病往往在共性中存在着个性，会出现一系列指南未及的情况，部分成为困惑着医师的疑难杂症。

本书收集了妇科肿瘤领域的疑难病例 32 份，包括宫颈癌、卵巢癌、外阴癌、子宫内膜癌等多个瘤种，以图文并茂的形式，详实记录每个病例的临床表现、诊断过程、治疗方案和预后情况，展示临床医生解决疑难问题、走出疑惑的过程。通过这些真实而生动的病例，不仅能够了解妇科肿瘤的基本知识和最新进展以及为治疗肿瘤所遵循的国际国内共识指南，还能够感受到作为医生在面对这些患者时所承担的责任和担当，以及医生与患者之间所建立的信任和情感。

本书的三位主编在各自的治疗中心和专业方向都有着丰富的临床诊疗经验，有过很多思考和实践，也在临床研究中取得了斐然成绩。在他们的共同努力下，收集了这些有诊断或治疗特点的病例展示给大家，希望对妇科肿瘤专业工作者提供一些帮助。我本人也非常喜欢这本书，是以欣然作序。

刘玫

2023 年 4 月

序言作者简介

刘玫，一级主任医师，肿瘤放疗科妇瘤专业教授，肿瘤学及妇科学博士生导师，任职于西安交通大学第一附属医院。兼任中华医学会放射肿瘤治疗分会第六、第七届分会委员，中华医学会放射肿瘤治疗分会近距离治疗学组委员，中国抗癌协会近距离治疗专业委员会常务委员，陕西省抗癌协会近距离放射治疗专业委员会第一届主任委员，陕西省医学会放射肿瘤治疗学分会第一、第二届主任委员，陕西省抗癌协会妇瘤专业委员会第一、第二届主任委员，北京大学医学部近距离治疗中心客座教授。

序 二

应王国庆教授之邀，非常荣幸为她的《中国临床案例·妇科肿瘤疑难病例集》一书作序。健康是人类永恒的话题，民众健康是国家昌盛的基石，是人一生重中之重的大事，因此妇科肿瘤的治疗难点需要医生付出更多的脑力、体力和智慧。

记得初识国庆教授是她刚入职，按照医院的工作安排，她没有被分配到妇产科而分配到非手术科室，但那时的她就凸显了自我发展思路的清醒和勇于挑战、勇于担当的品格，辗转加入了妇产科。此后一路坚韧不拔的追求和奋进，让她在妇科领域最具挑战性的专业——妇科肿瘤专业建树颇丰。她具有医者勇于尝试、敢于开拓、吃苦耐劳的品质，有温度的人文精神、医者悲悯的情怀，多年来在该领域深耕细作，特别是王国庆教授团队自 2018 年就探索 MDT 在妇科肿瘤中的应用，终于汇总编纂成这部《中国临床案例·妇科肿瘤疑难病例集》。在这里为王国庆教授取得的斐然成绩由衷地感到骄傲。

现代医学已经逐步从经验医学过渡到了循证医学阶段，但医学不仅仅有科学属性，更有人文属性和社会属性。缺乏人文的医学是冰冷的、机械的，医学不仅要遵循科学技术特性，更要回归人和人的本质。该书的出版是陕西省肿瘤医院妇科肿瘤团队传承科学临床思路、履行社会责任、践行人文关怀的重要体现，术中充满了对疾病的"恒心""狠心"和"专心"，更体现出了对患者、对家庭的"用心""细心"和"爱心"。书中每一个病例都来源于临床一线，经过团队各级成员的细心打磨，值得认真品味。为陕西省妇科肿瘤患者的诊治提供了科学的、完善的诊疗模式，为妇瘤患者能享受到规范化、标准化、全程化诊治提供了保障。

衷心希望这本书为大家的医学道路提供新的灵感和新的思路。

叶连红

2023 年 4 月 28 日

序言作者简介

叶连红，医学硕士，主任医师，西安市人民医院（西安市第四医院）党委书记。兼任陕西医学会妇产科分会副主任委员，陕西医学会腔镜外科分会常务委员，西安医学会妇产科分会主任委员，西安市医学会健康管理分会副主任委员，陕西省医师学会妇科肿瘤分会副主任委员、妇产科分会常务委员，陕西省抗癌协会宫颈癌防治专委会副主任委员，妇科肿瘤专业委员会常务委员。西安市第十五届政协委员，教科卫体委员会副主任委员；西安市新城区第十九届人大委员会常务委员。

　　妇科恶性肿瘤已成为严重威胁妇女健康的主要疾病，妇科恶性肿瘤的治疗尽管几经改进，仍有相当一部分患者治疗无效或复发。一旦发生治疗无效或复发，再次治疗的方案就非常棘手。因此，对这些难治性妇科恶性肿瘤的处理一直以来是临床治疗的难点，也是妇科肿瘤医师所面临的最大挑战。面对这种现状，我们从事妇科肿瘤疾病研究和诊治的同道们却愿意知难而上，从临床和患者的需求出发，既坚持了相关的基础研究，同时关注搜集疑难病例，采用各种常规或先进的检查手段和治疗手段，给予患者恰当的诊断和治疗。

　　《中国临床案例·妇科肿瘤疑难病例集》由陕西省肿瘤医院、西安交通大学医学院第一、第二附属医院的中青年专家、医师共同编写。展现了三家医院妇科肿瘤专科最近两年内收集的疑难复杂及危重的妇科肿瘤病例，包括 Lynch 综合征相关性子宫内膜癌、宫颈透明细胞癌、卵巢子宫内膜样腺癌、复发性卵巢癌、家族遗传性腹膜癌、绒毛膜癌等。这些病例病情复杂，常常合并其他疾病，造成诊治的困难，如化疗后复发、患者高龄、远处转移、铂敏感复发性等；还有少见罕见的疾病，如先心病老年卵巢癌的复发、复发性卵巢癌胸壁转移、局部晚期难治性宫颈透明细胞癌、心房肿瘤等。有些病例更是涉及多系统疾病，单一科室常常难以诊断，需要多学科联合诊治。本书中针对疑难病例，专家们不仅详细描述了疾病的发病和诊治过程，而且对各种疾病的发病机制和诊疗规范也进行了探讨。总结不同妇科肿瘤疾病的诊疗经验和教训，以便读者更快、更深刻地了解妇科肿瘤疾病的临床诊疗思维，提高妇科肿瘤疾病的诊治水平。

　　参与本书编写的专家在妇科肿瘤诊治领域长期从事临床实践工作，有丰富的一线诊疗经验。本书对病例做了详尽的解析，梳理诊疗思路，理清治疗脉络，启发临床思维，呈现给大家凝练的知识、难得的经验教训和诊治抉择中的集体智慧。同时，我们也邀请相关专家对这些病例的诊治过程做精彩点评，指出该病例的诊治经验和教训。希望本书能够帮助从事妇科肿瘤专业的医生培养和锻炼临床思维能力，对他们今后的临床实践有所裨益。这种研究精神尤为可贵，持之以恒，相信有更多的疑难妇科肿瘤疾病的难点被攻克，更多的患者从中受益。

　　由于时间仓促，且书中作者均承担着繁重的临床工作，因此文中难免会有纰漏和瑕疵，希望广大同仁能够海涵并斧正。

编　者
2023 年 4 月 28 日

目 录

外阴鳞状细胞癌Ⅲ期

一、病例摘要

一般资料：患者候××，女，74岁。

主诉：发现外阴肿物9个月余。

现病史：自然绝经20余年。9个月余前无明显诱因自觉外阴肿物，随后就诊于西安市某医院，行外阴活检病理：外阴小块鳞状细胞癌。患者为求进一步诊治就诊于我院，门诊以"外阴癌"收治。自发病以来，精神、食纳、夜休可，大小便如常，体重无明显增减。

既往史：无特殊。

妇科检查（实物，病例1图1）：左侧腹股沟区可触及直径大小约2cm肿块，固定，质韧，轻压痛。外阴：已婚经产式，左侧外阴可见一6cm×5cm包块，内生型生长，基底宽，侵及阴道口/尿道口，邻近肛门，表面破溃，有少量分泌物，疼痛（++）。阴道：肿瘤挤压欠通畅，黏膜及穹窿萎缩；宫颈：萎缩，外形存在，直径1.5cm，触血阴性；宫体：前位，萎缩，质中，活动尚可，无明显压痛；宫旁：双侧主骶韧带无明显增厚，弹性良好；肛诊：直肠黏膜光，指套无血迹。

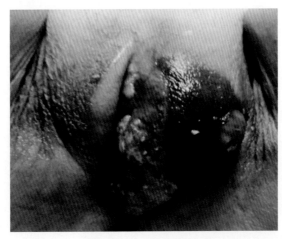

病例1图1　外阴癌外观

辅助检查：

生化检查：SCC：2.0/ml。

MRI 检查（病例 1 图 2）：盆腹腔 MRI 示：①外阴不规则肿块，侵及尿道外口及阴道外口；双侧腹股沟区多发肿大淋巴结，考虑转移；②胆囊多发结石，右肾小囊肿；③骶管囊肿。

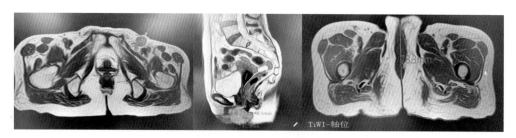

病例1图2　MRI检查

胸部 CT 示：系"外阴癌"双肺多发小结节片絮影，部分钙化，转移待排，建议复查；右肺上叶肺大疱。

病理会诊：外阴鳞状细胞癌 I ~ II 级。

其他：心电图正常。

诊断：外阴鳞状细胞癌 III 期。

二、诊疗过程

1. 晚期外阴癌 NCCN 指南推荐　先做影像学检查：

（1）影像学检查未发现可疑淋巴结，先行腹股沟/股淋巴结切除术。若术后病理发现淋巴结阳性，行外阴原发灶/腹股沟区/盆腔的外照射放疗＋同期化疗。若淋巴结阴性，行外阴原发灶（±选择性覆盖腹股沟股淋巴结区）的外照射放疗＋同期化疗。

（2）如影像学检查发现可疑淋巴结（包括局限于盆腔的 M_1 期淋巴结转移），可选择：①不做腹股沟/股淋巴结切除术，可考虑对增大的淋巴结进行细针穿刺活检，确认转移后行外阴原发灶/腹股沟区/盆腔的外照射放疗＋同期化疗；②行腹股沟/股淋巴结切除术。若术后病理淋巴结阳性，行外阴原发灶/腹股沟股区/盆腔的外照射放疗＋同期化疗。若淋巴结阴性，行外阴原发灶（±选择性覆盖腹股沟股淋巴结区）的外照射放疗＋同期化疗。

2. 2015 年 FIGO 外阴癌治疗指南中提到，已有小型的回顾性研究表明，累及尿道和肛门的局部晚期外阴癌患者采用顺铂和氟尿嘧啶或其他药物进行新辅助化疗后手术有助于保留肛门括约肌和（或）尿道。对于这些局部晚期的外阴癌患者，直接手术不易切净病灶，且手术范围大、创伤较大、术后生存质量低下，因此是新辅助化疗的适宜对象。美国多中心癌症研究等多项数据进行 Mata 分析得出，对于晚期外阴癌（Ⅲ～Ⅳ期），新辅助化疗联合手术治疗可以提高患者的生存率，同时作者指出选用紫杉醇及铂类联合用药作为新辅助化疗方案的患者，更好地提高了患者5 年生存率（74%）。Moore 等发现应用铂类的新辅助化疗的作用平行于放疗治疗，但并没有增加患者的生存率。在 2009 年，Moore 指出联合用药好于单联用药，至少对于晚期外阴癌及有淋巴侵犯的患者，目前所选的联合用药还是优于单一用药的。2012 年 Aragona 等对晚期外阴鳞癌患者新辅助化疗的研究结果提示，30 例患者经过新辅助化疗后被评价为可以进行根治性手术。

此患者局部晚期外阴癌，病灶大块，局部手术创伤较大，不能直接切除，手术可能造成严重并发症，如损伤会阴中心结构（尿道 / 肛门），影响患者排尿、排便等功能，甚至需要造瘘，后期对患者的心理产生影响，并影响患者的生活质量。最终采用新辅助化疗，以期望缩小肿瘤体积，减小手术范围，有助于保留肛门括约肌和尿道等正常器官及功能。

3. 晚期外阴癌系统性治疗方案（病例 1 图 3）

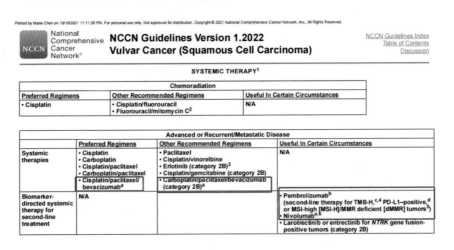

病例1图3　晚期外阴癌系统性治疗方案

参照 NCCN 治疗指南，因患者老年女性，不能耐受多程足量新辅助化疗，加用抗血管生成靶向药物，缩小肿瘤体积，减小手术范围，尽早手术。最终采取：新辅助化疗＋安罗替尼口服，2021 年 7 月 1 日、2021 年 7 月 28 日行 "TP" 方案新辅助全身化疗 2 程，共计用药：白蛋白紫杉醇 300mg×2、奈达铂 100mg×2，同时口服安罗替尼 2 程（8mg/d 连续 2 周停一周）。2 程新辅助治疗后（病例 1 图 4）。

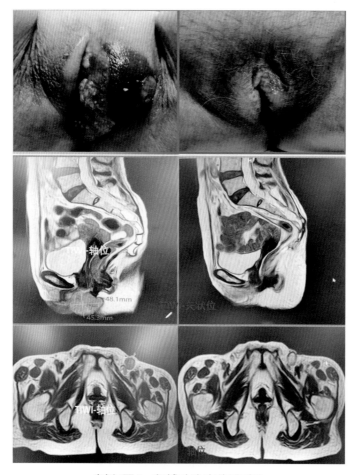

病例1图4　新辅助治疗前后对比

4．手术　2021 年 8 月 26 日在全身麻醉下行"广泛外阴切除＋双侧腹股沟淋巴结切除术"（病例 1 图 5）。

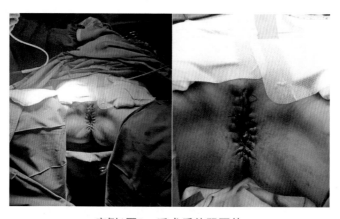

病例1图5　手术后外阴图片

术后病理报告：外阴黏膜慢性炎伴纤维组织增生，较多淋巴细胞浸润及多核巨细胞反应，局灶见少量角化物，符合治疗后改变；周边切缘及基底未见癌浸润，左侧腹股沟淋巴结 0/3 癌转移（其中 2 枚淋巴结内见大片坏死及少量多核巨细胞、角化物），右侧腹股沟 0/2 枚癌转移。

5. 术后治疗   2021 年 9 月 15 日、2021 年 10 月 5 日分别给予"TP"方案化疗 2 程，白蛋白紫杉醇 300mg×2、奈达铂 100mg×2，同期制订放疗计划，6MV-XDt 2Gy/25f。治疗期间监测 SCC 变化（病例 1 图 6）。

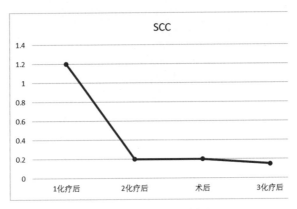

病例1图6   SCC监测变化

6. 容积旋转调强放疗（病例 1 图 7）   CTV：外阴原发灶 / 腹股沟股区 / 盆腔，DT：50Gy。PTV：CTV 外放 0.5cm，DT 50Gy。患者高龄，放化疗期间骨髓抑制反应较重（Ⅳ度骨髓抑制），同步放化疗后未行特殊治疗，定期随访复查。

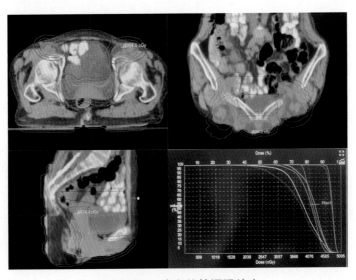

病例1图7   容积旋转调强放疗

7. 定期复查随访 2022 年 8 月复查盆腹腔 MRI（病例 1 图 8）：系"外阴癌术后治疗后"：①外阴区结构紊乱；阴道及尿道外口增厚；较前变化不著，请结合妇检，建议 0TDWI ＋增强扫描进一步检查；②胆囊多发结石，右肾小囊肿，同前相仿；③骶管囊肿。后定期复查盆腹腔核磁：均较前无显著变化。其他化验检查亦无明显异常。治疗评价 CR。

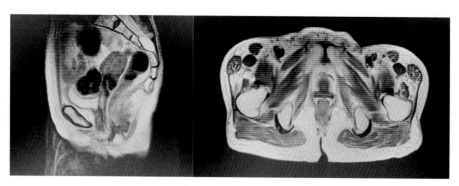

病例1图8　2022年8月盆腹腔MRI

三、病例分析

1. 新辅助化疗虽然尚存争议，但对于局部晚期外阴癌是可选择的治疗替代方案；新辅助化疗联合手术治疗可以提高患者的生存率；缩小肿瘤体积，减小手术范围，保留患者的正常器官及功能；显著地提高了患者的预后及生活质量；减少了手术并发症；可以将病灶切除干净而不用行廓清术。

2. 安罗替尼口服，使用方便高效，依从性及时效性更好，停药 2 周后即可手术，手术更及时。

3. 外阴癌治疗因牵扯到盆底重建及功能保留 / 恢复等复杂因素，个体差异及个性化治疗方案的制订更为重要。

四、主编点评

1. 这是一例高龄、晚期的外阴癌患者，治疗过程中更能体现个体化治疗为这名患者带来的生存获益。因局部病灶大，且侵及周围器官，若行手术治疗，损伤较大无法直接切除，且患者术后生活质量较差；若直接行根治性放疗，考虑到外阴皮肤对放射线耐受性差，急性皮肤反应是放疗过程中最常见的不良反应，不仅影响患者生活质量，还可能导致治疗中断，进而影响肿瘤的控制率。给予新辅助化疗后可达到缩瘤降期效果，为手术切除提供可能。

2. 在新辅助化疗阶段联合了安罗替尼口服，安全、高效、患者依从性好。

3. 经新辅助化疗后尽管术后病理未提示淋巴结转移，此时应结合新辅助治疗前的初始分期决定后期辅助治疗方案。对于有淋巴结阳性的患者予以术后辅助放疗，以降低局部复发率。

4. 晚期外阴癌的处理较复杂，需要个体化及多学科综合治疗。

（胡晓君　穆允凤　胡　艳）

参考文献

[1]谢玲玲，林仲秋.2022 NCCN外阴鳞癌临床实践指南解读[J].中国实用妇科与产科杂志，2021，37（11）：1137-140.DOI：10.19538/j.fk2021110113.

[2]Lawrie TA，Patel A，et al. Sentinel node asx0002 sessment for diagnosis of groin lymph node involvement in vulvalcancer[J]. Cochrane Database Syst Rev 2014，27（6）：CD010409.

[3]Forner DM，Mallmann P. Neoadjuvant and definitive chemothera_x0002_py or chemoradiation for stage Ⅲ and Ⅳ vulvar cancer：a pooled reanalysis[J].Eur J Obstet Gynecol Reprod Biol，2017，212：115-118.

[4]林仲秋，王丽娟，李睿歆.外阴癌新辅助化疗进展[J].中国实用妇科与产科杂志，2016，32（09）：845-848.

[5]李雪，吴素慧，孙琪，等.新辅助化疗在妇科肿瘤治疗中的选择及意义[J].中国药物与临床，2018，18（09）：1533-1536.

[6]王志启，王建六.外阴癌的新辅助化疗[J].实用妇产科杂志，2013，29（04）：249-251.

[7]NCCN Guidelines Version 1.2022 Vulvar Cancer（Squamous Cell Carcinoma）.

复发阴道恶性黑色素瘤治疗后
长期生存

一、病例摘要

一般资料：患者朱××，女，49岁。

主诉：确诊阴道恶性黑色素瘤3个月余。

现病史：2018年1月无明显诱因出现阴道出血，量不多，无血块，无白带增多，伴下腹部坠胀、疼痛，未在意，未入院诊治，此后间断出现阴道出血，就诊渭南市中心医院行阴道镜发现阴道壁赘生物。病理经西京医院病理科会诊（2018年4月29日）示：阴道黑色素瘤。免疫组化：34BE12（HCK）（-），AE1/AE3（-），CD10（-），CD30（-），CD34（-），CR（-），HMB-45（+），S-100（-），SMA（-），Vim（+），Ki67（5%）。我院再次行病理会诊示（H201802506）：阴道小块黑色素瘤伴坏死。

既往史：无特殊。

妇科检查：外阴：已婚已产式。阴道：畅，黏膜光滑，前壁距阴道口1.5cm可及横行增厚条索状结构，有淡色素沉着。宫颈：光整。盆腔：未及异常硬结及包块，压痛阴性。肛诊：直肠黏膜光，指套无血染。

辅助检查：

生化检查：肝肾功电解质、血常规：大致正常。

会诊病理：（西安交通大学第一附属医院H201802506）：阴道小块黑色素瘤伴坏死（病例2图1）。

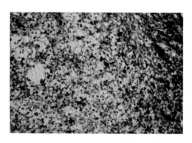

病例2图1　病理检查

盆腔磁共振（2018 年 4 月 20 日）：见病例 2 图 2。

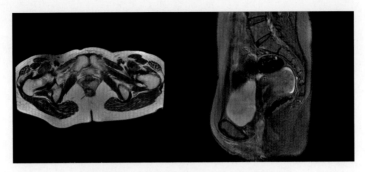

病例2图2　2018年4月20日盆腔磁共振

其他：心电图、胸腹 CT 检查均正常。

诊断：阴道恶性黑色素瘤 I 期。

二、诊疗过程

1. 初始治疗　入放疗科接受治疗。具体方案：盆腔外照射（病例 2 图 3）：6MV-X 线，IMRT，95% PTV 剂量 DT 50Gy/25f，CTV 包括：全阴道＋盆腔淋巴结引流区（髂总、髂内、髂外、骶前、闭孔＋腹股沟深淋巴结引流区），PTV ＝ CTV ＋外放 0.5cm（外照射）。外照射期间行后装插植治疗 2 次，计划：2 根针，源长 2cm，间距 2cm，源旁 1cm，DT 7 Gy/ 次。外照射结束后继续插植治疗 2 次，方案同前。4 周期化疗联合靶向药物治疗后再次后装插植治疗 2 次，DT 6 Gy/ 次（病例 2 图 4、5，后装治疗计划图）。

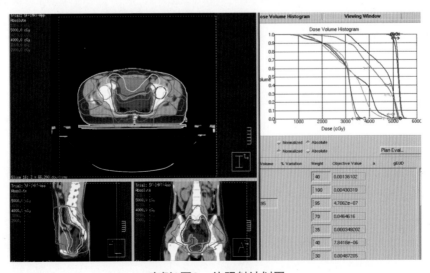

病例2图3　外照射计划图

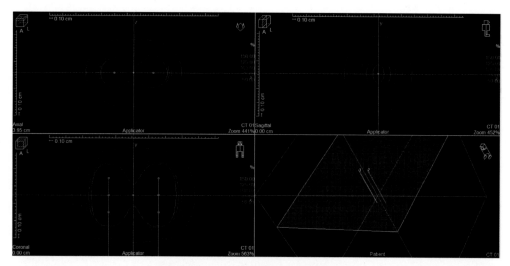

病例2图4　后装插植治疗计划图（1）

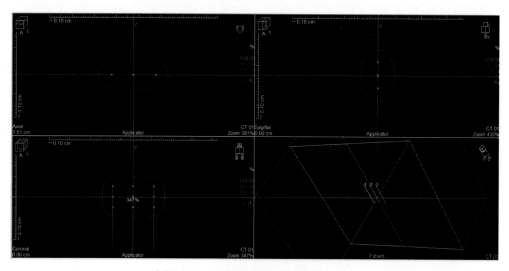

病例2图5　后装插植治疗计划图（2）

同步及序贯共行6周期化疗＋靶向药物治疗，具体方案：紫杉醇210mg d1 ＋顺铂40mg d1 ～ d3 ＋恩度30mg d1 ～ d7。治疗结束后复查阴道局部病灶明显缩小。查盆腔平扫CT（2018年11月20日）示：病灶较前明显缩小。盆腔积液较前增多。全身骨显像、颅脑MRI平扫未见异常。完善免疫治疗前相关检查，PD-L1（CPS 10），排除治疗禁忌后于2018年12月开始给予帕博利珠单抗行免疫治疗19周期，具体为：帕博利珠单抗100mg q3w。因经济原因于2020年1月停止治疗。

2. 一次复发治疗　2020年3月24日复查盆腔平扫结果（病例2图6）：现片较2019年9月19日片对比示：子宫体积不大，肌壁欠均匀，阴道左侧壁结构显示欠清晰，明显增厚；子宫直肠窝见少量积液，较前片对比积液略增多。妇科检查提示：阴道左侧及前壁中下 2/3 增厚，质硬，余查体（－）。结合影像学及妇科查体所见考虑病情复发。

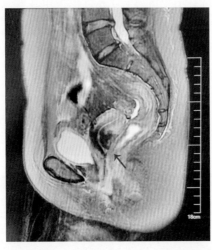

病例2图6　2020年3月24日盆腔磁共振

2020 年 4 月于我院放疗科再次行 6 次后装插植治疗，具体计划：阴道左侧病灶，HR-CTVD90% 30Gy/6 次。治疗结束后（2020 年 8 月 6 日）复查，妇科检查提示阴道前壁尿道横沟处结节状增厚，质硬，余查体（－）。（2020 年 8 月 8 日）盆腔磁共振见病例 2 图 7。

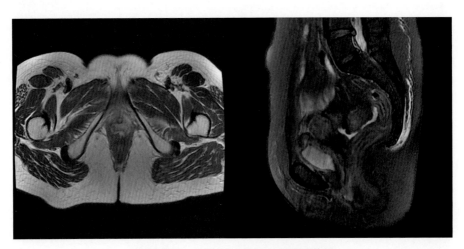

病例2图7　2020年8月8日盆腔磁共振

3. 二次复发治疗　2 个月后患者自觉阴道分泌物增多，再次行活检结果（2020 年 10 月 15 日）（西安交通大学第一附属医院 B202034021）："阴道壁"黏膜内小圆形及梭形肿瘤浸润，提示恶性黑色素瘤。于 2020 年 11 月 5 日—2020 年 11 月 9 日行一周期重组人 5 型腺病毒（安柯瑞）瘤体内注射治疗（5.0×10^{11}vp/0.5ml × 5 天），同步行后装敷贴治疗 5Gy × 3f，2f/ 周。2020 年 11 月 18 日开始给予特瑞普利单抗 240mg Q2W，共 20 周期），2020 年 12 月 4 日出现甲状腺功能减退，给予补充甲状腺素片治疗。

4. 再次复发治疗　2021 年 8 月 12 日妇科检查及盆腔磁共振（病例 2 图 8）再次发现阴道右侧壁中上 1/3 处触及黏膜下直径 2cm 硬结伴肿块。于 2021 年 8 月 16 日—2021 年 8 月 21 日，2021 年 9 月 22 日—2021 年 9 月 26 日再次行两周期重组人 5 型腺病毒（安柯瑞）瘤体内注射治疗（5.0×10^{11}vp/0.5ml × 5 天）。同步于 2021 年 8 月 23 日—2021 年 9 月 2 日后装单针插植放疗 16Gy/3f，2f/ 周。

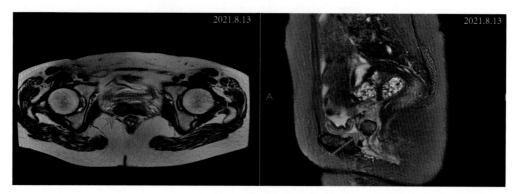

病例 2 图 8　2021 年 8 月 13 日盆腔磁共振横状位及矢状位图

2021 年 10 月 4 日妇科检查：外阴：已婚已产式。阴道：畅，黏膜光滑，未见肿块或色素沉着区域。宫颈：光整。盆腔：未及异常硬结及包块，压痛阴性。肛诊：直肠黏膜光，指套无血染。复查 MRI 示（2022 年 10 月 31 日）（病例 2 图 9）：病灶较前明显缩小，密度降低。考虑患者多次复发史，建议治疗结束后进行免疫维持治疗。再次取活检，病理（西安交通大学第一附属医院 B202140891）：阴道壁活检，少量梭形细胞肿瘤伴坏死，提示为原恶性黑色素瘤（复发），PD-L1（50%+）。因患者既往已使用过帕博丽珠单抗及特瑞普利单抗，且出现免疫相关甲状腺功能减低，于是更换为派安普利单抗单抗注射液 200mg Q2w，但应用 2 周期后出现 2 度肾功能损害，故停药观察。之后进入随访期，末次随访时间为 2023 年 1 月 31 日，未发现阴道局部病灶及其他病灶，达 CR。目前继续随访中（至今总生存期 60 个月）。

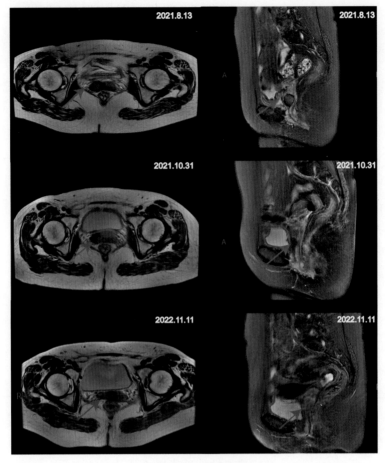

病例2图9　复查MRI

三、病例分析

原发性阴道恶性黑色素瘤（primary vaginal malignant melanoma，PVMM）起源于黑色素母细胞，是一种罕见且预后极差的高度恶性肿瘤，占女性恶性肿瘤的0.4%～0.8%，此病发病率低，但因其发现时一般期别较晚，生长速度极快、易转移，预后极差，5年生存率仅在0～25%。目前PVMM患者的首选治疗仍为手术治疗，术后行放化疗、免疫疗法、靶向药物等综合治疗；而不可切除的晚期患者采用综合治疗方案。该患者因初发病灶位置与尿道关系密切，手术根治切除难度较大，且自身拒绝行手术治疗，但患者经根治性放化疗联合抗血管靶向治疗，一线免疫维持治疗失败，反复多次出现局部复发，再次给予局部溶瘤病毒注射联合后装插植放疗及二线、三线全身免疫治疗后，获得了5年之久的生存，且目前处于无瘤生存期。具体分析该病例：

1. 早期局限期阴道黑色素瘤目前一线推荐手术治疗，手术彻底切除，保证足够的安全切缘是预后的重要因素。目前多以 Breslow 标准来调整手术切缘：当肿瘤浸润深度＜2mm 时，周围至少切除 1cm 的正常组织；当肿瘤厚度＞2mm 时，周围则需要切除 2 ~ 3cm 的正常组织。但如果无法手术，同步放化疗仍是可选的有效治疗手段。

2. 靶向治疗在恶性黑色素瘤中的应用　目前常用于 PVMM 的分子靶向药物包括针对 BRAF 基因的抑制剂达拉非尼（dabrafenib）、维莫非尼（vemurafenib）及针对 NRAS 突变的 MEK 抑制剂曲美替尼（trametinib）。而血管生成抑制剂贝伐珠单抗（bevacizumab）也取得了很好的效果，因此将紫杉醇或白蛋白结合型紫杉醇＋卡铂±贝伐珠单抗的方案作为不可切除或晚期黏膜黑色素瘤患者的备选治疗方案。该患者一线应用了紫杉醇 210mg d1 ＋顺铂 40mg d1 ~ d3 ＋恩度 30mg d1 ~ d7 同步放疗方案，取得了较好的局部控制效果。

3. 免疫治疗　指南明确推荐免疫检查点抑制剂应用，是晚期黑色素瘤的标准治疗方法。主要包括 PD-1 单抗中的帕博利珠单抗（pembrolizumab）、纳武单抗（nivolumab）、CTLA-4 单抗中的伊匹单抗（ipilimumab）。该患者在同步放化疗及靶向治疗结束后一线应用帕博利珠单抗维持治疗 19 周期，达到了将近 2 年的 PFS。但治疗停止 2 个月后出现疾病进展，之后多次应用局部溶瘤病毒注射联合局部放疗，再次应用特瑞普利单抗治疗后取得很好的治疗效果。该患者免疫药物耐药后，再选择免疫治疗仍然有效，可能与局部应用溶瘤病毒有很大关系，或许增强了免疫药物的作用。溶瘤病毒是一类能选择性地感染并杀死肿瘤细胞而不损伤正常细胞的天然或重组病毒。与传统免疫治疗相比，具有靶向性好、不良反应小、杀伤肿瘤途径多、不易产生耐药性等优势，与不同的免疫药物结合，可实现对肿瘤的协同免疫应答。

四、主编点评

总结这例阴道恶性黑色素瘤患者特点：①多程治疗后局部复发，联合近距离放疗与全身免疫治疗取得很好的疗效；②溶瘤病毒局部注射是复发阴道恶性黑色素瘤局部治疗的一种安全、有效的方法；③免疫后再免疫对于复发阴道黑色素瘤亦有效；④阴道恶性黑色素瘤预后不佳，多种抗肿瘤治疗方案的联合应用可提高其疗效。

（王娟）

参考文献

[1]中国抗癌协会妇科肿瘤专业委员会. 阴道恶性肿瘤诊断与治疗指南（2021年版）[J]. 中国癌症杂志，2021，31（6）：546-560.

[2]Joste M，Dion L，Brousse S，et al. Vulvar and vaginal melanomas： a retrospective study spanning 19 years from a tertiary center[J]. J Gynecol Obstet Hum Reprod，2021，50（5）：102091.

[3]Shakeel O，Uliah F，Khalid N，et al. Malignant melanoma of the female genital tract：experience of an oncology center in pakistan[J]. Cureus，2020，12（6）：e8484.

[4]Wang HY，Wu XY，Zhang X，et al. Prevalence of N R AS mutation，PD-L1 expression and amplification，and overall survival analysis in 36 primary vaginal melanomas[J]. Oncologist，2020，25（2）：e291-e301.

[5]中国临床肿瘤学会指南工作委员会. 中国临床肿瘤学会（CSCO）黑色素瘤诊疗指南2021[M]. 北京：人民卫生出版社，2021：105-120.

[6]Wohlmuth C，Wohlmuth-wieser I，Laframboise S. Clinical characteristics and treatment response with checkpoint inhibitors in malignant melanoma of the vulva and vagina[J]. J Low Genit Tract Dis，2021，25（2）：146-151.

[7]许青，等.溶瘤病毒治疗恶性肿瘤临床应用上海专家共识[J].中国癌症杂志，2021，31（3）：231-240.

[8]Dyer Arthur，et al.Cytokine Growth Factor Rev[M]，2020，56：115-123.

病例3

宫颈癌腺癌ⅣB期肺转移

一、病例摘要

一般资料：患者宋××，女，48岁。

主诉：因"排尿困难1个月、发现盆腔恶性肿瘤半月"，于2022年1月入住我院。

现病史：1个月前开始出现排尿困难，半月前患者盆腔MRI示（外院）：子宫、宫颈及阴道占位性病变，考虑子宫恶性肿瘤，伴宫颈阴道受累，腹膜后、盆腔及右侧腹股沟区淋巴结增大考虑转移。活检病理示（外院）："阴道"结合形态及免疫组化结果符合分化差的癌。免疫组化结果：CK（+），CK7（灶+），Vim（灶+），CK5/6（−），P63（−），P16（−），CEA（+），Sm（−），CgA（−），CD56（−），HIB45（−），S-100（−），ki67（+约80%）。入我院后检查胸部CT（病例3图2）：①双肺多发结节影，考虑转移瘤。双肺门区多发肿大淋巴结影；②部分乳腺致密，所见甲状腺右侧叶结节影伴钙化灶，建议进一步检查。腹盆腔MRI：①子宫后壁—宫颈—阴道区不规则肿块，考虑恶性肿瘤，病变与尿道分界不清，阴道全程受侵，阴道腔内积血，请结合组织学检查；②左侧髂外、双髂内多发肿大淋巴结，考虑转移；③腹膜后稍大淋巴结，转移待排。病理会诊（H20220068）："阴道"符合低分化腺癌。

既往史：无特殊。

妇科检查：外阴：已婚经产型，未见明显异常。阴道：阴道内广泛肿瘤浸润，前壁为著，质地僵硬，阴道前壁与膀胱后壁及尿道融合，触血阳性。宫颈：无法暴露，触诊质硬。肛诊：冰冻骨盆状，直肠黏膜光，指套无血迹，直肠受压。

辅助检查：

生化检查：肝功电解质、血常规：大致正常；妇科肿瘤标志物未见明显异常。

会诊病理（H20220068）："阴道"符合低分化腺癌（病例3图3）。

MRI检查（病例3图1）：子宫后壁及阴道内分别可见不规则肿块影，边界不清，范围约为10.1cm×6.8cm×133cm，阴道腔内可见不规则肿块，边界不清，范围约为 6.0cm×5.6cm×6.7cm，病变与尿道及阴道前后壁分界不清，阴道全程受侵。左侧髂外、双髂内可见多发肿大淋巴结，较大者位于左侧髂内，短径约为 2.4cm，膀胱充盈差，膀胱壁厚，腔内可见导尿管。病变与直肠分界尚清。骨盆骨质信号欠均匀，盆底肌肉未见异常信号。

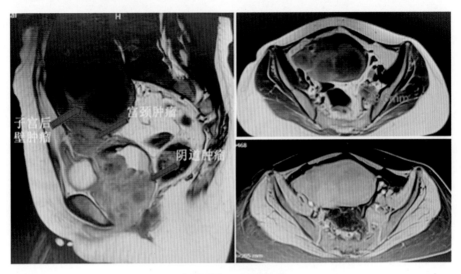

病例3图1　MRI检查

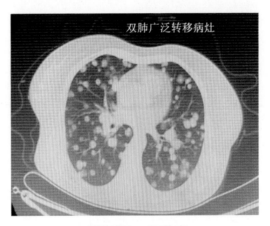

病例3图2　CT检查

注：双肺多发结节影，考虑转移瘤。双肺门区多发肿大淋巴结影。

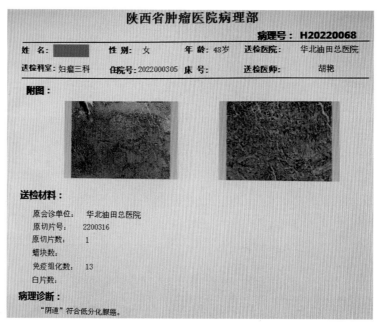

病例3图3　病理会诊

　　其他：心电图、HPV、E6E7 检查均正常。

　　诊断：①宫颈癌腺癌Ⅳ B 期；②肺转移；③膀胱受侵；④盆腔（腹膜后）淋巴结多发转移；⑤非 HPV 相关性宫颈腺癌。

二、诊疗过程

（一）诊断

　　参照原发性阴道癌诊断标准及子宫内膜样腺癌宫颈转移鉴别要点。

　　1. 阴道恶性肿瘤诊断与治疗指南（2021 年版）　国际妇产科联盟（International Federation of Gynecology and Obstetrics FIGO）制定的原发性阴道癌诊断标准：①子宫颈和外阴未见肿瘤；②距子宫颈原位癌手术 2 年后，距浸润性子宫颈癌的手术治疗 5 年后，距接受放射治疗的子宫颈癌 10 年后。

　　2. 宫颈腺癌与子宫内膜腺癌宫颈转移的鉴别是目前的热点问题。

　　（1）影像学指导：临床当出现宫颈以外的上皮组织有肿瘤时多考虑宫颈来源腺癌。MRI：肿瘤主体位置；扩散参数 ADC/D、灌注参数 f 值评估微血管微循环，宫颈腺癌较内膜癌高。

　　（2）免疫组化指导（参考，以影像学及临床为主）。有学者认为 CEA、Vimentin、ER 在鉴别宫颈腺癌与子宫内膜癌来源时有无法取代的作用。

　　1）P16 最好与这些因子结合起来鉴别。一般情况下，来源于子宫的腺癌：ER

（＋）Vimentin（＋）和 CEA（－）；而来源于宫颈的腺癌：ER（－）Vimentin（－）CEA（＋）和 EMA（＋）。

2）非 HPV 相关性宫颈腺癌 P16、CyclinD1、Ki–67、P53 阳性率分别为 66.67%、53.85%、46.15%、58.97%，较 HPV 相关性宫颈腺癌阳性率分别为 85.37%、78.05%、73.17%、82.93% 显著降低。

最终排除原发性阴道癌及子宫内膜癌宫颈转移，诊断：①宫颈癌腺癌Ⅳ B 期；②肺转移；③膀胱受侵；④盆腔（腹膜后）淋巴结多发转移；⑤非 HPV 相关性宫颈腺癌。

（二）晚期宫颈癌 NCCN 指南推荐

不能进行局部治疗的：系统性治疗 / 最好的照护。能进行局部治疗的：手术 ± 个体化外照射 / 局部消融 ± 个体化外照射 / 个体化外照射 ± 系统性治疗。Ⅳ B 期或远处转移宫颈癌 NCCN 指南治疗原则（病例 3 图 4）。

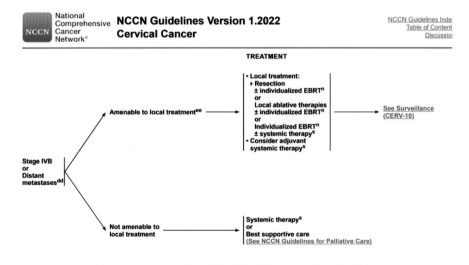

病例3图4　ⅣB期或远处转移宫颈癌NCCN指南治疗原则

系统性治疗：一线联合疗法推荐。（病例 3 图 5）晚期宫颈癌系统性治疗 NCCN 指南推荐。

1. PD-L1 阳性者　帕博丽珠单抗＋顺铂 / 卡铂＋紫杉醇 ± 贝伐珠单抗。

2 顺铂 / 卡铂＋紫杉醇＋贝伐珠单抗。

NCCN Guidelines Version 1.2022
Cervical Cancer

NCCN Guidelines Index
Table of Contents
Discussion

SYSTEMIC THERAPY FOR CERVICAL CANCER[a]

Squamous Cell Carcinoma, Adenocarcinoma, or Adenosquamous Carcinoma

Chemoradiation	Recurrent or Metastatic Disease		
	First-line Combination Therapy[b,c]	Possible First-line Single-agent therapy[c]	Second-line or Subsequent Therapy[g]
Preferred Regimens • Cisplatin • Carboplatin if patient is cisplatin intolerant	**Preferred Regimens** • Pembrolizumab + cisplatin/paclitaxel ± bevacizumab for PD-L1–positive tumors (category 1)[d,e,f,1] • Pembrolizumab + carboplatin/paclitaxel ± bevacizumab for PD-L1–positive tumors (category 1)[d,e,f,1] • Cisplatin/paclitaxel/bevacizumab[d,2] (category 1) • Carboplatin/paclitaxel/bevacizumab[d] **Other Recommended Regimens** • Cisplatin/paclitaxel (category 1)[3,4] • Carboplatin/paclitaxel[5,6] (category 1 for patients who have received prior cisplatin therapy) • Topotecan/paclitaxel/bevacizumab[d,2] (category 1) • Topotecan/paclitaxel[2] • Cisplatin/topotecan[7]	**Preferred Regimens** • Cisplatin[4] **Other Recommended Regimens** • Carboplatin[8] • Paclitaxel[9,10]	**Preferred Regimens** • Pembrolizumab for PD-L1–positive or MSI-H/dMMR tumors[e,f,11] • Nivolumab for PD-L1–positive tumors[e,f,12] **Other Recommended Regimens** (All agents listed here are category 2B unless otherwise noted) • Bevacizumab[d] • Albumin-bound paclitaxel • Docetaxel • Fluorouracil • Gemcitabine • Ifosfamide • Irinotecan • Mitomycin • Pemetrexed • Topotecan • Vinorelbine • Tisotumab vedotin-tftv (category 2A)[13] **Useful in Certain Circumstances** • Pembrolizumab for TMB-H tumors[e,h] • Larotrectinib or entrectinib for *NTRK* gene fusion-positive tumors (category 2B)

病例3图5　晚期宫颈癌系统性治疗NCCN指南推荐

（三）MDT 讨论

病理科：根据镜下细胞学结合免疫组化结果，参考临床，最终考虑宫颈来源腺癌。

内科：建议行免疫组化检测，明确 PD-L1 状态。

放疗科：系统性治疗，诱导性化疗，治疗后评估肿瘤变化情况决定进一步放疗方案。

妇瘤科：晚期宫颈癌患者，冰冻骨盆，肺广泛转移，无手术机会，行系统性全身治疗减轻肿瘤负荷后再评估、考虑局部放射治疗。

经讨论后建议：系统性治疗＋支持治疗，适时进行个体化放疗。

（四）系统性治疗

患者因经济原因未行 PD-L1 检测。

根据 NCCN 指南选择紫杉醇＋铂类＋贝伐珠单抗联合方案，考虑患者后期局部放射治疗，目前尚未确定放疗与贝伐珠单抗联合治疗的安全性与有效性。临床试验结果（GOG240）显示：转移、复发和持续性晚期宫颈癌患者应用贝伐珠单抗治疗前接受盆腔放疗，贝伐珠单抗治疗后肠瘘（8.6%）和肠穿孔（2.3%）的发生率均明显高于化疗组。建议：妇科肿瘤盆腔放疗患者应慎用贝伐珠单抗，使用时酌情减少药物剂量。安罗替尼作为小分子多靶点口服靶向药物，同时具有抗肿瘤血管生成，抑制肿瘤增殖转移，重塑肿瘤微环境，方便、经济、不良反应小。最终采用：白蛋白紫杉醇＋奈达铂＋安罗替尼方案全身系统性治疗，2022 年 1 月 30 日、2022 年 2 月 24 日、2022 年 3 月 21 日分别行"TP ＋安罗替尼""白蛋白紫杉醇＋

奈达铂＋安罗替尼"方案全身治疗 3 程（白蛋白紫杉醇 400mg、奈达铂 110mg、安罗替尼 12mg/d，连续 2 周停 1 周）。

（五）放射治疗

2022 年 1 月 30 日、2022 年 2 月 24 日、2022 年 3 月 21 日三程全身系统性治疗后复查：胸部 CT（病例 3 图 6）：双肺多发转移瘤同前对照较前明显缩小、减少。纵隔及两肺门多发小淋巴结，同前无显著变化。盆腹腔核磁共振（病例 3 图 7）：①宫体后壁肿块。阴道右侧壁结节，较前病变范围明显缩小。短期复查；②前影像片示盆腔肿大淋巴结，现片盆腔内未见明确肿大淋巴结，腹膜后稍大淋巴结较前缩小。

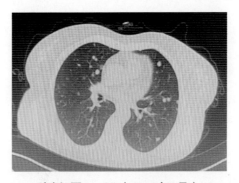

病例3图6　CT（2022年3月）

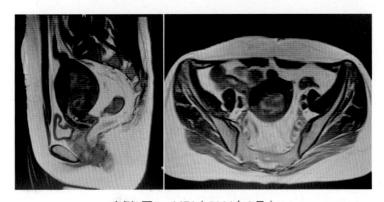

病例3图7　MRI（2022年3月）

2022 年 4 月 10 日开始行盆腔体外容积旋转调强放疗（病例 3 图 8），6MV-XDt 2Gy/f 计划 25 次，末次治疗时间：2022 年 6 月 10 日。容积旋转调强，放疗部位：CTV、PTV 包括增大子宫、宫旁、双侧盆腔淋巴结、腹主动脉旁淋巴结、腹股沟区淋巴结区域及亚临床病灶和可能浸润的淋巴引流区，并行阴道近距离后装插植治疗 4 次（病例 3 图 9）。（宫颈口处受量约 30Gy）主要针对宫颈、宫体、宫旁三角区、阴道等宫颈肿瘤原发病灶所在的部位（宫颈放疗总受量体外＋局部约 8000cGy）。

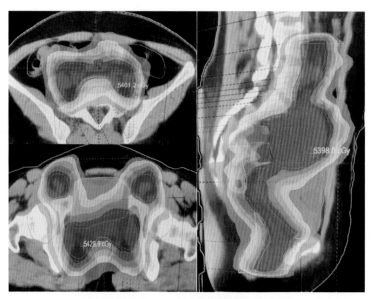

病例3图8　容积旋转调强放疗

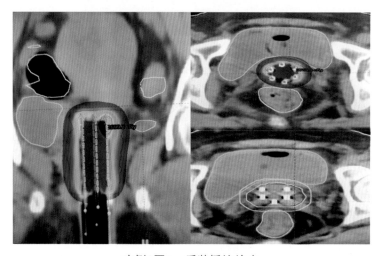

病例3图9　后装插植放疗

（六）治疗效果

后分别于 2022 年 4 月 18 日、2022 年 5 月 18 日、2022 年 7 月 3 日、2022 年 8 月 4 日、2022 年 9 月 3 日行"TP"方案全身化疗治疗 5 程。

2022 年 9 月复查盆腹腔核磁：宫体后壁肿块，阴道壁结节，较前（2022 年 8 月）稍显缩小，短期复查（病例 3 图 10）。

胸部 CT：双肺多发结节，纵隔及两肺门多发小淋巴结，同前（2022 年 8 月 1 日）

片无显著变化。

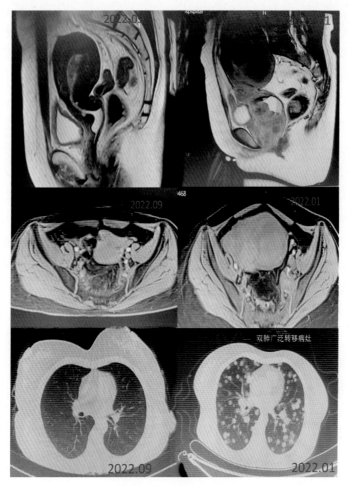

病例3图10　治疗效果对比

定期随访，盆腹腔 MRI 及胸部 CT 均较前无明显变化，考虑阴道及宫体后壁增厚为放疗后改变，疗效评价为 CR。

三、病例分析

1. 作为晚期宫颈腺癌病例，宫体、宫颈、阴道同时存在病灶，全身多发转移。鉴别及全面诊断关乎治疗方案确定及治疗效果。

2. 通过参考阴道恶性肿瘤诊断与治疗指南（2021 年版）及子宫内膜腺癌宫颈转移诊断的鉴别要点，并结合此病例的影像学及免疫组化结果，排除了原发性阴道癌及子宫内膜腺癌宫颈转移的诊断。最终诊断：①宫颈癌腺癌Ⅳ B 期；②肺转移；③膀胱受侵；④盆腔（腹膜后）淋巴结多发转移；⑤非 HPV 相关性宫颈腺癌。

3. 对于Ⅳ期的宫颈癌患者，Keynote826 临床试验结果显示帕博利珠单抗＋铂类化疗 ± 贝伐珠单抗显著改善 PFS 和 OS，同时保持可耐受的安全性。研究结果支持免疫抑制剂＋ TP ± Bev 可作为肿瘤 PD-L1（综合阳性评分）≥ 1 的持续性、复发性或转移性宫颈癌患者的新护理标准。此患者因个人经济原因未行 PD-L1、dMMR 检测，选择 TP ＋抗血管生成靶向治疗。

4. 参考 2022 宫颈癌 NCCN 治疗指南，为患者进行了系统性治疗，考虑后期期望根治性放射治疗，贝伐珠单抗在 GOG240 临床试验中肠瘘、肠穿孔率发生率较单纯化疗组高，在初始治疗时选择了安罗替尼小分子多靶点的口服靶向药物以减少放疗后肠穿孔、肠漏等并发症，联合"TP"方案化疗，控制肿瘤进展，减少肿瘤负荷，缩小肿瘤体积。3 程治疗后临床及影像学提示效果显著。后行体外根治性放疗联合后装插植局部放疗，并行"TP"方案化疗 5 程，复查随访，疗效评价为 CR。

5. 放疗前的新辅助 / 系统性 / 诱导治疗降低肿瘤负荷，减小肿瘤体积，提高了放疗敏感性及效果。抗血管生成靶向治疗及免疫治疗是晚期宫颈癌重要的治疗手段。根据病情及患者的具体情况个体化选择，以达到最佳的治疗效果。

6. 此患者系晚期宫颈腺癌，多发转移，高复发风险，后期需严密随访。

四、主编点评

这是一例晚期的宫颈腺癌患者，这个病例的诊治特点有：①晚期宫颈腺癌，多发转移，在治疗中不能墨守成规，不能只遵循常规的治疗模式，靶向及免疫治疗应尽早介入，充分重视个体化综合治疗的模式；②对于宫体、宫颈、阴道同时存在腺癌瘤体时，鉴别诊断是关键点；③必要的 MDT 多学科诊治＋个体化治疗值得采纳。

（胡晓君 胡 艳）

参考文献

[1] 凌小婷，黄晓欣，林仲秋.FIGO 2021癌症报告——阴道癌诊治指南解读[J].中国实用妇科与产科杂志，2022，38（04）：443-446.

[2] 余庆，邹冬玲.阴道癌的分子诊断与靶向治疗[J].实用妇产科杂志，2022，38（08）：576-579.

[3] Liao CL, Lee MY, Tyan YS, et al.Progesterone receptor does not improvethe performance and test effectiveness of the conventional 3-marker pan-el, consisting of

estrogen receptor，vimentin and carcinoembryonic antigen in distinguishing between primary endocervical and endometrial ade-nocarcinomas in a tissue microarray extension study[J].Transl Med，2009，28（7）：35-37.

[4]O' Neill CJ，Mc Cluggage WG，et al.pl6 expression in the female genital tractand its value in diagnosis[J].Ady Anat Pathol，2006，13（1）：8-15.

[5]Mitchell DG，Snyder B，Coakley F，et al.Early invasive cervical cancer：Tumor delineation bymagnetic resonance imaging，computed tomography，and clinical examination，verified by pathologicresults，in the ACRIN 6651/GOG 183 Intergroup Study.J Clin Oncol，2006,24（36）：5687-5694.

[6]NCCN Guidelines Version 1.2022 Commprehensive Cancer Cervical. https://www.nccn. org/guidelines/guidelines-process/transparency-process-and-recommendations/GetFile FromFileManager?fileManagerId=12971

病例4

宫颈颈体交界部肿瘤

一、病例摘要

一般资料：患者刘××，女，51岁。

主诉：因"阴道不规则出血1个月余"，于2022年5月17日16：36入科。

现病史：近半年余月经不规律，月经周期20～60天，经期7～15天，量正常，中度痛经，偶有血块，末次月经2022年4月20日，量较前明显增多，伴大量血块，偶伴下腹痛，持续10余天后自行减少，后期阴道不规则流血至今。7天前于当地医院行子宫内膜诊刮术：中－低分化"子宫内膜腺癌"。建议手术治疗，患者遂于我院就诊，门诊以"子宫内膜恶性肿瘤"收住入院。自发病来，精神可，食纳、夜休可，二便正常，体重无明显变化。

既往史：高血压2年，最高140/90mmHg，伴头晕，未用药治疗。25年前行双侧输卵管结扎。平素身体状况一般。否认冠心病、糖尿病等慢性病史，否认肝炎、结核、伤寒、疟疾等传染病史，否认重大手术、外伤及输血史，否认药物、食物过敏史。预防接种史不详。

婚育史：适龄婚育，G2P2，自然分娩2次，子女体健。

月经史：初潮13岁，行经天数7～15天，月经周期20～60天，末次月经2022年4月20日。

家族史：否认家族中有类似疾病史，否认家族性精神病、肿瘤病、遗传性疾病病史。

查体：体温36.3℃，脉搏90次/分，呼吸20次/分，血压120/81mmHg。

专科情况：外阴：发育正常；阴道：通畅，少量血性分泌物；宫颈：肥大，直径4～5cm，Ⅱ度糜烂；子宫：前位，常大，活动可，无明显压痛；附件：双侧附件区未及明显异常。三合诊：双侧子宫主骶韧带弹性可，未及明显增厚。

辅助检查：子宫内膜诊刮病检（20220443蓝田县人民医院）：中－低分化子宫内膜腺癌。HPV：16型阳性。

入院初步诊断：①子宫内膜恶性肿瘤；②高血压；③输卵管结扎术后状态。

二、诊疗经过

1. 术前检查　入院后查血常规：血红蛋白 114g/L。尿常规：红细胞计数 1353.90/μl，白细胞计数 16 638/μl，隐血 3+，白细胞 +，尿蛋白 +。生化全套、凝血六项未见明显异常。女性肿瘤标志物全套：非小细胞肺癌相关抗原 4.06ng/ml，CA199 30.35U/ml，CA125 65.60U/ml。心电图：窦性心律、T 波低平。心脏彩超：心内结构未见明显异常；左心收缩功能正常范围，舒张松弛功能减低。双下肢静脉彩超：双下肢深静脉检测未见明确血栓。因患者阴道出血时间长，暂予以预防感染、止血等对症治疗后阴道出血较前明显减少。

病理切片我院会诊（12022–0371）：子宫内膜腺癌（中 – 低分化）。

盆腔 MRI 示（病例 4 图 1）：子宫下段宫腔及宫颈管内可见团块状异常信号，T_1W1 序列呈不规则等、高混杂信号，T_2W1 为稍高信号，边界欠清，子宫结合带中断，侵及肌层，未突破浆膜层；宫颈正常结构紊乱，纤维基质环显示欠清，可见团块状软组织侵及肌层，较厚处 24mm，边界模糊；宫颈前唇可见小囊状长 T_1 长 T_2 信号。宫旁结构较清晰，可见多发迂曲的血管影。阴道前后穹窿清晰，阴道壁不厚。双侧附件区可见多发囊状液体信号影，较大短径 10mm，边界清。膀胱充盈欠佳，壁不厚，腔内未见明显异常信号影。直肠壁不厚，直肠系膜周围及双侧髂血管旁见多发小淋巴结影，较大短径为 4mm；双侧腹股沟区见多发稍大淋巴结影，较大位于右侧，短径 6mm，边界清；盆腔内可见小斑片状液体信号影。诊断意见：①宫腔及宫颈管占位，侵及肌层，考虑肿瘤性病变；②宫颈纳氏囊肿；③双侧附件区囊肿；④盆腔少量积液。

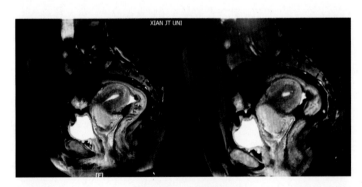

病例4图1　盆腔MRI

超声显示（病例 4 图 2）：宫颈切面 4.8cm×3.9cm×4.4cm，体积增大，回声不均，可见范围约 3.9cm×3.7cm 回声减低区，边界欠清，形态不规则。CDFI：其内及周边可见明显血流信号。诊断意见：宫颈体积增大、回声减低，宫颈 CA 可能。

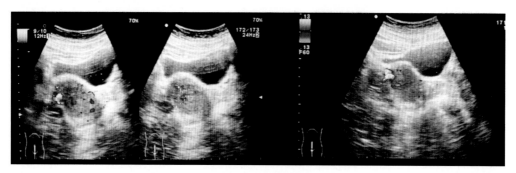

病例4图2　超声检查

2. 手术过程　根据患者活检及影像学检查，术前初步诊断为子宫内膜恶性肿瘤，宫颈侵犯可能性大，考虑子宫内膜癌Ⅱ期，但亦不除外内生型宫颈恶性肿瘤可能。根据《中国临床肿瘤学会（CSCO）子宫内膜癌诊疗指南2022》制订手术方案为：广泛性全子宫切除＋双侧附件切除＋盆腔及腹主动脉旁淋巴结清扫术（病例4表1）。

病例4表1　中国临床肿瘤学会（CSCO）子宫内膜癌诊疗指南2022

临床分期	分层	Ⅰ级推荐	Ⅱ级推荐
Ⅰ A	要求保留卵巢	筋膜外全子宫切除＋双侧输卵管切除＋盆腔 ± 腹主动脉旁淋巴结切除术	筋膜外全子宫切除＋双侧输卵管切除＋前哨淋巴结显影技术
	不保留卵巢	筋膜外全子宫切除＋双侧卵巢及输卵管切除＋盆腔 ± 腹主动脉旁淋巴结切除术	筋膜外全子宫切除＋双侧卵巢及输卵管切除＋前哨淋巴结显影技术
Ⅰ B		筋膜外全子宫切除＋双侧卵巢及输卵管切除＋盆腔及腹主动脉旁淋巴结切除术	筋膜外全子宫切除＋双侧卵巢及输卵管切除＋前哨淋巴结显影技术
Ⅱ期		筋膜外全子宫切除＋双侧卵巢及输卵管切除＋盆腔及腹主动脉旁淋巴结切除术 或广泛子宫切除＋双侧卵巢及输卵管切除＋盆腔及腹主动脉旁淋巴结切除术	
Ⅲ、Ⅳ期	可耐受手术且可能满意减瘤	行全子宫＋双附件切除＋手术分期/减瘤术（2A 类）	
	无法耐受手术或无法满意减瘤	无法耐受手术者行全身治疗/放疗（2A 类）	评估初次手术达不到理想减瘤者，行新辅助治疗后评估是否可行手术

排除手术禁忌，于 2022 年 5 月 23 日在全麻下行广泛性全子宫切除术＋双侧附件切除术＋盆腔淋巴结清扫术＋腹主动脉旁淋巴结清扫术。

术中所见：盆腔可见少量淡血性积液，子宫增大呈球形，双侧输卵管呈结扎术后改变，双侧卵巢外观未见明显异常。遂按原计划行广泛性全子宫切除术＋双侧附件切除术＋盆腔淋巴结清扫术＋腹主动脉旁淋巴结清扫术。

剖视离体子宫：子宫下段近宫颈峡部可见大小约 4cm×3cm 病灶，质地糟脆，余子宫内膜光滑。

术后诊断：①子宫内膜恶性肿瘤Ⅱ期？②高血压；③左侧输卵管积水；④双侧输卵管结扎术后；⑤肝囊肿；⑥肺大疱。

术后病理检查提示（22-11468）（病例 4 图 3）：①"颈体交界"中 - 低分化腺癌（NOS），Silva C 型，结合免疫组化考虑宫颈管来源，侵及肌层（浸润深度＞1/2），阴道断端未见癌组织；"左盆腔"淋巴结（17 枚）、"右盆腔"淋巴结（29 枚）、"左腹主旁"淋巴结（7 枚）、"右腹主旁"淋巴结（10 枚）均未见癌转移；②增殖期子宫内膜伴腺肌症形成；③宫颈慢性炎伴鳞化；④右输卵管系膜副中肾管囊肿；⑤双侧卵巢及输卵管结构未见明显异常。免疫：CK（＋）、Vim（－）、P16 灶（2+）、ER（－）、PR（－）、P40（－）、NapsinA（－）、P504S（－）、CD10（－）。MMR 检测：MSH6（＋）、MSH2（＋），MLH1（－）、PMS2（－）、d-MMR、特染：PAS（＋）。

常规细胞学（C2022-1934）：镜下见淋巴细胞、组织细胞及间皮细胞。免疫：CK19（＋）、Vim（＋）、CD10（－）、Pax-8（－）、P53（－）、ER（－）、PR（－）、P16（－）、CR（－）、MC（＋）、CD68（＋）、Ki67（＋）1%。

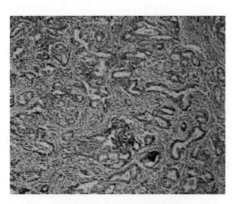

病例4图3　术后病理检查

术后修正诊断：宫颈恶性肿瘤（颈体交界，中低分化腺癌，Ⅰ B₃ 期），子宫腺肌症，输卵管系膜囊肿，化疗后骨髓抑制，手术后切口愈合不良，高血压，肝囊肿，肺大疱，轻度贫血。

3. 术后辅助治疗　根据《中国临床肿瘤学会（CSCO）宫颈癌诊疗指南2022》制订术后辅助治疗方案：子宫颈腺癌或腺鳞癌患者术后采用"四因素模型"决定是否需辅助治疗。腺癌或腺鳞癌、肿瘤直径＞3cm、淋巴脉管间隙浸润、肿瘤侵犯宫颈外 1/3 间质，存在上述任何两个因素，术后补充放疗 ± 含铂同期化疗。本病例的危险因素有：ⅠB_3期，腺癌（中－低分化）Silva C 型，病灶大小 ≥ 4cm，颈体交界，侵及肌层（浸润深度＞ 1/2）。特殊性：HPV 相关性腺癌（HPVA）。综合以上情况分析讨论，术后辅助治疗方案：放疗＋含铂同步化疗（病例 4 表 2）。

病例4表2　中国临床肿瘤学会（CSCO）宫颈癌诊疗指南2022

术后病理	分层	Ⅰ级推荐	Ⅱ级推荐	Ⅲ级推荐
腹主动脉淋巴结阴性	高危因素	盆腔体外放疗＋含铂同步化疗 ± 近距离放疗	序贯放化疗	
	中危因素	盆腔体外放疗 ± 近距离放疗		盆腔体外放疗＋含铂同步化疗 ± 近距离放疗
腹主动脉淋巴结阳性	无远处转移	影像学或活检提示阴性者行延伸野放疗＋含铂同步化疗 ± 近距离放疗		
	有远处转移	影像学或活检提示阳性者进行系统治疗加个体化外放疗		

Sedlis 标准，如表 4-3 所示。

表4-3　Sedlis标准

LVSI	间质浸润	肿瘤大小（cm）
＋	外 1/3	任何大小
＋	中 1/3	≥ 2
＋	内 1/3	≥ 5
－	中或外 1/3	≥ 4

实际辅助治疗情况：请放疗科会诊，建议：考虑患者宫颈恶性肿瘤（ⅠB_3期），中－低分化腺癌，肿瘤位于颈体交界处，建议术后辅助放疗。具体方案：盆腔外照射 50Gy/25f/2Gy，阴道近距离放疗 6Gy×2 次。

术后化疗：因患者无法耐受顺铂化疗不良反应，故分别于 2022 年 6 月 2 日、2022 年 6 月 28 日、2022 年 7 月 25 日予以紫杉醇＋卡铂方案化疗，并予以水化、止吐等对症治疗。

4．术后随访　根据《中国临床肿瘤学会（CSCO）宫颈癌诊疗指南 2022》制订术后随访方案：本次病例中，患者因严重骨髓抑制及化疗不良反应，化疗耐受性差，且患者依从性较差，拒绝后续化疗，目前按照指南的标准进行严密随访中（病例 4 表 4）。

病例4表4　中国临床肿瘤学会（CSCO）宫颈癌诊疗指南2022

期别		I 级推荐		II 级推荐	III 级推荐
		频次	随访内容	随访内容及频次	
FIGO I 期 ($T_1N_{0-1}M_0$)	保留生育功能	治疗结束后 2 年内每 3～6 个月一次，3～5 年每 6～12 个月一次，5 年后每年一次	1.病史询问、体格检查、血液学检测、健康宣教 2.在手术后 6 个月进行一次盆腔 MRI^d 检查，然后每年一次盆腔 MRI 检查持续 2～3 年；根据复发转移的相关临床症状及体征选择其他影像学检查	1.宫颈及阴道细胞学检查（TCT）：每年一次 2.既往高危 HPV 阳性者复诊时行 HPV 检测 3.宫颈和（或）阴道细胞学异常，或 HPV16(+) 和（或）HPV18(+) 者行阴道镜检查＋活检 4.治疗前 SCC-Ag、细胞角蛋白 CA199、CEA.CA125、NSE，等肿瘤标志物升高者复诊时复查 5.超声检查：双下肢肿胀者可行双下肢静脉超声检查排除静脉血栓 6.复查结果异常者可增加复查频次	
	不保留生育功能		1.病史询问、体格检查、血液学检测、健康宣教 2.根据复发转移相关的临床症状及体征选择影像学检查 3.FIGOIB3 患者或因高危因素需行术后放疗或同步放化疗的 FIGO I 患者，可以在治疗结束后 3～6 个月内进行一次胸、腹、盆腔 CT/ 必要时 PET-CT 检查		
FIGO II～IVA ($T_{2-4}N_{0-1}M_{0-1}$)			1.病史询问、体格检查、血液学检测、健康宣教 2.治疗结束后 3～6 个月内进行一次胸、腹、盆腔 CT/ 必要时 PET-CT ± 盆腔 MRI 3.根据复发转移的相关临床症状及体征选择其他影像学检查		

续表

期别	I级推荐		II级推荐	III级推荐
	频次	随访内容	随访内容及频次	
FIGO VB ($T_{4b}N_{0-1}$-M_1) 或复发患者		1. 病史询问、体格检查、血液学检测、健康宣教 2. 根据病情可选择 CT/MRI/ 必要时 PET-CT 评估治疗疗效或决定进一步治疗方案 3. 可疑复发或转移：PET-CT ± 盆腔 MRI		
小细胞神经内分泌癌		1. 病史询问、体格检查、血液学检测、健康宣教 2. 胸、腹、盆腔 CT 检查 ± 头颅 MRI，或 PET-CT ± 头颅 MRI		

三、病例分析

子宫内膜癌是发生于子宫内膜的上皮性恶性肿瘤，又称子宫体癌，是女性生殖道三大常见恶性肿瘤之一，多发生于围绝经期及绝经后妇女。随着人口平均寿命的增加以及生活习惯的改变，子宫内膜癌的发病率近 20 年呈持续上升和年轻化趋势。子宫内膜癌的治疗应采用以手术治疗为主的综合治疗。

少数早期子宫内膜癌可能无任何症状，临床上难以发现，90% 子宫内膜癌的主要症状为各种阴道流血，90% 以上的绝经后患者以阴道流血症状就诊。阴道流血于肿瘤早期即可出现，因此初次就诊的子宫内膜癌患者中早期患者约占 70%。约 20% 的子宫内膜癌患者为围绝经期妇女，40 岁以下的年轻妇女仅占 5% ~ 10%。患者可表现为月经周期紊乱，月经淋漓不尽甚至阴道大量出血，晚期因肿瘤体积增大发生局部感染、坏死，阴道排出恶臭的脓血样液体，伴下腹隐痛不适，可能因宫腔积脓或积液引起，病变扩散至子宫旁组织韧带或压迫神经及器官，还可出现下肢或腰骶部疼痛。晚期患者还可触及下腹部增大的子宫，出现贫血、消瘦、发热、恶病质等全身衰竭表现。子宫内膜癌早期，多数患者没有明显的相关阳性体征。因多数患者合并糖尿病、高血压或心血管疾病，因此应关注相关系统体征。一般查体中，应注意是否因长期失血导致贫血而出现贫血貌，触诊锁骨上、颈部及腹股沟淋巴结是否肿大，专科查体时应行妇科三合诊检查。早期患者盆腔检查大多正常，有些患者子宫质地可稍软。晚期病变侵及宫颈、宫旁组织韧带、附件或淋巴结显著增大者，三合诊检查可触及宫颈或子宫颈管质硬或增大，子宫主韧带或子宫骶韧带增厚及弹性下降，附件肿物以及盆壁处肿大固定的淋巴结等。

　　子宫内膜癌的辅助诊断技术包括经腹或经阴道超声、磁共振成像（magnetic resonance imaging，MRI）、计算机断层扫描（computer tomography，CT）、正电子发射断层显像（positron emission tomography，PET）检查等，血清肿瘤标志物检查也有助于鉴别良、恶性病变，但最终确诊需要依赖病理学检查。子宫内膜癌可以出现血色素下降，因多数患者合并糖尿病、高血压或心血管疾病，需重视血糖、血脂等方面结果，还要进行肝肾功能检查。子宫内膜癌无特异敏感的标志物，部分患者可出现 CA125 或 CA199、CA153 或 HE4 异常，与组织学类型、肌层浸润深度及子宫外受侵犯等因素具有相关性，对疾病诊断及术后病情监测有一定的参考价值。目前比较强调绝经后出血患者以超声进行初步检查，经阴道超声检查可以了解子宫大小、宫腔内有无赘生物、内膜厚度、肌层有无浸润、附件肿物大小及性质等，为最常用的无创辅助检查方法。绝经后妇女内膜厚度＜5mm 时，其阴性预测值可达 96%，如子宫内膜厚度＞5mm，应对绝经后患者进行子宫内膜活检。盆腔 MRI 是子宫内膜癌的首选影像学检查方法，MRI 能够清晰显示子宫内膜及肌层结构，用于明确病变大小、位置、肌层侵犯深度、宫颈 / 阴道是否侵犯，是否侵犯子宫体外、阴道、膀胱及直肠，以及盆腔内的肿瘤播散，观察盆腔、腹膜后区及腹股沟区的淋巴结转移情况，同时有助于肿瘤的鉴别诊断（如内膜息肉、黏膜下肌瘤、肉瘤等），评价化疗的疗效及治疗后随诊等。CT 对早期病变诊断价值仍有限，其优势在于显示中晚期病变，评价病变侵犯子宫外、膀胱、直肠情况，显示腹 / 盆腔、腹膜后及双侧腹股沟区淋巴结转移以及腹盆腔其他器官及腹膜转移情况，对于有 MRI 禁忌证的患者应选择 CT 扫描。子宫内膜癌常规行胸部 X 线摄片，为了排除肺转移，必要时应行胸部 CT 检查。

　　子宫内膜的组织病理学检查是诊断的最后依据，获取子宫内膜的方法主要为诊断性刮宫术和宫腔镜下活检。诊断性刮宫术应分别从子宫颈管和宫腔获得组织，即分段诊刮，以便了解宫腔和子宫颈管情况。宫腔镜直视下活检可直接观察宫内及子宫颈管内病灶的外观形态、位置和范围，对可疑病灶进行直视下定位活检或切除，降低漏诊率。子宫内膜活检的适应证包括：绝经后或绝经前不规则阴道出血或血性分泌物，排除子宫颈病变者；无排卵性不孕症多年的患者；持续阴道排液者；影像学检查发现子宫内膜异常增厚或宫腔赘生物者；对一些能产生较高水平的雌激素的卵巢肿瘤患者，如颗粒细胞瘤等，也应行子宫内膜活检。子宫内膜样癌是最常见的子宫内膜癌的组织学类型，占子宫内膜癌的 60% ~ 80%。子宫内膜样癌通常表现腺性或绒毛腺管状结构，管腔光滑，伴有拥挤复杂的分支结构。非典型性核常为轻度至中度，核仁不明显，高级别子宫内膜样癌的癌细胞细胞核可伴有明显非典型性，核分裂指数变化很大。子宫内膜的病理报告强调规范化和标准化，内容应包括肿瘤分化程度、组织学类型、浸润深度、侵犯范围（是否侵犯子宫颈管间质、宫旁、附件、阴道、膀胱、直肠等）、子宫颈或阴道切缘、宫旁切缘、淋巴结转移情况、免疫组化以及分子病理学指标等。此外，有诊断条件的单位可附有与子宫内膜癌药物靶向治疗（如建议晚期或复发性浆液性子宫内膜癌 HER2 检测）、生物学行为、错配修复基因以及判断预后等相关的分子分型及其他分子标志物的检测结果，供临床参考。

子宫内膜癌分期手术 – 病理分期能较全面准确地反映子宫内膜癌的转移、浸润状况，并由此制订正确的术后治疗方案，便于不同的肿瘤治疗中心进行疗效的比较，目前采用 AJCC 肿瘤淋巴结转移（TNM）系统（2017 年第 8 版）和国际妇产科联合会（FIGO）子宫内膜癌手术分期系统（2009 版）（病例 4 表 5）。

病例4表5　AJCC子宫内膜癌TNM分期（2017）和FIGO手术分期（2009）

TNM 分期	FIGO 分期	分期标准
T_x		原发肿瘤无法评估
T_0		无原发肿瘤证据
T_1	Ⅰ	肿瘤局限于子宫体，包括宫颈腺体受累
T_{1a}	Ⅰ A	肿瘤局限于子宫内膜或侵犯子宫肌层 < 1/2
T_{1b}	Ⅰ B	肿瘤侵犯子宫肌层 ≥ 1/2
T_2	Ⅱ	肿瘤侵犯宫颈间质结缔组织，但未超出子宫，不包括宫颈腺受累
T_3	Ⅲ	肿瘤累及浆膜、附件、阴道或子宫旁组织
T_{3a}	Ⅲ A	肿瘤累及浆膜和（或）附件（直接浸润或转移）
T_{3b}	Ⅲ B	阴道受累（直接浸润或转移）或子宫旁受累
T_4	Ⅳ A	肿瘤侵犯膀胱黏膜和（或）肠黏膜（大疱性水肿不足以将肿瘤归类为 T_4）
N_x		无法评估区域淋巴结
N_0		淋巴结转移
$N_{0(1+)}$		区域淋巴结中孤立肿瘤细胞 ≤ 0.2mm
N_1	Ⅲ C_1	盆腔淋巴结转移
N_{1m}	Ⅲ C_1	盆腔淋巴结转移（直径 > 0.2mm 但 ≤ 2.0mm）
N_{1a}	Ⅲ C_1	盆腔淋巴结转移（直径 > 0.2mm）
N_2	Ⅲ C_2	腹主动脉旁淋巴结转移，伴或不伴盆腔淋巴结转移

TNM 分期	FIGO 分期	分期标准
N_{2mi}	ⅢC_2	腹主动脉旁淋巴结转移（直径 > 0.2mm 但 ≤ 2.0mm）伴或不伴盆腔淋巴结转移
N_{2a}	ⅢC_2	腹主动脉旁淋巴结转移（直径 > 0.2mm），伴或不伴盆腔淋巴结转移
M_0		无远处转移
M_1	Ⅳ B	远处转移（包括腹股沟淋巴结转移，腹腔内转移，肺、肝或骨转移，不包括盆腔或主动脉旁淋巴结、阴道、子宫浆膜或附件的转移）

　　子宫内膜癌的治疗以手术治疗为主，辅以放射治疗（放疗）、化学治疗（化疗）和激素等综合治疗。治疗方案应根据病理诊断和组织学类型，以及患者的年龄、全身状况、有无生育要求、有无手术禁忌证、有无内科并发症等综合评估以制订治疗方案。手术是子宫内膜癌的主要治疗手段，除不能耐受手术或晚期无法手术的患者外，都应进行全面的分期手术。对于伴有严重内科并发症、高龄等不宜手术的各期子宫内膜癌患者，可采用放疗和药物治疗。严格遵循各种治疗方法适应证，避免过度治疗或治疗不足。强调有计划的、合理的综合治疗，并重视个体化治疗。全面分期手术及辅助治疗方式选择子宫内膜癌的手术分期原则：①入腹后电凝或钳夹双侧子宫角处输卵管峡部，避免术中操作造成宫腔内肿瘤沿输卵管扩散至盆腔；②进行全腹腔至盆腔的全面探查，全面评估腹膜、膈肌、浆膜面等有无病灶，在任何可疑部位取活检以排除子宫外病变；③仍推荐进行腹水细胞学或盆、腹腔冲洗液细胞学检查并单独报告；④全子宫＋双附件切除术和淋巴结评估是病变局限于子宫者的最基本手术方式，某些有无法切除的转移患者也可行姑息性全子宫及双附件切除术；⑤手术可经腹、经阴道切除，或腹腔镜或机器人进行，需完整取出子宫，避免用粉碎器和分块取出子宫。微创手术可以作为首选，手术并发症较少、恢复快；⑥淋巴结评估包括盆腔 ± 腹主动脉旁淋巴结，病变局限于子宫且无淋巴结异常者，淋巴结切除术也是分期手术的重要部分，淋巴结切除可以判断预后，为后续治疗提供依据。但如有可疑或增大的淋巴结者，必须切除以排除转移、明确病理；⑦淋巴结评估手术方式可选择盆腔淋巴结切除术，但如有深肌层浸润或病理为高级别癌、浆液性腺癌、透明细胞腺癌和癌肉瘤，则需切除腹主动脉旁淋巴结；⑧病变局限于子宫体，影像学无子宫外转移证据的子宫内膜癌患者可考虑前哨淋巴结活检；⑨浆液性癌、透明细胞癌和癌肉瘤需大网膜活检或切除。切除子宫后剖视子宫检查，必要时行冰冻切片病理检查。术中取下子宫后应先剖视，手术记录应明确癌瘤大小、部位

（子宫底部或子宫下段／子宫颈）、肌层浸润深度（占整个肌层的比例）、宫颈峡部及双侧附件有无受累等。病理或 MRI 证实为子宫内膜癌侵犯宫颈间质（Ⅱ期），可选择筋膜外子宫切除／改良广泛子宫切除术＋双侧附件切除术＋盆腔及腹主动脉旁淋巴结切除术。

Ⅰ期患者的术后治疗需根据患者有无高危因素进行评估，高危因素包括：年龄＞60岁、肿瘤深肌层浸润、淋巴脉管间隙浸润、低分化、高危组织类型。补充治疗以放疗为主，阴道残端愈合后尽早开始放疗，最好不超过术后12周。对于具有高危因素（ⅠB期、淋巴脉管间隙浸润、G_3）的早期患者的可辅以化疗。Ⅱ期患者的术后处理需结合手术方式和是否存在高危因素辅以放疗 ± 化疗。Ⅲ～Ⅳ期：治疗需个体化。通常对于适合手术者，需行全子宫及双侧附件切除＋全面分期手术；对于存在大块肿瘤者需行最大限度减瘤手术。术后根据分期、肿瘤侵犯范围以及残存肿瘤情况行全身治疗 ± 外照射治疗 ± 阴道近距离放疗。

系统性化疗主要应用于晚期（FIGO 分期Ⅲ～Ⅳ期）或复发患者以及特殊病理类型患者。对于ⅠB期、G_3 的高危组患者，NCCN 指南也推荐进行术后辅助化疗改善预后，但仅为ⅡB类推荐。系统性化疗推荐联合化疗方案。推荐的化疗方案及药物如下：卡铂／紫杉醇，顺铂／多柔比星，顺铂／多柔比星／紫杉醇（因为毒性较大未被广泛使用），卡铂／多西他赛，卡铂／紫杉醇／贝伐珠单抗，异环磷酰胺／紫杉醇（用于癌肉瘤，Ⅰ类证据），顺铂／异环磷酰胺（用于癌肉瘤），依维莫司／来曲唑（子宫内膜样腺癌），卡铂／紫杉醇／曲妥珠单抗（HER-2 阳性浆液性腺癌）。如患者无法耐受联合化疗，单药如顺铂、卡铂、多柔比星、表柔比星脂质体、紫杉醇、白蛋白紫杉醇、拓泊替康、贝伐珠单抗、多西他赛（ⅡB级证据）、异环磷酰胺（用于癌肉瘤）等可作为可供选择的化疗方案。

子宫内膜癌病变多位于子宫底部、体部和宫角附近，原发于宫体与宫颈之间的子宫峡部内膜癌（uterine isthmic endometrial cancer，UIE）相对较少。因峡部的组织解剖学特征不同于宫底、宫体，国外有文献报道峡部内膜癌的临床病理特征不同于起源于宫底、宫体的内膜癌，但文献的样本量均较小，并且无预后因素研究。1984年 Boronow 报道峡部癌在子宫内膜癌中占8.1%，也有文献称之为下段内膜癌，但文中的定义与峡部内膜癌相同。Jacques 等推荐的诊断标准为：肿瘤的中心位于子宫峡部，偶可累及宫体下段及宫颈上段，但应注意与宫颈腺癌以及非峡部子宫内膜癌的鉴别。峡部内膜癌与宫颈腺癌的鉴别诊断要点为：①宫颈腺癌多来源于宫颈转化区的腺体，多为黏液性腺癌，而峡部内膜癌多为子宫内膜样腺癌；②宫颈腺癌可见到宫颈原位腺癌，而峡部内膜癌则见不到宫颈原位腺癌。峡部内膜癌与非峡部子宫内膜癌的鉴别点为：峡部内膜癌多为结节状孤立病灶，病灶中心在峡部；而其他部位的内膜癌多为弥漫性病灶，也可呈结节状，病灶主要位于宫底、宫体及宫角部，可同时累及峡部。

　　子宫内膜腺癌的预后取决于诸多因素，如临床分期、肌层浸润深度、肿瘤类型、组织学分级、宫颈扩散、血管淋巴管侵犯、年龄及激素受体水平等，峡部累及本身也是预后差的因素。据报道子宫内膜癌 I 期患者中 16% 肿瘤累及峡部，与盆腔和主动脉旁淋巴结转移率高有关，肿瘤累及峡部及宫颈也与复发率、肿瘤级别、浸润深度及肿瘤体积有关。预后因素中最重要的因素之一为临床分期，Jacques 等报道的 5 例 UIE 患者，临床分期均为Ⅲ期及Ⅳ期，且伴有其他不利的预后因素，故预后均很差，23 个月内均死亡。研究表明，类固醇激素受体如 ER、PR 与内膜癌预后有关。5 例 UIE 中 4 例 ER、PR 均阴性，只有 1 例两者都阳性。从解剖学上子宫峡部黏膜一般比宫体部黏膜薄，对激素刺激不敏感，所以认为 UIE 更符合具有侵袭性、预后差与雌激素无关的子宫内膜腺癌第二亚型。Watanabe 等研究了 UIE 的分子生物学特征发现肿瘤微卫星不稳定性（MSI）在 UIE 中完全缺失，MSI 发生是由于 DNA 误配修复功能缺失导致的，它是遗传性肿瘤的主要基因异常，如遗传性非息肉病性结肠癌（HNPCC）和家族性结肠癌。UIE 可能是散发的与遗传因素或 DNA 误配修复功能缺失无关。Watanabe 还研究发现 DNA 非整倍体在 UIE 中增高，提示 UIE 是染色体不稳定性，其在致癌机制、基因及临床病理特征上与其他子宫内膜癌不同，是独立的预后差的子宫内膜腺癌。

　　UIE 有时可能误诊断为原发性宫颈肿瘤，手术前被当作宫颈癌。这是由于原发性宫颈腺癌扩展到子宫下段时，有时难以确定原发部位。子宫峡部体积大的外生性肿块，且肿瘤中心在峡部伴有深肌层浸润，对确定原发部位较为重要。组织病理上，原发性宫颈腺癌常有黏液分化，而峡部肿瘤无这一特征。有无相应的宫颈原位腺癌对除外原发性宫颈腺癌也是重要的。最近的研究表明，除了以往报道的 Vimentin 及 CEA 外，P16 也可以作为辅助性免疫组化标记来鉴别子宫颈内膜腺癌和子宫内膜腺癌。宫颈内膜腺癌 P16 呈弥漫中到强度的表达，而子宫内膜腺癌则呈弱的灶性阳性。

　　宫颈癌发病率居妇科三大恶性肿瘤之首，是导致女性癌症死亡的第四大原因。2020 年全世界约有 60.4 万例宫颈癌新发病例和 34.2 万例死亡病例，其中我国新发病例 10.97 万例、死亡病例 5.9 万例。因此，规范宫颈癌的预防、诊断和治疗是提高我国妇女健康水平的关键。人乳头瘤病毒（HPV）是宫颈癌的主要致病因素，规范化宫颈癌筛查至关重要。病理是诊断宫颈癌的金标准，盆腔磁共振可用于评估局部病灶，复发转移宫颈癌推荐进行分子病理诊断。对于初治宫颈癌，以手术和放疗为主，辅以化疗、靶向治疗、免疫治疗等治疗手段。早期宫颈癌以手术切除为主。

放疗适用于各期宫颈癌，特别是局部晚期宫颈癌，复发转移宫颈癌以局部治疗和系统性治疗为主。近年来，抗血管生成靶向治疗及免疫检查点抑制剂的应用为复发转移宫颈癌的治疗提供了新的选择。宫颈癌治疗后的随诊和规范化的检查也是必不可少的。参考美国国家综合癌症网络（National Comprehensive Cancer Network，NCCN）指南、国际妇产科联盟（International Federation of Gynecology and Obstetrics，FIGO）指南、欧洲肿瘤内科学会（European Society for Medical Oncology，ESMO）指南，依据最新国内外临床研究结果及国内诊治共识，结合我国国情，为临床实践提供有价值的参考。

宫颈发生癌变的过程中，HPV 感染是最为关键的环节。在妇女一生中，感染高危型 HPV（如 HPV16、18、31、33、35、39、45、51、52、56、58、59、68 型）的概率为 70% 以上，但 80% 妇女的 HPV 感染为一过性，只有不到 10% 的妇女发展成宫颈癌或宫颈上皮内瘤变（CIN）。外源性的危险因素包括初次性生活开始年龄小、多个性伴侣或性伴侣有多个性伙伴、性卫生不良、早婚早育、多孕多产、经期/产褥期卫生不良、吸烟、自身免疫性疾病或者长期免疫抑制、营养状况不良等。

宫颈癌前病变和宫颈癌早期可以没有任何症状，随着病变严重程度的增加，会出现出血、异常白带以及肿瘤侵犯其他器官所导致的相应症状。宫颈浸润癌（ⅠB1 期以上）通过妇科检查可发现宫颈肿物，大体上可分为菜花型、结节型、溃疡型以及颈管型，颈管型有时候表现为宫颈表面光滑，仅宫颈管明显增粗，质地变硬。如果阴道受侵犯可发现阴道穹窿或阴道壁肿瘤，宫旁受累者妇科检查三合诊可发现宫旁增厚。

宫颈/阴道细胞学涂片检查及 HPV 检测是现阶段发现早期宫颈癌及癌前病变（CIN）的初筛手段，特别是对临床体征不明显的早期病变的诊断。阴道镜检查对发现子宫颈癌前病变、早期子宫颈癌、确定病变部位有重要作用。2022 版 CSCO 指南仍然强调，妇科检查是临床分期最重要手段，临床分期需要 2 名副高以上职称妇科医生决定，分期一旦确定，治疗后不能改变分期。影像学检查的价值主要是对肿瘤转移、侵犯范围和程度的了解（包括评价肿瘤局部侵犯的范围、淋巴结转移及远处器官转移等），以指导临床决策并用于疗效评价。腹盆腔超声主要用于宫颈局部病变的观察，同时可以观察淋巴结转移情况。盆腔 MRI 是子宫颈癌影像学检查的最佳方法，有助于病变的检出和大小、位置的判断，尤其对活检为 CIN3 患者可用于除外内生性病变。腹盆腔 CT 优势主要在于显示中晚期病变方面，评价宫颈病变与周围结构（如膀胱、直肠等）的关系，淋巴结转移情况，以及大范围扫描腹盆腔其他器官是否存在转移。对于有核磁禁忌证的患者可选择 CT 检查。胸部射线摄影及胸部 CT 检查，主要目的是为了排除肺转移和纵隔淋巴结转移。目前，采用 FIGO

2018 年会议修订的宫颈癌临床分期标准（病例 4 表 6）。

病例4表6　子宫颈癌FIGO分期（2018）

TNM 分期	FIGO 分期	分期标准
T_x		原发肿瘤无法评估
T_0		无原发肿瘤证据
T_1	I	肿瘤局限于子宫颈（忽略向子宫体的侵犯）
T_{1a}	I A	显微镜下诊断的浸润癌，最大间质浸润深度 ≤ 5mm
$T1_{a1}$	I A_1	间质浸润深度 ≤ 3mm
T_{1a2}	I A_2	间质浸润深度 > 3mm，≤ 5mm
T_{1b}	I B	镜下最大间质浸润深度 > 5mm；肿瘤局限于子宫颈，测量肿瘤最大径线
T_{1b1}	I B_1	间质浸润深度 > 5mm，最大径线 ≤ 2mm
T_{1b2}	I B_2	最大径线 > 2mm，≤ 4mm
T_{1b3}	I B_3	最大径线 > 4mm
T_2	II	肿瘤侵犯超出子宫，但未达阴道下 1/3 或盆壁
T_{2a}	II A	累及阴道上 2/3，无宫旁浸润
T_{2a1}	II A_1	最大径线 ≤ 4mm
T_{2a2}	II A_2	最大径线 > 4mm
T_{2b}	II B	有宫旁浸润，但未达骨盆壁
T_3	III	肿瘤累及阴道下 1/3，和（或）扩散至盆壁，和（或）导致肾积水或肾无功能
T_{3a}	III A	肿瘤累及阴道下 1/3，未扩散至盆壁
T_{3a}	III B	肿瘤扩散至盆壁，和（或）导致肾积水或肾无功能（除外其他原因所致）
T_4	IV A	肿瘤侵犯膀胱黏膜或直肠黏膜（活检证实），泡样水肿不属于IV A 期
N_X		区域淋巴结无法评估
N_0		无区域淋巴结转移
$N_{0(1+)}$		区域淋巴结的孤立肿瘤细胞（ITCs）
N_1	III C_1	区域淋巴结转移：局限于盆腔淋巴结
N_{1mi}	III C_1	盆腔区域淋巴结转移，最大径线 > 0.2mm，≤ 2mm
N_{1a}	III C_1	盆腔区域淋巴结转移，最大径线 > 2mm
N_2	III C_2	区域淋巴结转移：腹主动脉旁淋巴结转移

续表

TNM 分期	FIGO 分期	分期标准
N_{2mi}	ⅢC$_2$	腹主动脉旁淋巴结转移，最大径线 > 0.2mm，≤ 2mm
N_{2a}	ⅢC$_2$	腹主动脉旁淋巴结转移，最大径线 > 2mm
M_0		无远处转移
cM_1	ⅣB	临床诊断的远处转移（包括转移至腹股沟淋巴结、腹膜、肺、肝、骨等，不包括盆腔和腹主动脉旁淋巴结、阴道的转移）
pM_1	ⅣB	病理确诊的远处转移（包括转移至腹股沟淋巴结、腹膜、肺、肝、骨等，不包括盆腔和腹主动脉旁淋巴结、阴道的转移）

　　宫颈癌治疗方面，宫颈镜下浸润癌（微小浸润癌）ⅠA 期：诊断需行锥切，对切缘阴性的锥切标本进行细致的病理检查。ⅠA$_1$ 期无生育要求者可行筋膜外全子宫切除术（Ⅰ型子宫切除术），因ⅠA$_1$ 期淋巴结转移率 < 1%，目前认为ⅠA$_1$ 期无需行淋巴结切除术。如淋巴脉管间隙受侵可行宫颈锥切术（切缘阴性）或改良根治性子宫切除 + 盆腔淋巴结切除术。ⅠA$_2$ 期宫颈癌淋巴结转移率为 3% ~ 5%，可行次广泛子宫切除术（Ⅱ型改良根治性子宫切除术）+ 盆腔淋巴结切除术。宫颈浸润癌ⅠB$_1$、ⅠB$_2$、ⅡA$_1$ 期：采用手术或放疗，预后均良好。手术方式为Ⅲ型根治性子宫切除术 + 盆腔淋巴结切除术 ± 腹主动脉淋巴结取样术。ⅠB$_3$、ⅡA$_2$ 期可选择的治疗方法有：①同步放化疗；②根治性子宫切除及盆腔淋巴清扫、腹主动脉淋巴结取样、术后个体化辅助治疗；③新辅助化疗后手术；④同步放化疗后辅助子宫切除术，以上方法首选同步放化疗。ⅠB 期总的 5 年生存率为 80% ~ 90%，其中宫颈肿瘤直径 > 4cm，有淋巴结转移、宫旁受侵和（或）切缘阳性等高危因素者 5 年生存率仅 40% ~ 70%。对部分早期初治宫颈癌患者选择治疗方法时，应考虑到有高危因素的患者可能选择放化疗更为有利。ⅡB ~ ⅣA 期：同步放化疗。ⅣB 期：以系统治疗为主，支持治疗相辅助，部分患者可联合局部手术或个体化放疗。

　　放疗包括体外照射和近距离放疗及两者联合应用，同步放化疗较单纯放疗提高了疗效，降低了复发风险。早期宫颈癌患者手术后病理学检查发现高危因素（手术切缘阳性、宫旁受侵、淋巴结转移等）或中危因素，术后需辅助盆腔放疗或放化疗。同步放化疗是在放疗的同时进行化疗，也称为增敏化疗。目前 NCCN 治疗指南推荐的在放疗期间进行含铂类方案的增敏化疗，首选顺铂周疗：30 ~ 40mg/m^2，每周 1 次。顺铂毒性不耐受可用卡铂替换。新辅助化疗是指患者在手术前行 2 ~ 3 个疗程的化疗，目的在于缩小肿瘤体积，消灭微转移灶和亚临床病灶，使原来不能手术的患者获得手术机会。目前，主要用于局部肿瘤大的早期患者。最常用的方案为

"紫杉醇＋顺铂"。系统性化疗主要用于既不能手术也不能放疗的复发或转移性宫颈癌患者。一线化疗方案有顺铂联合紫杉醇、顺铂联合紫杉醇及贝伐珠单抗、紫杉醇联合拓扑替康及贝伐珠单抗等。

随着宫颈癌筛查的普及，宫颈鳞状上皮内病变及宫颈鳞癌的发病率有所下降。然而，宫颈腺癌的发病率却呈上升趋势，在宫颈癌中的比例由 5% 升至 20% 左右。早期宫颈癌的预后相对较好，但是目前宫颈腺癌的诊断和治疗仍存在一些问题：①高危型 HPV 持续感染是宫颈癌发生最重要的病因，大部分宫颈腺癌与 HPV 感染有关，但 10% ~ 15% 的宫颈腺癌与 HPV 无关，这部分腺癌的病因尚不明确；②从形态学上，宫颈腺癌是一组异质性明显的肿瘤，具有不同的生物学特征及预后，世界卫生组织（WHO）的分类体系中将宫颈腺癌分为十余种病理类型。然而，国际妇产科联盟 FIGO 指南和美国国立综合癌症网络 NCCN 指南中对于宫颈腺癌的治疗，并没有根据病理类型制订不同的治疗方案；③ FIGO 分期是根据临床检查和病理结果制订的，对于肉眼不可见的肿瘤是根据显微镜下肿瘤浸润深度确定分期的。然而，宫颈腺癌浸润深度的精确测量一直是病理诊断中的难点。

针对以上问题，美国纪念斯隆 - 凯特琳癌症中心的病理学家 Soslow 等在 2017年制订并验证了一种新的宫颈浸润性腺癌病理分类，即国际宫颈腺癌标准和分类（International Endocervical Adenocarcinoma Criteria and Classification，IECC）。针对 HPV 相关的普通型宫颈腺癌，美国 MD 安德森癌症中心的著名妇产科病理学家 Silva 领导的研究小组在 2013 年提出了基于浸润方式的宫颈腺癌分型，在 2015 年验证了这种分型，并将这种分型命名为 Silva 分型系统。Silva 分型系统是基于肿瘤的浸润方式进行分类的，分为 A、B、C 三型。该分类系统仅适用于 HPV 相关的普通型宫颈腺癌。A 型的特点：生长方式为推挤式生长，无破坏性的间质浸润；界限分明、轮廓完整的腺体，多成群分布；无单个或游离的癌细胞；无 LVI；腺体内部可有复杂生长方式，如筛状、乳头状等；无实性生长。B 型轮廓完整的腺体呈局灶的破坏性浸润，单个或小团癌细胞从腺体中分离出来；腺体边界不规则或不清楚；周围间质出现局灶的纤维组织增生、炎症浸润；可见 LVI；无实性的生长方式。C 型弥漫的破坏性浸润，特征是弥漫的浸润性腺体伴有广泛的间质增生反应；腺体成角或者伴有小管，开放性腺体穿插其间；筛状或乳头状的融合性生长充满低倍镜视野（4 倍或 5mm）；可见实性或低分化的肿瘤成分；可见 LVI。宋光耀等研究了 Silva 分型在 78 例子宫颈腺癌中的意义，结果表明 Silva 分型与临床分期、肿瘤厚度、LVI相关，但是并没有观察到 Silva 分型与复发率及死亡率的相关性，可能是样本量较小的原因造成。Silva 团队还单独分析了与 C 型腺癌患者预后相关的因素，结果发现肿瘤大小、水平扩散和淋巴结转移与患者的预后显著相关，而浸润深度和 LVI 与患者的预后无显著相关性。Silva 团队建议：对于 A 型腺癌，无 LVI，无淋巴结转移和复发，并且无需区分原位腺癌和早期浸润性腺癌。因此，对于这类患者可采用宫颈锥切术，如切缘阴性，可保留子宫体，避免淋巴结清扫和辅助治疗；对于 B 型腺癌患者，可采用单纯子宫切除术＋前哨淋巴结活检，若存在淋巴结转移或 LVI，推荐术后辅助治疗；对于 C 型腺癌，复发和转移的比例较高，推荐采用根治性手术＋淋巴结清扫术＋术后辅助治疗。

国际宫颈腺癌标准和分类（IECC）系统是基于苏木素和伊红（HE）染色，根据镜下形态学对所有类型的腺癌进行分类。尽管免疫组织化学染色和 HPV RNA 原位杂交可提高分类的准确性，但不是必需的。该分类系统将宫颈腺癌分为两大类：HPV 相关腺癌（HPV-associated adenocarcinoma，HPVA）和非 HPV 相关腺癌（non-HPV-associated adenocarcinoma，NHPVA）。HPV 相关腺癌：在高倍镜下观察到容易识别的核分裂和凋亡小体的腺癌即为 HPV 相关腺癌，根据胞质的特征可以进一步分为亚型，亚型分类与目前存在的分类系统一致。亚型包括普通型、绒毛管型、黏液非特指型、黏液肠型、黏液印戒细胞型、浸润性复层产生黏液的癌（invasive stratified mucin-producing carcinoma，iSMILE）等。非 HPV 相关腺癌：高倍镜下不易观察到核分裂和凋亡小体，如果在 200 倍镜下观察到局灶的或模糊的 HPV 相关腺癌的特征，暂定为非 HPV 相关腺癌。非 HPV 相关腺癌包括子宫内膜样腺癌、胃型腺癌、透明细胞癌、中肾管癌、浆液性癌等。根据 WHO 和 IECC 的标准不能分类的腺癌归为非特指型浸润癌。Hodgson 等验证了 IECC 的分类，并比较了 IECC 和 WHO 分类的可重复性及病理医生分类结果的一致性。结果表明，采用 IECC 标准病理医生观察结果的一致性显著高于采用 WHO 标准的一致性；在重复性方面，WHO 分类的重复性较差，而 IECC 分类的重复性较好，该团队的研究结果同样支持 IECC 分类标准应该代替 WHO 的分类标准（病例 4 图 4）。Soslow 所在的团队比较了 HPV 相关腺癌和非 HPV 相关腺癌患者的临床特征和生存时间。结果表明，与 HPV 相关腺癌相比，非 HPV 相关腺癌的肿瘤更大、发病年龄更大、临床分期更晚，其中 50% 以上患者诊断时已为 FIGO 分期 Ⅱ～Ⅳ期。生存分析结果表明，HPV 相关腺癌患者的总体生存期、无病生存期及无进展生存期均比非 HPV 相关腺癌患者的更长。亚组分析发现，同样伴有淋巴管浸润（lymphatic vessel invasion，LVI）的患者中，HPV 相关腺癌患者的生存期比非 HPV 相关腺癌患者更长；术后无辅助治疗的患者中，HPV 相关腺癌患者的预后更好。这表明 IECC 分类在判断宫颈腺癌的预后中有重要的意义。

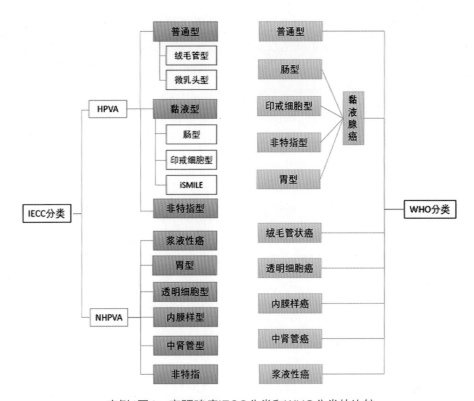

病例4图4　宫颈腺癌IECC分类和WHO分类的比较

注：HPVA：HPV 相关腺癌；NHPVA：非 HPV 相关腺癌；iSMILE：浸润性复层产生黏液的癌。

虽然 Silva 分型系统和 IECC 系统都是基于回顾性研究而制订的，但是其对于判断宫颈腺癌的预后和制订治疗方案有重要的意义。在未来研究中，需更多的前瞻性研究明确这两种分类系统在宫颈腺癌预后和指导治疗中的意义。目前国内关于这方面的研究报道较少，需更多的临床研究进行验证。专科病理医师在条件允许的情况下，可尝试在宫颈腺癌的病理报告中使用 Silva 分型和 IECC 分类。同时，临床医生应了解这两种分类系统在宫颈腺癌中的意义。

本病例中患者 51 岁女性，因阴道不规则出血 1 个月余于入院。入院前于当地医院行子宫内膜诊刮术，病检回报：中–低分化子宫内膜腺癌，遂于我院就诊。既往 25 年前行双侧输卵管结扎术，G2P2。术前妇科检查见：宫颈肥大，直径 4 ~ 5cm，Ⅱ 度糜烂；子宫：前位，常大，活动可，无明显压痛；附件：双侧附件区未及明显异常。入院查女性肿瘤标志物全套：CA199 30.35U/ml，CA125 65.60U/ml。HPV16 阳性。盆腔 MRI 示：子宫下段宫腔及宫颈管内可见团块状异常信号，子宫结合带中断，侵及肌层，未突破浆膜层；宫颈正常结构紊乱，纤维基质环显示欠清，可见团块状软组织侵及肌层，较厚处 24mm，边界模糊；直肠系膜周围及双侧髂血管旁见多发小淋巴结影，双侧腹股沟区见多发稍大淋巴结影。诊断：宫腔及宫颈管占位，侵及肌层，考虑肿瘤性病变。病理切片我院会诊（12022-0371）：子宫内膜腺癌（中 - 低分化）。结合患者症状，查体，辅助检查，MRI 诊断及病理诊断，术前诊断为子宫内膜恶性肿瘤 Ⅱ 期、高血压、左输卵管积水、双侧输卵管结扎术后、肝囊肿、肺大疱。遂行广泛性全子宫切除术＋双侧附件切除术＋盆腔淋巴结清扫术＋腹主动脉旁淋巴结清扫术。术中剖视离体子宫：子宫下段近宫颈峡部可见大小约 4cm×3cm 病灶，质地糟脆，余子宫内膜光滑。术后病检提示（22-11468）："颈体交界"中 - 低分化腺癌（NOS），Silva C 型，结合免疫组化考虑宫颈管来源，侵及肌层（浸润深度 > 1/2）。结合患者病史，HPV16 阳性，术后病理诊断等，考虑患者系 HPV 相关性腺癌（HPVA），综合以上情况制订术后辅助治疗方案：放疗＋含铂同步化疗。术后主要诊断修正为：宫颈恶性肿瘤（颈体交界，中低分化腺癌，Ⅰ B_3 期）。

围绝经期或绝经后阴道出血虽是子宫内膜癌的典型临床表现，但需与宫颈癌引起的不规则阴道出血鉴别。首先，妇科查体发现宫颈阳性体征，并结合宫颈细胞学及 HPV 感染情况，可做初步鉴别，本病例中患者系 HPV 16 阳性；其次，病理诊断是肿瘤诊断的金标准，而本病例中术前病理诊断：子宫内膜腺癌（中 - 低分化）。结合 MRI 诊断：宫腔及宫颈管占位，侵及肌层，考虑肿瘤性病变，以及 CA199、CA125 轻度升高，均支持诊断子宫内膜恶性肿瘤 Ⅱ 期，故而行广泛性全子宫切除术＋双侧附件切除术＋盆腔淋巴结清扫术＋腹主动脉旁淋巴结清扫术。术中剖视离体子宫：子宫下段近宫颈峡部可见大小约 4cm×3cm 病灶，质地糟脆，余子宫内膜光滑。术后病检提示（22-11468）："颈体交界"中 - 低分化腺癌（NOS），Silva C 型，结合免疫组化考虑宫颈管来源，侵及肌层（浸润深度 > 1/2）。结合术中所见及术后病检结果回报，回顾术前查体，术后诊断修正为：宫颈恶性肿瘤（颈体交界，中低分化腺癌，Ⅰ B_3 期）；HPV 16 阳性。依据宫颈癌治疗原则，术后辅助放疗联合全身治疗。综上所见，宫颈癌颈体交界肿瘤较为少见，且不易确诊，需谨慎鉴别宫颈恶性肿瘤扩展至宫腔内或子宫内膜恶性肿瘤侵犯宫颈，从而选择合适的手术方式及术后相关治疗。

四、主编点评

1. 这是一例较为少见的子宫颈体交界部位恶性肿瘤，子宫颈体交界部位肿瘤的病灶中心位于子宫峡部，偶可累及宫体下段及宫颈上段，但应注意原发宫颈腺癌与峡部子宫内膜癌的鉴别。峡部内膜癌与宫颈腺癌的鉴别诊断要点为：①宫颈腺癌多来源于宫颈转化区的腺体，多为黏液性腺癌，而峡部内膜癌多为子宫内膜样腺癌；②宫颈腺癌可见到宫颈原位腺癌，而峡部内膜癌则见不到宫颈原位腺癌；③ Vimentin、CEA 以及 P16 可以作为辅助性免疫组化标记来鉴别子宫颈腺癌和子宫内膜腺癌。

2. 宫颈癌是我国女性最常见的生殖道恶性肿瘤，随着宫颈癌筛查的普及，宫颈鳞状上皮内病变及宫颈鳞癌的发病率有所下降。然而，宫颈腺癌的发病率却呈上升趋势，在宫颈癌中的比例由 5% 升至 20% 左右。与 HPV 相关腺癌相比，非 HPV 相关腺癌的肿瘤更大、发病年龄更大、临床分期更晚，且 HPV 相关腺癌患者的总体生存期、无病生存期及无进展生存期均比非 HPV 相关腺癌患者的更长。

（陈　茜　樊江波）

参考文献

[1]中国抗癌协会妇科肿瘤专业委员会.子宫内膜癌诊断与治疗指南（2021年版）[J].中国癌症杂志，2021，31（6）：501-512.

[2]Chen W, Zheng R, Baade PD, et al.Cancer statistics in China, 2015[J].CA Cancer J Clin, 2016, 66（2）：115-132.

[3]Hamilton CA, Pothuri B, Arend RC, et al.Endometrial cancer: a society of gynecologic oncology evidence-based review and recommendations, part Ⅱ[J].Gynecol Oncol, 2021, 160（3）：827-834.

[4]华绍芳，薛凤霞.子宫峡部内膜癌的临床病理特征及预后[J].中国实用妇科与产科杂志，2007，23（6）：424-426.

[5]Clement PB, Young RH.Endometrioid carcinoma of uterine corpus: areview of its pathology with emphasis on recent advances and problem at icaspects[J].Adv Anat Pathol, 2002, 9（3）：145-184.

[6]Jacquews SM, Qureshi F, Ramirez NC, et al.Tumors of the uterine isthmus: clinic pathologic features and immune histochemical characterization of p53 expression and hormone receptors[J].Int J Gynecol Pathol, 1997, 16（1）：38-43.

[7]Creasman WT, Morrow CP, Bundy BN, et al.Surgical pathologic spread patterns of endometrial cancer.A Gynecologic Oncology Group Study[J].Cancer, 1987, 60：2035-2041.

[8]Morrow CP, Bundy BN, Kurman RJ, et al.Relationship betreen surgical-pathological

risk factors and outcome in clinical stage Ⅰ and Ⅱ carcinoma of the endometrium：a Gynecologic Oncology Group study[J].Gynecol Oncol，1991，40：55-66.

[9]Watanabe Y，Nakajima H，Nozaki K，et al.Clinicopathologic and immunohistochemical features and microsatellite Status of endometrial cancer of the uterine isthmus[J].Int J Gynecol Pathol，2001，20：368-373.

[10]Fowler JR，Maani EV，Jack BW.Cervical Cancer[M].Treasure Island（FL）：StatPearls Publishing，2021.

[11]Bray F，Ferlay J，Soerjomataram I，et al.Global cancer statistics 2018：GLOBOCAN estimates of incidence and mortality worldwide for 36 cancers in 185 countries[J].CA Cancer J Clin，2018，68（6）：394-424．DOI：10.3322/caac.21492.

[12]刘萍，李朋飞.子宫颈癌治疗前评估的规范化[J].中国实用妇科与产科杂志，2021，37（1）：41-44.

[13]宗丽菊，陈杰，向阳.宫颈腺癌病理分类及分型的研究进展[J].现代妇产科进展，2020，29（7）：543-545.

[14]Stolnicu S，Hoang L，Soslow RA．Recent advances in invasive adenocarcinoma of the cervix[J]．Virchows Arch，2019，475（5）：537-549.

[15]Stolnicu S，Barsan I，Hoang L，et al．International endocervical adenocarcinoma criteria and classification（IECC）：a new pathogenetic classification for invasive adenocarcinomas of the endocervix[J]．Am J Surg Pathol，2018，42（2）：214-226.

[16]Diaz De Vivar A，Roma AA，Park KJ，et al．Invasive endocervical adenocarcinoma：proposal for a new pattern-based classification system with significant clinical implications：a multi-institutional study[J]．Int J Gynecol Pathol，2013，32（6）：592-601.

[17]Hodgson A，Park KJ，Djordjevic B，et al．International endocervical adenocarcinoma criteria and classification：validation and interobserver reproducibility[J]．Am J Surg Pathol，2019，43（1）：75-83.

[18]Stolnicu S，Hoang L，Chiu D，et al．Clinical outcomes of HPV-associated and unassociated endocervical adenocarcinomas categorized by the international endocervical adenocarcinoma criteria and classification（IECC）[J]．Am J Surg Pathol，2019，43（4）：466-474.

[19]宋光耀，王玮，王亚萍，等．SiLva分型在子宫颈腺癌中的应用及临床意义[J]．中华妇产科杂志，2019，54（1）：13-18.

[20]Roma AA，Park KJ，Xie H，et al．Role of lymphovascular invasion in pattern c invasive endocervical adenocarcinoma[J]．Am J Surg Pathol，2017，41（9）： 1205–1211.

病例5

局部晚期宫颈透明细胞癌的治疗

一、病例摘要

一般资料：患者马××，女，62岁。

主诉：确诊宫颈透明细胞癌2个月余，末次化疗后1个月余。

现病史：2个月余前（2020年6月22日）因"接触性阴道不规则出血"于当地医院行宫颈活检＋诊刮术。病理示：[宫颈组织（前唇、后唇）]恶性肿瘤，（子宫内膜组织）恶性肿瘤，透明细胞癌。于2020年7月4日、2000年7月25日行TC方案化疗2周期，具体为：白蛋白结合型紫杉醇400mg＋卡铂550mg，过程顺利。因病情进展就诊于我科。

既往史：对青霉素过敏。2018年于外院行房间隔缺损修补术（具体不详），术后偶有活动后心慌。

妇科检查：外阴：已婚已产式。阴道：通畅，壁光整，穹窿尚存。宫颈：表面尚光，结节感，内生型肿块约4.5cm。宫旁：左宫旁短缩，右侧尚可。直肠：壁光整，指套无血染。

辅助检查：盆腔MRI（山西运城医院2020年6月）：宫颈内生型肿瘤，侵及宫体和宫颈。

宫颈活检＋诊刮术，病理示：（宫颈组织（前唇、后唇）恶性肿瘤，（子宫内膜组织）恶性肿瘤，免疫组化：CK20（－），CK7（＋），Villin（灶弱＋）。Ki-67（热点区约30%＋），CEA（－），p16（弥漫＋），P40（－），ER（－），PR（－），Vim（灶＋），NapsinA（灶＋），WT-1（－），HNF-1b（＋），结合HE形态：符合透明细胞癌。

盆腔平扫、盆腔扩散成像（DWI）（病例5图1）（西安交通大学第一附属医院2020年9月8日）：①宫颈癌，侵犯阴道上端及直肠前壁；②左侧盆腔多发淋巴结转移。

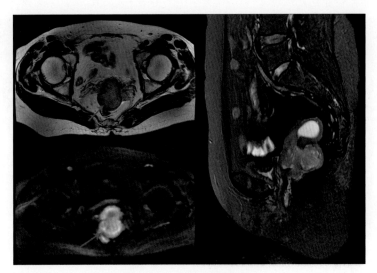

病例5图1　治疗前盆腔MRI

其他：心电图、胸片等检查均正常。

入院诊断：宫颈癌Ⅲ C1r 期（透明细胞癌）。

二、诊疗过程

1. 放射治疗（2020 年 9 月 7 日—2020 年 10 月 13 日 ） 盆腔放疗，给予 6MV-X 线，IMRT，95% PTV 剂量 DT 50Gy/25f，CTV 包括宫颈、子宫、宫旁、阴道上 1/2 段＋盆腔淋巴结引流区（髂总、髂内、髂外、骶前、闭孔＋腹股沟深淋巴结引流区），PTV ＝ CTV ＋外放 0.5cm（病例 5 图 2，外照射），PGTVnd 60Gy/25f；外照射结束行后装治疗，行局部插植 3D-ISBT CTV-HR D90% 30Gy/5f（病例 5 图 3，后装治疗）。

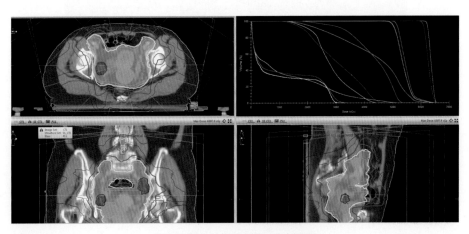

病例5图2　盆腔外照射计划图

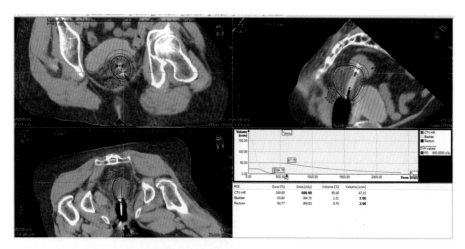

病例5图3 腔内后装治疗计划图

2. 同步及序贯化疗（2020年9月14日、2020年10月9日、2020年11月2日、2020年11月23日） 紫杉醇（白蛋白结合型）300mg d1＋奈达铂100mg d1＋贝伐珠单抗400mg d1，q3w，共四个周期。同步放化疗后3个月盆腔MRI，见病例5图4。

3. 疗效评价 部分缓解（PR）。

妇科检查：外阴：已婚已产式。阴道：前壁上1/2增厚，质硬。宫颈：原形基本恢复，大小约3cm×3cm，质硬，触血（−）。宫旁：左侧弹性差，右侧增厚，未达盆。直肠：壁光滑，指套无血染。

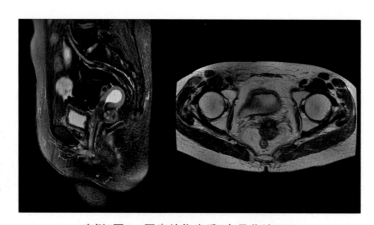

病例5图4 同步放化疗后3个月盆腔MRI

4. 后续治疗 2021年3月24日在我院妇科在全麻下行经腹全子宫切除术＋双附件切除术。

术后病理示：宫颈退变癌组织（建议做免疫组化进一步诊断）侵及宫颈深肌层

并累及峡部伴癌巢周大量泡沫细胞聚集，符合治疗后改变，萎缩性子宫内膜，双侧卵巢及输卵管组织。PD-L1 +25%。

2021 年 4 月 23 日—2022 年 7 月 4 日继续使用卡瑞利珠单抗 200mg q3w ＋阿帕替尼 500mg qd 共 6 周期，之后卡瑞利珠单抗单药维持治疗 6 周期。

5．并发症处理（2021 年 9 月 17 日）

妇科检查：外阴：未见异常；阴道：残端壁光整；盆腔：未及异常；直肠：壁光整，宫颈后方处肠壁稍感增厚，触血（＋）；锁骨区淋巴结：未及肿大。

肠镜检查：放射性肠炎。给予中药灌肠对症治疗后出血症状缓解。

6．疗效评价（手术治疗后 15 个月 2022 年 7 月 1 日）（病例 5 图 5、图 6）　CR。

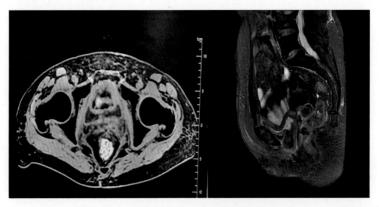

病例5图5　盆腔MRI检查（2022年7月1日）

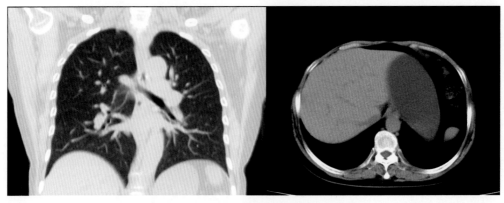

病例5图6　胸腹CT检查（2022年7月1日）

三、病例分析

这例晚期宫颈透明细胞癌患者经历放化疗、靶向、免疫、手术等综合治疗后，目前取得了完全缓解的疗效，仍需长期随访观察。在整个治疗过程中的治疗经验包括以下几点：

1. 宫颈透明细胞癌　该病是一种罕见的子宫颈癌亚型，占宫颈腺癌的 4%，容易出现盆腔外转移，5 年生存明显低于宫颈鳞癌，缺乏规范的治疗模式，目前临床主要是参照宫颈腺癌的治疗模式，早期行手术切除，术后给予辅助放化疗；局部晚期及晚期患者行同步放化疗或以化疗为主的综合治疗，通常预后较差，目前尚无循证学证据来指导临床治疗。

2. 贝伐珠单抗在宫颈癌中的作用　贝伐珠单抗是首个抗血管生成靶向药物，是一种靶向 VEGF 的人源化 IgG1 型单抗，在复发转移及难治性宫颈癌患者中，基于 GOG240 研究，对该类患者指南推荐化疗联合贝伐珠单抗治疗。RTOG0417 研究同步放化疗联合贝伐珠单抗的单臂 Ⅱ 期临床研究，取得了较好的结果，但需进一步深入研究。

3. 免疫治疗在宫颈癌中的作用　2018 年起 NCCN 指南在一线治疗失败后的宫颈癌二线治疗中，推荐帕博利珠单抗用于 PD-L1 阳性或微卫星高度不稳定 / 错配修复功能缺陷肿瘤，研究显示其单药在二线治疗的客观缓解率为 14.3%，完全缓解率为 2.6%，且有 91% 的患者缓解时间超过半年。2021 年 Keynote-826（NCT03635567）的结果发现在一线治疗的 PD-L1 阳性宫颈癌患者中，与化疗 ± 贝伐珠单抗相比，帕博利珠单抗联合化疗 ± 贝伐珠单抗将患者死亡风险降低了 36%，显著延长总生存时间和无进展生存时间，基于此 FDA 批准了帕博利珠单抗＋化疗 ± 贝伐珠单抗在 PD-L1 阳性［综合阳性评分（combined positive score，CPS）≥ 1］的复发或转移性宫颈癌的一线治疗。

四、主编点评

总结这例宫颈透明细胞癌患者特点：①难治性肿瘤也需要规范治疗；②适时挽救性手术及免疫药物维持治疗可能是最后成功的重要原因；③晚期宫颈透明细胞癌的预后较差，需要个体化的治疗提高此类患者的疗效。

（王娟）

参考文献

[1]Thomas MB, Wright JD, Leiser AL, et al. "Clear cell carcinoma of the cervix: a multi-institutional review in the post-DES era"[J].Gynecol.Oncol, 2008, 109, 335.

[2]Krishnansu S Tewari，Michael W Sill，Richard T Penson，et al.Bevacizumab for advanced cervical cancer：final overall survival and adverse event analysis of a randomised，controlled，open-label，phase 3 trial（Gynecologic Oncology Group 240）[J].Lancet，2017，390（10103）：1654-1663.

[3]Tracey Schefter，Kathryn Winter，Janice S Kwon，et al.RTOG 0417：efficacy of bevacizumab in combination with definitive radiation therapy and cisplatin chemotherapy in untreated patients with locally advanced cervical carcinoma[J].Int J Radiat Oncol Biol Phys，2014，88（1）：101-105.

[4]Hyun Cheol Chung，Willeke Ros，Jean-Pierre Delord，et al.Efficacy and Safety of Pembrolizumab in Previously Treated Advanced Cervical Cancer： Results From the Phase Ⅱ KEYNOTE-158 Study[J].J Clin Oncol，2019，37（17）：1470-1478.

[5]Nicoletta Colombo，Coraline Dubot，Domenica Lorusso，et al.Pembrolizumab for Persistent，Recurrent，or Metastatic Cervical Cancer[J].N Engl J Med，2021，385（20）：1856-1867.

病例6

复发转移性宫颈癌免疫治疗

一、病例摘要

一般资料：患者曹某，女，49岁，2018年6月15日首次入住我科。

主诉：以"阴道不规则出血4个月"入院。

现病史：4个月余前无明显原因及诱因出现阴道不规则出血，未在意，未诊治，间断持续至今。为进一步诊治于我院就诊。门诊行宫颈活检病理回报："宫颈"乳头状鳞状细胞癌Ⅱ级。盆腔MRI：宫颈部可见不规则形软组织肿块，约4.3cm×4.1cm×5.0cm大小，考虑宫颈癌。向上侵及宫体下部及阴道上1/3，双闭孔区、左侧髂外多发肿大淋巴结，考虑转移。胸腹部CT未及明显异常。遂以"宫颈鳞状细胞癌ⅡA$_2$期"收住院。

既往史：无特殊。

月经史、婚育史、家族史：平素月经规律，初潮17岁，周期28～30天，经期4～5天，月经量中等，无痛经。19岁结婚，生育史：3-0-2-3，育1子2女，均体健。曾因早孕行"人工流产"2次。

查体及辅助检查：

1. 妇科检查　外阴：已婚经产式。阴道：畅，分泌物不多，少许血迹，穹窿及右侧阴道壁上1/3可见糜烂样改变。宫颈：菜花样改变，约4.5cm，质脆，触血（＋）。宫体：前位，常大，质中，活动可，压痛（－）。附件：双附件未及明显异常。三合诊：左侧骶主韧带稍厚，弹性可，右侧骶主韧带未及明显异常。

2. 宫颈活检　"宫颈"乳头状鳞状细胞癌Ⅱ级。

3. 盆腔MRI　宫颈部可见不规则形软组织肿块，约4.3cm×4.1cm×5.0cm大小，考虑宫颈癌。向上侵及宫体下部及阴道上1/3，双闭孔区、左侧髂外多发肿大淋巴结，考虑转移。

4. 胸腹部CT　心、肺、膈未见明显异常，肝、胆、胰、脾、双肾平扫未见明显异常。

入院诊断：宫颈鳞状细胞癌ⅡA$_2$期。

二、诊疗过程

1. 首次就诊　结合相关检查考虑诊断为宫颈鳞状细胞癌 Ⅱ A$_2$ 期。根据 2018 年 NCCN 指南首选手术治疗，完善相关检查排除手术禁忌后于 2018 年 6 月 20 日在全麻下行"广泛子宫＋双附件＋盆腔淋巴结"清扫术。术后病理回报：宫颈内生型鳞状细胞癌 Ⅱ 级，浸润宫颈壁 2/3 以上，脉管内见癌栓，阴道切缘未见癌浸润，阴道前后壁未见癌浸润，右盆腔淋巴结 1/23 枚见癌转移，左盆腔淋巴结 24 枚均未见癌转移，子宫肌壁间平滑肌瘤，增殖期子宫内膜，双侧卵巢及输卵管组织。因患者局部肿瘤较大、浸润程度较深，LVSI（＋），盆腔淋巴结（＋），术后给予"TP"方案联合化疗 6 程（末次化疗时间：2018 年 11 月 23 日），同期给予盆腔体外放疗（DT 50Gy/25F）及后装腔内治疗（双球，6Gy×2F），此后按时门诊复查。

2. 复发治疗　2020 年 4 月 24 日门诊复查行全腹＋盆腔 CT：腹膜后多发肿大淋巴结影，与下腔静脉分界不清，肝、胆、胰、脾、双肾 CT 平扫未见明显异常；腹壁见瘢痕影，子宫缺如，阴道残端不规则，软组织影略厚，双侧腹股沟区多发肿大淋巴结影，考虑转移，请结合妇科相关检查。直肠局部管壁增厚，左髂血管区较饱满。盆腔增强 MRI：阴道残端结节样增厚，大小约 1.5cm×1.8cm，增强扫描呈中度以上强化，阴道下段壁增厚，可见不规则肿块约 3.5cm×2.4cm，考虑肿瘤转移，阴道病灶侵及尿道下段，与直肠前壁分界消失，直肠受侵可疑；双侧腹股沟区多发肿大淋巴结，较大者位于右侧约 1.7cm，考虑转移。于 2020 年 4 月 26 日在静脉全麻下行"腹股沟淋巴结切检术＋阴道前壁病灶活检术"。术后病理回报："阴道前壁"浸润性鳞状细胞癌 Ⅱ 级，"右腹股沟"淋巴结 2/2 癌转移。免疫组化：PD-L1（sp263）：（CPS：50），PDL1（22C3）：（CPS：30）。考虑患者系疾病复发，对于复发或转移性宫颈癌单药或联合化疗疗效欠佳，免疫单药二线治疗宫颈癌疗效有所突破，KEYNOTE-158 研究显示帕博利珠单抗单药疗效 ORR 约 15%。基于此研究，2018 年 8 月，FDA 批准帕博利珠单抗用于二线治疗 PD-LI 阳性的复发转移性宫颈癌患者。此外早在 2014 年，GOG240 研究评估了贝伐珠单抗联合化疗对持续、复发或转移性宫颈癌的疗效，联合贝伐组 OS 显著优于单纯化疗组。与此同时，2020 年 SGO 大会最新报道的由中山大学肿瘤防治中心黄欣、蓝春燕教授领衔的一项临床研究评估卡瑞利珠单抗联合阿帕替尼作为复发性宫颈癌二线或后线治疗的疗效及安全性，ORR 约 55.6%。基于此，患者术后先后行"TP＋Bev＋卡瑞利珠单抗"化疗 4 程（末次化疗时间：2020 年 7 月 1 日），2020 年 7 月 25 日患者再次入院后出现了 2 级反应性皮肤毛细血管增生症（RCCEP），考虑系卡瑞利珠单抗不良反应，遂暂缓免疫及抗血管治疗，于 2020 年 7 月 28 日行"TP"方案化疗 1 程，并口服"阿

帕替尼 250mg，qd"，对于＞5mm 及伴有出血、破溃的 RCCEP 予以皮肤科激光烧灼处理，"重组牛碱性成纤维细胞生长因子凝胶""夫西地酸乳膏"等外用对症处理。经积极处理后免疫不良反应显著缓解，于 2020 年 8 月 20 日再次行"TP＋Bev＋卡瑞利珠单抗"化疗 1 程。复查全腹＋盆腔 CT：阴道残端两缘稍厚，腹主动脉旁、腹膜后、双侧腹股沟区淋巴结均较前次显著缩小。整体评估疾病达 PR 状态，此后予以卡瑞利珠单抗免疫维持共计 2 年（末次维持治疗：2022 年 4 月），现规律随访中。

三、病例分析

据 WHO 数据统计，2020 年全球新发宫颈癌病例 60.41 万例，死亡 34.18 万例，我国范围内新发 10.97 万例，死亡 5.91 万例，分别占全球新发及死亡患者比例 18.2% 和 17.3%。虽然宫颈癌的治疗日趋成熟，但晚期或复发性宫颈癌 5 年 PFS 率仅约 15%。对于复发转移性宫颈癌现有化疗方案疗效欠佳，据统计数据报道，紫杉、蒽环类单药用于晚期二线治疗中，其中位 PFS 及 OS 分别为 3.8 ～ 5.0m 和 7.0 ～ 9.4m，疗效有限。铂类单药用于晚期一线的中位 PFS 约 2.8m，中位 OS 约 8.7m。而联合化疗用于晚期一线的中位 PFS 及 OS 仅 3.98 ～ 5.82m 和 9.9 ～ 12.87m，疗效不甚理想。近年来，靶向、免疫等治疗在实体瘤的治疗中广泛盛行，早在 2014 年 GOG240 研究报道了贝伐珠单抗联合化疗用于晚期、复发或转移性宫颈癌的临床疗效，研究显示与单用化疗相比，联合使用贝伐珠单抗可显著增加患者的总生存期［17m VS 13.3m，HR 0.71，98%CI（0.54 ～ 0.95），$P = 0.004$］。基于此研究，FDA 于 2014 年批准了抗血管生成药物贝伐珠单抗用于晚期宫颈癌的治疗，NCCN 指南也推荐贝伐联合化疗作为复发性宫颈癌的首选治疗方案。

PD1 位于 T 细胞表面，与其配体 PD-L1 结合后介导 T 细胞活化的共抑制信号，抑制 T 细胞的杀伤功能，对人体免疫应答起到负性调节作用，这种机制可保护机体在炎症状态时免受不必要的组织损失。而肿瘤细胞可上调 PD-L1 的表达，从而导致肿瘤浸润淋巴细胞失去杀伤能力使得肿瘤细胞获得免疫逃逸。KEYNOTE-158 是一项评估帕博利珠单抗在多种癌症类型中有效性及安全性的 Ⅱ 期临床试验，共纳入了 11 个癌种的患者，其中包括了共有来自 17 个国家 42 个地区的 98 例复发性或转移性宫颈癌患者，其中 82 例患者为 PD-L1 阳性。研究结果显示，对于总人群 ORR 约 12.2%，而 PD-L1 阳性患者 ORR 约 14.6%。基于此研究结果，2018 年 FDA 批准帕博利珠单抗用于治疗化疗期间或之后疾病进展的 PD-L1（CPS ≥ 1）阳性的晚期宫颈癌患者，也是首个获批用于宫颈癌的免疫治疗药物。在另一项评估免疫单药（PD1 抗体）用于在既往治疗过的复发或转移性宫颈癌患者中安全性和抗肿瘤活性的临床试验也取得了相似的结果，总人群 ORR 约 15%。免疫单药治疗虽然在复发转移性宫颈癌的治疗中有所突破，但整体疗效仍不容乐观，如何进一步提升患者获益仍在不断探索。

有学者提出免疫联合、免疫治疗的前移以及优势人群的筛选是否可以提高患者的整体疗效，例如 PD1 抑制剂联合抗血管生成可实现双重阻断，进一步提升抗肿瘤效果。一项由我国中山大学肿瘤防治中心牵头的多中心、开放标签、单臂、Ⅱ期临床研究评估了卡瑞利珠单抗联合阿帕替尼在经过至少一种系统治疗后进展的晚期宫颈癌患者的临床疗效，研究结果显示 ORR 约 55.6%，较既往化疗或免疫单药治疗相比，显著提升了患者的疗效。KEYNOTE-826 是一项随机、双盲、Ⅲ期临床试验，探索帕博利珠单抗 + 化疗（±贝伐珠单抗）与安慰剂 + 化疗（±贝伐珠单抗）一线治疗持续、复发或转移性宫颈癌的疗效和安全性分析。研究结果显示，ITT 人群中实验组与对照组 mPFS：10.4m VS 8.2m（HR：0.65，95%CI（0.53 ~ 0.79），$P < 0.001$，在 PD-L1 CPS 评分 ≥ 1 分和 ≥ 10 分两个人群中分别为 mPFS：10.4m VS 8.2m（HR 0.62，95% CI（0.50 ~ 0.77），$P < 0.001$ 和 mPFS：10.4m VS 8.1m〔HR：0.58，95% CI（0.44 ~ 0.77），$P < 0.001$〕。在研究方案设定的所有亚组分析中，疾病进展或死亡的风险比均 < 1，并且所有亚组的 95% CI 均与全人群的置信区间重叠。在意向治疗人群中，帕博利珠单抗组的 mOS 为 24.4 个月，安慰剂组的 mOS 为 16.3 ~ 16.5 个月，而在 PD-L1 CPS ≥ 1 和 ≥ 10 的两个人群中，帕博利珠单抗组 mOS 均未达到。基于该研究，2021 年 10 月 FDA 批准帕博利珠单抗联合化疗（联合或不联合贝伐珠单抗）用于 PD-L1 表达阳性（CPS ≥ 1）的持续性、复发性或转移性宫颈癌，且最新版的 NCCN 指南（2022．v1 版）据此也做了相应的推荐，自此 KEYNOTE-826 研究正式开启了妇科肿瘤免疫一线治疗的新篇章。

四、主编点评

本例为宫颈癌术后放化疗后复发患者，既有放疗野内复发病灶，也有野外病灶。在病理证实复发后，基于 PD-L1 的检测结果，根据 KEYNOTE-826 研究，我们给予化疗联合免疫及抗血管生成药物的治疗，疾病达到 PR 状态后给予免疫治疗。总计维持 2 年，达到了良好的治疗效果。

近年来，免疫治疗在肿瘤的治疗中取得了重大突破，为肿瘤患者带来了新的治疗希望。但是，不同的免疫制剂会有相应的不良反应，需要适时处理，做好患者的全程管理。

复发性宫颈癌在综合治疗后，如何做好维持治疗？目前还在研究阶段，相信在未来的临床研究中会取得更大的突破，为此类患者带来更多的福音。

（王小伟　王国庆）

参考文献

[1]Grigsby PW，Massad LS，Mutch DG，et al.FIGO 2018 staging criteria for cervical cancer：Impact on stage migration and survival[J].Gynecol Oncol，2020，157（3）：639–643.

[2]Alberts DS，Blessing JA，Landrum LM，et al.Phase Ⅱ trial of nab–paclitaxel in the treatment of recurrent or persistent advanced cervix cancer：A gynecologic oncology group study[J].Gynecol Oncol，2012，127（3）：451–455.

[3]Moore DH，Blessing JA，McQuellon RP，et al.Phase Ⅲ study of cisplatin with or without paclitaxel in stage ⅣB，recurrent，or persistent squamous cell carcinoma of the cervix：a gynecologic oncology group study[J].J Clin Oncol，2004，22（15）：3113–3119.

[4]Monk BJ，Sill MW，McMeekin DS，et al.Phase Ⅲ trial of four cisplatin–containing doublet combinations in stage ⅣB，recurrent，or persistent cervical carcinoma：a Gynecologic Oncology Group study[J].J Clin Oncol，2009，27（28）：4649–4655.

[5]Tewari KS，Sill MW，Long HJ，et al.Improved survival with bevacizumab in advanced cervical cancer[J].N Engl J Med，2014，370（8）：734–743.

[6]Chung HC，Ros W，Delord JP，et al.Efficacy and Safety of Pembrolizumab in Previously Treated Advanced Cervical Cancer：Results From the Phase Ⅱ KEYNOTE–158 Study[J].J Clin Oncol，2019，37（17）：1470–1478.

[7]O'Malley DM，Oaknin A，Monk BJ，et al.Phase Ⅱ study of the safety and efficacy of the anti–PD–1 antibody balstilimab in patients with recurrent and/or metastatic cervical cancer[J].Gynecol Oncol，2021，163（2）：274–280.

[8]Lan C，Shen J，Wang Y，et al.Camrelizumab Plus Apatinib in Patients With Advanced Cervical Cancer（CLAP）：A Multicenter，Open–Label，Single–Arm，Phase Ⅱ Trial[J].J Clin Oncol，2020，38（34）：4095–4106.

[9]Colombo N，Dubot C，Lorusso D，et al.KEYNOTE–826 Investigators.Pembrolizumab for Persistent，Recurrent，or Metastatic Cervical Cancer[J].N Engl J Med，2021，385（20）：1856–1867.

病例7

宫颈癌骨转移

一、病例摘要

一般资料：患者窦××，女，37岁。

主诉：确诊宫颈癌骨转移1个月余。

现病史：2017年10月月经期出现腰部酸痛，2018年1月同房后阴道出血，色鲜红，量不多，就诊于陕西省人民医院。查 SCC 16.3ng/ml。行宫颈活检示：（宫颈）CIN3级累及腺体；（宫颈管）CIN3级累及腺体。遂于2018年1月30日行宫颈锥切，术后病理示：（宫颈）浸润性鳞状细胞癌（中分化）。免疫组化：P63（＋）。请我院病理科会诊后回报：宫颈鳞状细胞癌Ⅱ级浸及中肌层伴脉管内癌栓形成，术前活检复阅为浸润性鳞癌Ⅱ级，遂建议行宫颈癌根治术。术前行盆腔 MRI 示：①宫颈锥切术后改变，宫颈后唇所见，考虑宫颈癌（ⅠB$_1$期）可能；②盆腔少量积液；③左侧坐骨内异常信号影，考虑转移性病变。请我院影像科会诊后示：宫颈后壁偏左小片状异常信号；左侧坐骨局限性异常信号影，骨转移，右侧附件区类圆形结节，约2.0cm大小，考虑淋巴结转移。行全身骨扫描（2018年2月12日）示：左坐骨代谢异常活跃，考虑骨转移瘤可能，故取消手术。

既往史：无特殊。

妇科检查：外阴：已婚已产式。阴道：畅，黏膜光滑。宫颈：光整。盆腔：未及异常硬结及包块，压痛阴性。肛诊：直肠黏膜光，指套无血染。

辅助检查：

生化检查：肝肾功电解质、血常规大致正常。

ECT 检查：左坐骨代谢异常活跃，考虑骨转移瘤可能（病例7图1）。

其他：心电图、胸片检查均正常。

诊断：宫颈鳞癌ⅣB期骨转移癌。

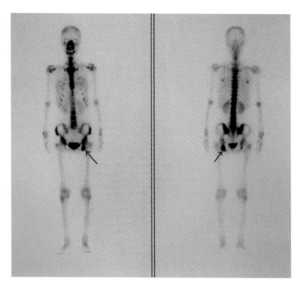

病例7图1   治疗前ECT检查

二、诊疗过程

1. 2018 年 2 月 22 日入肿瘤放疗科给予放疗。具体方案：盆腔外照射：6 MV-X 线，IMRT，95% PTV 剂量 DT 50Gy/25f，CTV 包括宫颈、子宫、宫旁、阴道上 1/2 段＋盆腔淋巴结引流区（髂总、髂内、髂外、骶前、闭孔＋腹股沟深淋巴结引流区），PTV ＝ CTV ＋外放 0.5cm（病例 7 图 2，外照射）。外照射结束行后装治疗，A 点 DT 30Gy/5f（病例 7 图 3，后装治疗）。

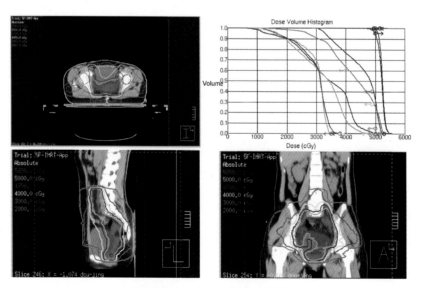

病例7图2   盆腔外照射计划图

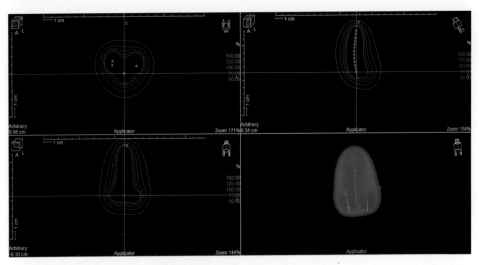

病例7图3　腔内后装治疗计划图

同步及序贯化疗：TP 方案化疗 6 周期，具体用药：力扑素 135mg/m² d1 ＋奈达铂 80mg/m² d1，同时给予伊班膦酸钠 400mg q4w 抗骨转移治疗，化疗结束复查 SCC 逐渐下降。但末次化疗后 4 个月 SCC 逐渐升高，故更换 GP 方案化疗 2 周期。具体用药：吉西他滨 1g/m² d1、d8 ＋奈达铂 80mg/m² dl。

2. 病情进展治疗　化疗后复查 SCC 持续增高，盆腔 MRI 示：宫颈信号异常，系宫颈癌放疗后改变，无明显变化，盆腔积液，较前减少（病例 7 图 4）。行 PET-CT（2018 年 11 月 22 日）：宫颈癌放化疗后，与 2018 年 6 月 15 日体部 PET-CT 比较：左侧坐骨骨质破坏区及葡萄糖代谢增高范围均较前增大，葡萄糖代谢较前明显增高，提示左侧坐骨骨转移灶较前加重（病例 7 图 5）。

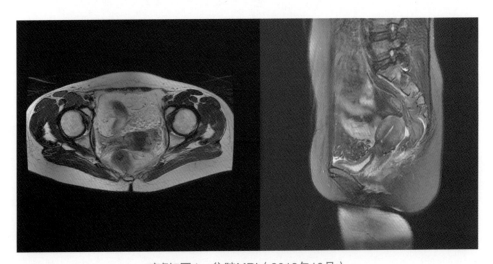

病例7图4　盆腔MRI（2018年10月）

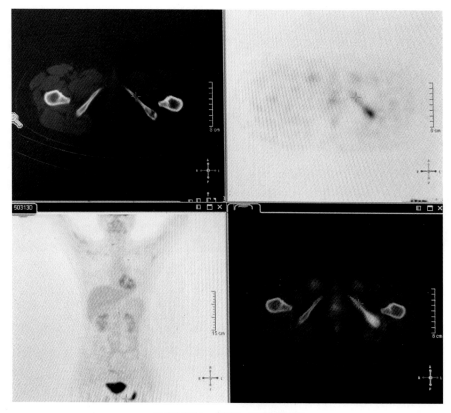

病例7图5　PET-CT检查图

给予左坐骨局部放疗，3D-CRT DT 39Gy/13f（病例 7 图 6）；同步恩度靶向治疗，继续行伊班膦酸钠抗骨转移治疗，复查病情稳定。2019 年 5 月因 SCC 持续升高，口服安罗替尼 4 个疗程后 SCC 并未下降，但患者无明显症状，故自行停用安罗替尼，未再行其他抗肿瘤治疗。

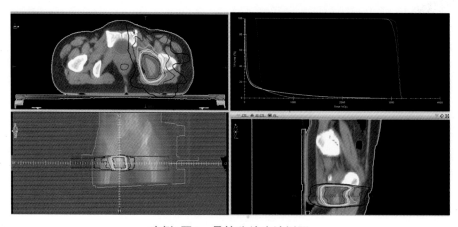

病例7图6　骨转移放疗计划图

3．再次进展治疗　2020年1月自行停用伊班膦酸钠。2021年7月左侧髋部疼痛加重，行ECT提示左髋臼及耻骨、坐骨骨转移瘤，较前影像片进展（病例7图7）。

螺旋CT骨盆三维重建结果提示：左侧髋臼、耻骨下支、坐骨支多发骨质破坏，周围软组织肿胀，结合其临床病史，符合骨转移（病例7图8）。于2021年9月至2022年2月行化疗、靶向治疗联合免疫治疗共6周期，具体方案：白蛋白结合型紫杉醇200mg/m^2 d2＋卡铂AUC 4 d2＋派安普利单抗200mg d1＋安罗替尼12mg d1～14 q3w，同时给予地舒单抗200mg q4w抗骨转移治疗。治疗期间SCC逐渐下降，稳定至正常（病例7图9）。2023年2月盆腔CT示：与2022年10月7日片对比，宫颈癌治疗，子宫颈增大不明显；左侧髋臼、耻骨上、下支、坐骨支骨转移并左侧坐骨支病理性骨折，基本同前（病例7图10）。

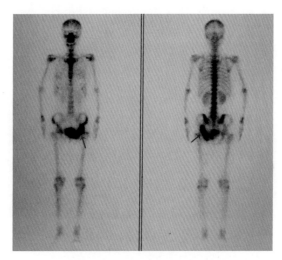

病例7图7　再次进展ECT检查

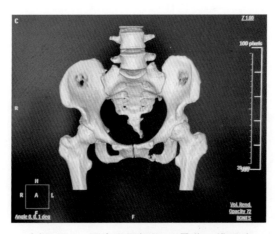

病例7图8　再次进展螺旋CT骨盆三维重建

SCC变化情况（ng/ml）

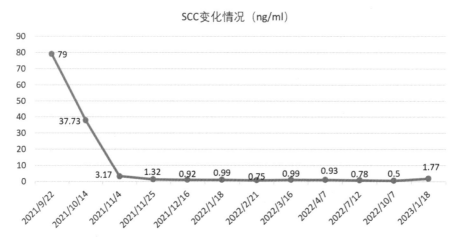

病例7图9　再次进展治疗至今肿瘤标志物SCC变化图

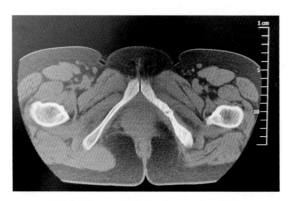

病例7图10　盆腔CT（2023年2月）

三、病例分析

该患者初诊即为宫颈鳞癌ⅣB期（骨转移），国内外的各大治疗指南，对于晚期宫颈癌患者推荐以全身治疗为主的综合治疗，或加入相关临床研究。我们这例患者首先行盆腔放疗同步及序贯一线、二线化疗方案后，宫颈局部病变达到CR，但骨转移病灶出现进展，再次给予左侧坐骨局部放疗并联合血管内皮素抑制剂（恩度），后单药安罗替尼治疗4周期，病情得到控制。但1年后再次出现SCC升高，ECT检查提示仍为左侧坐骨病变进展。2021年Keynote-826（NCT03635567）的结果发现在一线治疗的PD-L1阳性宫颈癌患者中，与化疗±贝伐珠单抗相比，帕博利珠单抗联合化疗±贝伐珠单抗将患者死亡风险降低了36%，显著延长总生存时间和无进展生存时间，基于此FDA批准了帕博利珠单抗＋化疗±贝伐珠单抗在PD-L1阳性［综合阳性评分（combined positive score，CPS）≥1］的复发或转移性宫颈癌的一线治疗。患者再次接受化疗联合靶向及免疫检查点抑制剂治疗后，基本达 CR 状态。晚期宫颈癌患者的 5 年生存率相对较低，不到 20%。但该患者经过放化疗联合免疫、靶向等综合治疗目前总生存时间已超过 5 年，并且生活质量较高，可以正常的工作、生活。由此可见，对于晚期宫颈癌患者，临床治疗决策时一定需要在充分分析患者病情，包括转移病灶部位、转移数目等的基础上，从而实施个体化的精准治疗，达到提高患者疗效，延长生存时间的效果。

四、主编点评

总结这例晚期宫颈鳞癌患者特点：①晚期宫颈癌需要根据复发转移的部位、数量制订个体化的治疗方案；②晚期宫颈癌患者应给予局部联合全身治疗；③靶向及免疫检查点抑制剂的应用可提高此类患者的疗效。

（王　娟）

参考文献

[1]Nicoletta Colombo，Coraline Dubot，Domenica Lorusso，et al.Pembrolizumab for Persistent，Recurrent，or Metastatic Cervical Cancer[J].*N Engl J Med*，2021，385（20）：1856–1867.

病例8

年轻女性宫颈尤文氏肉瘤

一、病例摘要

一般资料：患者王××，女，23岁，未婚未育，2022年7月6日入院。

主诉：发现宫颈尤文氏肉瘤2个月余，术后23天，化疗后2天。

现病史：2个月余前因"阴道不规则出血"就诊于西安某医院。妇科超声提示：宫颈处显示5.4cm×4.1cm低回声区。盆腔MRI提示：子宫颈明显增大，局部软组织肿块形成弥散受限，考虑为子宫颈恶性肿瘤，病灶上缘与子宫内膜分界不清。行宫颈组织活检病理：纤维间质内弥漫小圆细胞浸润伴坏死，低分化恶性肿瘤待排，就诊于西安某三甲医院，会诊示：宫颈小圆细胞未分化肉瘤，建议做分子检测进一步诊断，并于2022年5月26日行白蛋白紫杉醇＋卡铂新辅助化疗1程（具体用量不详）。

2022年6月13日行"广泛性全子宫切除术＋双侧输卵管切除术＋盆腔淋巴结清扫术＋双侧卵巢移位术"。术后病理：宫颈管小圆细胞恶性肿瘤，片内结构结合免疫组化染色结果提示符合尤文氏肉瘤改变，建议做分子检测进一步确定。"左髂外""左髂总""左闭孔""左股深""右髂内""右髂外""右闭孔"淋巴结均未见肿瘤转移，增生性子宫内膜，"左髂内""右股深"纤维脂肪组织，阴道切缘未见肿瘤组织，双侧输卵管组织。

术后肿瘤内科教授会诊，建议行VDC/IE（长春新碱＋多柔比星＋环磷酰胺/异环磷酰胺＋依托泊苷）交替应用方案，于2022年7月4日行"长春新碱2mg＋环磷酰胺1850mg"化疗，现为进一步化疗来我院就诊。

既往史：无特殊。

家族史：无特殊。

月经婚育史：初潮11岁，行经天数6～7天，月经周期28～30天，末次月经：2022年5月6日。既往月经规律，量适中，无痛经史，未婚未育，0-0-0-0。

查体：T 36.5℃，P 80次/分，R 20次/分，血压115/70mmHg，ECOG评分0分，身高163cm，体重52kg，体表面积1.56m^2。

妇科检查：外阴：正常外阴，阴毛分布正常。阴道：通畅，黏膜光滑，阴道残端呈术后改变，愈合可。盆腔：空虚，弹性良好，未触及明显包块。肛诊：直肠黏膜光，指套无血迹。

辅助检查：

1. 病理会诊　宫颈小圆细胞未分化肉瘤，结合免疫组化符合尤文氏肉瘤。

2. 术后全身 PET-CT　未见明显异常。

3. 外周血细胞培养及 G 显带染色体核型检测。

4. 染色体数目及结构未见明显异常。

入院诊断：宫颈尤文氏肉瘤 I B$_3$ 期术后化疗后。

二、诊疗经过

1. MDT 讨论　患者术后病理诊断对于疾病治疗非常关键，免疫组化提示 CD99 和 FLI-1 均阳性表达，结合全身 PET-CT 未发现其他原发和转移灶。与病理科反复商议后，最后明确该患者系原发于宫颈的骨外尤文氏肉瘤，需积极行术后辅助治疗。尤文氏肉瘤的标准治疗方案：VDC（长春新碱＋多柔比星＋环磷酰胺）和 IE（异环磷酰胺＋依托泊苷）方案序贯交替化疗，间隔时间为 2 周为宜。

研究表明，相对于调整化疗药物的剂量，将化疗间隔时间缩短为 2 周，可以将患者 5 年生存率由 65% 提高到 73%。目前该治疗方案使局部尤文氏肉瘤 5 年的无事件生存率和总生存率提高至 70%，但是该方案中蒽环类药物累积量可达 230mg/m^2。当蒽环类药物累积量达到 244 ~ 550mg/m^2 时，儿童比成人更容易出现蒽环类药物引起的心脏损伤，然而多柔比星脂质体与普通蒽环类药物相比，由于其采用的脂质体载体具有更大的直径，达到被动靶向的效果。同时多柔比星脂质体半衰期也显著延长，从理论上具有更高的疗效且更低的心脏毒性。此外，当前国内外也有多柔比星脂质体注射液联合环磷酰胺、长春新碱治疗进展、复发、难治儿童实体肿瘤的临床研究，均表明多柔比星脂质体良好的治疗效果和心脏安全性。

考虑到患者需行术后辅助治疗长达 17 程，药物累积带来的毒性不可小觑，患者骨髓功能对于高密度化疗疗程的耐受能力等问题，故采用多柔比星脂质体联合化疗，同时依据患者化疗后骨髓抑制的情况及时调整化疗周期。

2. 术后辅助化疗　化疗方案为长春新碱 1.5mg/m^2、多柔比星脂质体 30mg/m^2、环磷酰胺 1200mg/m^2 ＋异环磷酰胺 1.5g/m^2、依托泊苷 100mg/m^2，d1 ~ d5。拟交替完成化疗方案共计 17 程。

3. 治疗评估　期间 3 次复查妇科肿瘤标志物（CA125、CA199、HE4），数值均在正常范围内。复查盆腔＋上下腹部 CT（病例8图1）：未见肿瘤转移及复发征象，目前仍在规律化疗中。

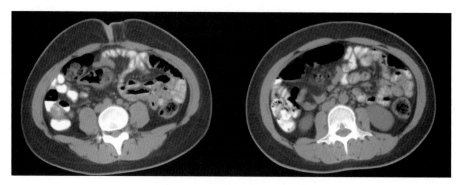

病例8图1　复查盆腔＋上、下腹部CT

三、病案分析

1. 初诊初治和病理诊断的重要性　原始神经外胚层肿瘤（primitive neuroectodermal tumor，PNET），又称尤文氏肉瘤，是一类罕见的高度恶性肿瘤。属于恶性小圆形细胞肿瘤的一种，来源于胚胎组织向神经方向分化的神经外胚层细胞。宫颈PNET多见于有孕产史的育龄期妇女，中位年龄为35岁，少见于绝经后妇女。其临床表现主要为不规则阴道出血，还表现为下腹紧张或疼痛、宫体或肿块增大、尿频及阴道分泌物增多等。宫颈PNET的临床分期仍参照国际妇产科联盟（FIGO）宫颈癌分期，PNET的诊断主要依赖于病理学、免疫组化，FLI-1对于诊断pPNET的敏感度和特异度分别为71%和92%，CD99联合FLI-1检测是诊断宫颈PNET较特异和敏感的方法。

该患者系青少年骨外尤文肉瘤，发生于宫颈的罕见，尤其是没有孕产史的青年更加罕见，在初诊初治时极容易发生误诊和漏诊。该患者初诊时局部肿瘤较大，曾行新辅助化疗一程，为后续手术做准备，术后病理经过多次会诊和商议，最后确诊为宫颈尤文氏肉瘤。

2. 治疗方案的选择　手术是治疗宫颈尤文氏肉瘤的主要手段，大多数手术方法是广泛子宫切除＋双附件切除＋盆腔淋巴结切除术±腹主动脉旁淋巴结切除术，卵巢是否保留尚无定论。通过手术切除病灶，减少远处转移及复发风险。本例患者为青年女性，暂未生育，术中保留卵巢并移位，最大程度的保留卵巢功能。术后化疗方案的选择：对于初诊非转移性尤文肉瘤，目前NCCN指南推荐采用"长春新碱（V）＋多柔比星（D）＋环磷酰胺（C）与异环磷酰胺（I）＋依托泊苷（E）"交替使用的VDC/IE方案。北美组间尤文肉瘤研究INT-0091表明，长春新碱－阿霉素－环磷酰胺（VDC）和异环磷酰胺－依托泊苷（IE）交替使用的方案优于VDC，约

70% 的局部肿瘤患者明显治愈。进一步剂量强化研究发现，在药物总量不变的情况下，提高 VDC/IE 方案中烷化剂（I 和 C）的单次剂量，疗效并无差异。但是通过压缩化疗周期的方式（AEWS-0031 研究），即化疗方案及总量不变的情况下，将化疗 3 周间期压缩至 2 周间期可进一步提高非转移性总体预后（4yr OS 76% vs 65%），相关不良反应发生率无统计学提高。但是该患者骨髓不能耐受如此高强度和密度的化疗方案，化疗为 3 周间期，后期可加强随访。

对于此类宫颈少见恶性肿瘤类型的患者，MDT 团队在讨论中充分考虑到了患者本身情况和病理类型的特殊性。基于疗效和安全性问题，目前临床实践中多柔比星脂质体已经在逐步取代多柔比星，成为广泛应用的一线化疗药物。按照国际治疗方案推荐，患者需行 17 程术后辅助化疗，密集的化疗疗程有可能造成患者骨髓功能的长期受抑制状态。因此 MDT 团队给出的是基于 ADC/IE 方案的 3 周间隔化疗疗程，确保患者能按期完成化疗方案，并密切检测其一般情况变化。

四、主编点评

该患者系骨外尤文氏肉瘤，且罕见地原发于未育青年女性宫颈部位，目前国内外相应的个案报道极少，对于接诊的妇瘤医生明确诊断该病构成了极大挑战。该患者新辅助化疗采用紫杉醇联合铂类无疑是当时尚未最终明确诊断下最优的解决方案，随后患者及时接受手术治疗。免疫组化显示 CD99 和 FIL1 联合阳性表达，结合镜下组织细胞学形态，在与病理科的反复沟通讨论后才最终明确诊断。

年轻女性特殊病理类型疾病的诊治值得妇瘤医生审慎抉择，这不仅关系到患者本人，也关系到患者背后的家庭伦理等后续问题。在 MDT 团队的通力协作下，不仅明确诊断，而且制订了该患者以 VDC/IE 为基础的化疗方案。目前该患者治疗过程顺利，将于近期完成预定治疗计划。

（翟静宇　席儒兴　王国庆）

参考文献

[1]Arora N，Kalra A，Kausar H，et al.Primitive neuroectodermal tumour of uterine cervix ——a diagnostic and therapeutic dilemma[J].J Obstet Gynaecol，2012，32（7）：711-713.

[2]Wang X，Gao Y，Xu Y，et al.Primary primitive neuroectodermal tumor of the cervix：

A report of two cases and review of the literature[J].Mol Clin Oncol，2017，6（5）：697-700.

[3]Masoura S，Kourtis A，Kalogiannidis I，et al.Primary primitive neuroectodermal tumor of the cervix confirmed with molecular analysis in a 23 -year -old woman：A case report[J].Pathol Res Pract，2012，208（4）：245-249.

[4]雷呈志.宫颈原始神经外胚叶肿瘤[J].中华妇幼临床医学杂志（电子版），2015，11（2）：18-22.

[5]Biermann JS，Chow W，Reed DR，et al.NCCN Guidelines Insights：Bone Cancer，Version 2.2017[J]. Journal of the National Comprehensive Cancer Network：JNCCN. Feb，2017，15（2）：155-167.

[6]Bose P，Murugan P，Gillies E，et al.Extraosseous Ewing's sarcoma of the pancreas[J]. Int J Clin Oncol，2012，17：399-406.

Lynch综合征相关性子宫内膜癌

一、病例摘要

一般资料：患者倪××，女，42岁。2021年11月25日首次入院。

主诉：经期延长4个月，发现子宫内膜病变2天。

现病史：平素月经规律，4个月前无明显诱因出现经期延长，原经期2～3天，现5～7天，月经量同前，并诉分泌物多，偶有右下腹不适，未诉发热、腰困、腹泻等不适，后就诊于西安某三甲医院，行B超示"子宫小，图像待排黏膜下子宫肌瘤脱入宫颈管内（1.8cm×3.2cm）；双侧附件区未见异常"，未予特殊处理，3个月前复查B超示"子宫小，图像符合黏膜下子宫肌瘤（2.4cm×2.5cm×4.7cm）"，近几月经期均延长，9天前再次于该院就诊，行B超示"子宫大小正常，图像待排：黏膜下子宫肌瘤（3.1cm×3.5cm×7.3cm）、子宫腺肌瘤。进一步行宫腔镜示：宫颈饱满，质硬，宫颈管至宫腔内见占位性病变，病变组织见异型血管，宫腔深度9.5cm。给予诊刮术，术后病理示：（子宫内膜）组织学特点提示腺癌，肠镜检查示：所见结肠黏膜未见异常。现为求进一步诊治来我院，门诊以"子宫内膜癌"收住我科。

既往史：2020年夏季发现子宫腺肌瘤，无明显临床症状，未予特殊处理。

家族史：母亲患子宫内膜癌9年，1个姐姐患子宫内膜癌半年，2个舅舅患肠癌已故。

妇科检查：外阴：已婚已产式。阴道：畅，黏膜光滑。宫颈：桶装增粗，直径3.5cm，自宫颈口可见肿瘤样组织脱出，质脆，触血（＋）。宫体：前位，常大，表面光滑，活动度可，无明显压痛，右侧附件区饱满。宫旁：双侧宫旁组织未触及明显增厚，弹性可。肛诊：直肠黏膜光，指套无血染。

辅助检查：诊刮病理（西安某三甲医院，2021年11月23日，病理号2138289）（子宫内膜）组织学特点提示腺癌。

入院诊断：①子宫内膜腺癌；②子宫腺肌瘤；③子宫平滑肌瘤；④林奇综合征？

二、诊疗过程

1. 初治经过（2021 年 11 月—2022 年 4 月） 入院后完善检查，妇科肿瘤标志物：癌胚抗原 9.90（ng/ml）↑，糖类抗原 CA125 36.03（U/ml）↑，人附睾蛋白 71.15（pmol/L）↑，糖类抗原 CA199 198.2（U/mL）↑，会诊外院病理检查（病理号 H20213153）"子宫内膜"符合子宫内膜样腺癌Ⅱ级，CT 示双肺多发小结节，所示肝右叶钙化灶。宫颈区软组织较厚，密度不均匀，宫体不大，右侧附件囊实性肿块，盆腔少量积液，肝右叶钙化点，胆囊壁局限性增厚。上腹部增强 CT（病例 9 图 1）示胆囊壁局限性增厚，局部似见结节影；肝右叶钙化点。盆腔磁共振示（病例 9 图 2）：①宫腔内不规则肿块，考虑子宫内膜癌可能性大，宫颈癌不除外；病变侵及子宫深肌层及宫颈间质，阴道前穹窿受侵，双侧宫旁未见明确受侵；双侧闭孔区淋巴结肿大，转移可能；②右侧附件区囊性肿块，内含出血，巧克力囊肿可能，短期复查；③右侧宫底部斑片状出血，考虑局限性子宫腺肌症。患者上腹部 CT 示胆囊壁局限性增厚，结合患者 CA199 升高，且家族有多名患癌家属，建议可行 PET-CT 检查，进一步排除其他部位肿瘤可能。PET-CT 示：①子宫体及子宫颈区团块状软组织病变，病变累及但未突破浆膜层，考虑为恶性病变；②盆壁内右侧髂腰肌内后方一枚肿大淋巴结，考虑为淋巴结转移；③子宫右侧附件区囊性低密度病变，边缘呈条状 FDG 代谢轻度增高，其内部呈 FDG 代谢缺损，多考虑为卵泡；④双侧筛窦及左侧上颌炎性病变；⑤双肺下叶后胸膜下方少许陈旧性炎性病变，双肺内多发实性小结节灶，以左肺下叶后基底段结节为著，均未见 FDG 代谢异常增高，均多考虑为纤维增殖灶；⑥肝右叶钙化灶；⑦颈椎、腰椎多个椎体轻度退行性改变。胃镜示慢性非萎缩性胃炎，肠镜示结肠黏膜未见异常。后于 2021 年 11 月 30 日在全麻下行腹腔镜胆囊切除术＋全子宫＋双附件切除＋盆腔淋巴结清扫术，术后病理回报（B26609）：慢性胆囊炎、胆囊结石。（202108852）：子宫符合弥漫型透明细胞癌及少量子宫内膜样腺癌Ⅱ级（约 5%），浸润肌壁近全层，累及宫颈壁近全层，脉管内见癌栓；"左侧盆腔"淋巴结 1/14 枚、"右侧盆腔"淋巴结 2/9 枚癌转移；左宫旁、右宫旁未见癌浸润；双侧输卵管组织；一侧卵巢滤泡囊肿；另一侧卵巢黄体血肿。AJCC 第 8 版 TNM 分期：$pT_2N_{1a}M_x$。免疫组化：ER（2+）、PR（−）、CerbB-2（1+）、Ki-67（40%）、P53（2+）、P16（+）、CEA（灶 +）、Vimentin（+）、NapsinA（−）、PAX8（+）、WT-1（−）、P40（−）、P504S（灶 +）；错配修复蛋白检测：MSH2（+）、MSH6（+）、MLH1（−）、PMS2（−）、Ber-EP4（+），判读为 dMMR。术后诊断为子宫透明细胞癌及子宫内膜样腺癌Ⅲ c1 期 G_2，Ⅲ期子宫内膜癌患者，依据指南术后建议辅助放化疗，且患者高危家族病史，dMMR 建议患者基因检测明确是否为林奇综合征患者，但患者拒绝基因检测。后给予盆腔体外放疗 DT48 Gy/24f，并给予"TC"全身化疗 6 程（多西他赛 75mg/m^2，卡铂 AUC 5），末次治疗时间 2022 年 4 月 24 日，末次治疗后建议患者严密随访，并强调患者林奇综合征可能性极大，复查期间注意结直肠癌等继发癌症的筛查。

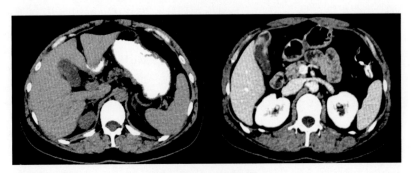

病例9图1　上腹部CT

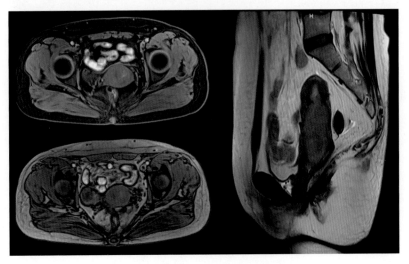

病例9图2　盆腔磁共振

2. 首次复发治疗经过（2022 年 10 月—至今）　2022 年 10 月因"间断性右上腹疼痛 3 周"就诊于某三甲医院，腹部超声示：肝内占位性病变。腹部增强 CT 示：肝右叶前下段异常强化影，考虑转移瘤。全身 PET-CT 结果提示：肝脏右叶占位性改变，葡萄糖代谢增高，考虑转移瘤。无手术禁忌证后于 2022 年 12 月 13 日在该三甲医院行腹腔镜下肝部分切除术，术中见肝右叶门静脉右前支及右后支之间大小约 2.8cm×2.0cm 占位性病变，局部微凸出肝表面，质地稍硬，与右肝动脉关系密切。术后病理示（××医院，2022 年 12 月 20 日）：送检肝脏组织内查见恶性肿瘤伴凝固性坏死，结合现有组织学特点，免疫性表型特征及其病史首先倾向转移性中-

低分化腺癌，肝脏手术离断面切缘未查见癌组织。肿瘤细胞免疫性标记结果：Ki67（+，局部约60%）、P16（+，部分细胞）、Vimentin（+，部分细胞）、Pax-8（+）、CK18（+）、CK7（+）、P53（+）、NapsinA（-）、P504S（-）、WT-1（-）、Glypican-3（-）、CD10（-）、PR（-）、ER（-）。行基因组检测提示（病例9图3）（血浆）：致病或致病可能的胚系突变（1个）：MLH1 c.790+1G＞A9号内含子剪接供体变异；免疫相关：bMSI，bTMB；分子分型结果：TP53野生型；（病例9图4）（肝脏）：具有明确或潜在临床意义的体细胞突变（5个）：ARID1A c.3678T＞A p.Y1226*14号外显终密码获得变异；ERBB2 c.2264T＞C p.L755S 19号外显错义变异；TP53 c.817C＞T p.R273C 8号外显错义变异；PTEN c.287C＞T p.P96L 5号外显错义变异；ARID1A c.3977dup p.Q1327Afs*11 16号外显移码变异；致病或可能致病的胚系变异（1个）：MLH1 c.790+1G＞A 9号内含子剪接供体变异，免疫相关：TMB高57Muts/Mb，PD-L1：CPS 80，TPS70%，MSI高41.22%；分子分型结果：MSI-H型。患者复发性子宫内膜癌，已完成二次减瘤手术，手术切除达R0，术后建议给予"TC"方案化疗，但患者坚决拒绝全身化疗。考虑患者复发部位肿瘤组织免疫相关分子指标均提示患者免疫效果可能良好，结合指南给予二线治疗方案免疫治疗＋靶向治疗，后自2023年2月9日开始给予"替雷利珠单抗200mg 静脉滴注 Q3W ＋仑伐替尼 8mg/d"，口服至今。

1.3 检测结果概览		
基因变异总览	共检出基因变异	0个体细胞变异，2个胚系变异
靶向相关	具有明确或潜在临床意义的体细胞变异（0个）	未检出
	致病或可能致病的胚系变异（1个）	*MLH1* c.790+1G>A 9号内含子 剪接供体变异
免疫相关	bMSI	低 5.7%
	bTMB	低 1.0 Muts/Mb
	正相关基因变异	未检出
	负相关基因变异	未检出

❖ 子宫内膜癌分子分型

分子分型结果		
TP53 野生型		

检测指标	检测结果	临床提示
POLE	未检测到致病性突变	POLE突变型（伴有POLE核酸外切酶结构域突变）患者预后较好，淋巴结转移风险低，对免疫检查点抑制剂药物敏感
MSI	低 5.7%	微卫星不稳定型（MSI高）患者预后中等，建议进行Lynch筛查，对免疫检查点抑制剂药物敏感
TP53	未检测到致病性突变	低拷贝型（TP53野生型）预后中等（和MSI高相仿），通常需要放化疗治疗
		高拷贝型（TP53突变型）大部分病例具有TP53高频突变（约90%），患者预后最差，需要积极的辅助治疗

病例9图3　血浆基因检测

1.3 检测结果概览		
基因变异总览	共检出基因变异	55个体细胞变异，2个胚系变异
靶向相关	具有明确或潜在临床意义的体细胞变异（5个）	*ARID1A* c.3678T>A p.Y1226* 14号外显子 终止密码子获得变异
		ERBB2 c.2264T>C p.L755S 19号外显子 错义变异
		TP53 c.817C>T p.R273C 8号外显子 错义变异
		PTEN c.287C>T p.P96L 5号外显子 错义变异
		ARID1A c.3977dup p.Q1327Afs*11 16号外显子 移码变异
	致病或可能致病的胚系变异（1个）	*MLH1* c.790+1G>A 9号内含子 剪接供体变异
免疫相关	PD-L1	TPS 70%
	PD-L1	CPS 80
	MSI	高 41.22%
	TMB	高 57 Muts/Mb
	正相关基因变异	未检出
	负相关基因变异	未检出

❖ 子宫内膜癌分子分型

分子分型结果		
MSI-H 型		
检测指标	**检测结果**	**临床提示**
POLE	未检测到致病性突变	POLE突变型（伴有POLE核酸外切酶结构域突变）患者预后较好，淋巴结转移风险低，对免疫检查点抑制剂药物敏感
MSI	高 41.22%	微卫星不稳定型（MSI高）患者预后中等，建议进行Lynch筛查，对免疫检查点抑制剂药物敏感
TP53	c.817C>T p.R273C 8号外显子 12.88% Tier 2	低拷贝型（TP53野生型）预后中等（和MSI高相仿），通常需要放化疗治疗
		高拷贝型（TP53突变型）大部分病例具有TP53高频突变（约90%），患者预后最差，需要积极的辅助治疗

病例9图4　组织基因检测

三、病例分析

1. 这是一例典型的 Lynch 综合征相关性子宫内膜癌（LS-EC）患者，2023 年 1 月中国医师协会妇产科医师分会妇科肿瘤学组发布了《Lynch 综合征相关性子宫内膜癌筛查与防治中国专家共识（2023 年版）》，现将相关内容分享如下：

（1）Lynch 综合征相关性子宫内膜癌的诊断流程（病例 9 图 5）

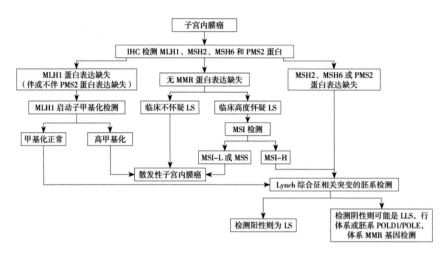

病例9图5　子宫内膜癌患者筛查LS的流程图

（2）Lynch 综合征相关性子宫内膜癌的临床特点：①很少表现出雌激素依赖性肿瘤的临床特征；②LS-EC 患者发病年龄较年轻，通常较散发性 EC 患者小 10 岁，平均发病年龄为 46.4 岁，而散发性 EC 平均发病年龄多＞50 岁；③LS-EC 患者较散发性 EC 患者体重指数（body mass index，BMI）偏低。

（3）Lynch 综合征相关性子宫内膜癌病理特点：①LS-EC 的肿瘤病变好发于子宫体下段，但一般不累及子宫颈内口；②LS-EC 的组织学类型更为多样化，包括子宫内膜样癌和非子宫内膜样癌组织学类型（如透明细胞癌、浆液性子宫内膜癌、未分化癌和癌肉瘤），其中子宫内膜样腺癌最为常见；③LS-EC 较散发性子宫内膜癌更易发生淋巴脉管间隙浸润；④LS 女性患者中 EC 和卵巢癌可同时出现，卵巢癌的最常见的病理类型是子宫内膜样腺癌或透明细胞癌。

（4）Lynch 综合征相关性子宫内膜癌治疗与预后：LS-EC 治疗方法与散发性子宫内膜癌类似，通常包括手术、放疗和化疗。与 MSS 子宫内膜癌相比，LS-EC 对抗 PD-1 治疗有更好的反应。研究发现，尽管 LS-EC 的组织形态学预后因素较差，但患者的 5 年生存率与无 LS 的 EC 患者相同或更好。

2．基因检测结果分析　该患者肝脏转移术后进行了血液以及肝脏组织的基因检测，但检测结果存在一定差异，分析其原因主要如下：①患者组织做出了 TP53 突变、TMB-H、MSI-H，但血液没有，可能与灵敏度有关，血液检测的是血浆中的游离 DNA（含量非常低），很有可能是检测不到的；②组织和血液均检测出了 MLH1 突变，因为这个突变时胚系突变，一般是遗传性的，突变频率高，所以都能测出来，这也是我们诊断该患者为 Lynch 综合征；③基因检测只检测出 MLH1 突变，但免疫组化是 MLH1 和 PMS2 两个缺失，这可能跟这两个基因的产物是要组合成异源二聚体才能在体内发挥作用有关，即 MLH1 突变，那么 MLH1 表达就会缺失，而 PMS2 没有 MLH1 可以结合，从而导致 IHC 检测的时候也缺失（以上分析来源于分子遗传学专家）。所以由此我们可以看出为患者行基因检测时最好是使用新鲜的肿瘤组织或肿瘤组织＋血浆一起检测，这样可以获得更多的分子信息。

四、主编点评

1. 这是一例 LS-EC 患者，42 岁，发病年龄较年轻，肿瘤家族遗传史明确。免疫组化：ER（2+）、PR（－）；错配修复蛋白检测：MLH1（－）、PMS2（－）判读为 dMMR。初次诊断：子宫透明细胞癌及子宫内膜样腺癌Ⅲc1期G_2，术后给予辅助放化疗并定期复查。PFS 8 个月后出现肝转移，再次手术切除＋术后去化疗。目前正在治疗中。

2. LS-EC 的治疗方法与散发性子宫内膜癌类似，通常包括手术、放疗和化疗。子宫内膜癌 MSI 可能是使用检查点抑制剂进行免疫治疗的良好适应证。未来应根据 LS-EC 独特的免疫原性表型，评估其对免疫治疗的疗效及对预后的影响。

3. LS-EC 是 LS 的前哨癌，临床实践中需提高对 LS-EC 的认识，在前哨肿瘤诊断时即发现 LS，将为患者提供接受与 LS 相关其他癌症监测的机会，同时也会预警家庭其他成员，对其个体进行恰当的癌症预防监测和筛查，及早进行干预从而降低 LS 相关癌症的发病率和病死率。

（张春霞　胡丽娟　王国庆）

参考文献

[1]中国医师协会妇产科医师分会妇科肿瘤学组，中国初级卫生保健基金会妇科肿瘤专业委员会，张国楠，等.Lynch综合征相关性子宫内膜癌筛查与防治中国专家共识（2023年版）[J].中国实用妇科与产科杂志，2023，39（1）：9.

病例10

子宫内膜浆液性腺癌ⅣB期化疗后

一、病例摘要

一般资料：患者程××，女，51岁。

主诉：子宫内膜癌Ⅳ期化疗后2周余。

现病史：患者2021年8月由于"阴道不规则出血10个月"，入住商洛市中心医院，活检病理（商洛市中心医院B216184）：宫颈非角化鳞状细胞癌。免疫组化：P63（-）、CK5/6（-）、P16（+）、CEA（-）。超声提示（盆腔+颈部淋巴结）：子宫大小约7.2cm×5.8cm×5.7cm，形态欠规则，右侧壁探及约2.2cm×2.3cm低回声区，外凸，内膜厚1.7cm且不规则，子宫大，浆膜下肌瘤，宫腔少量积液，宫颈肥大。左侧颈部多发淋巴结增大（Ⅳ区、Ⅴ区），形态饱满，考虑淋巴瘤。盆腔MRI：①子宫内膜及宫颈改变，考虑内膜侵犯宫颈、阴道上1/3，突破肌层及双侧宫旁，腹主动脉旁及双侧髂血管旁可疑转移淋巴结；②尿道外口偏左侧异常结节，转移？③膀胱导尿管、管囊肿，阴道后壁小囊肿。完善化疗前准备，于2021年8月19日给予"TC"化疗方案1程，共计用药紫杉醇240mg、卡铂500mg，化疗过程顺利，患者未诉不适。患者于2021年8月24日行左侧颈部淋巴结穿刺活检，病理诊断（商洛市中心医院B216617）：淋巴组织内见低分化腺癌转移。出院诊断：①子宫内膜癌ⅣB期；②颈部淋巴结增大；③心肌供血不足；④子宫平滑肌瘤；⑤肺结节病；⑥尿失禁。现患者为求进一步诊治就诊于我院，门诊以"子宫内膜癌化疗后"收治，自上次出院以来，精神、食纳、夜休可，大小便如常，体重无明显增减。

既往史、个人史：无特殊。

月经史：初潮16岁，行经天数3~4天，月经周期25~26天，末次月经45岁。既往经量适中，无痛经，混有少量血凝块。

妇科检查：外阴：已婚经产型，未见明显异常。阴道：通畅，黏膜光滑，穹窿消失。宫颈：菜花样，直径4.5cm，质脆，触血阳性。宫体：前位，常大，质中，活动尚可，无明显压痛。附件：双侧附件区饱满，触诊欠清晰。宫旁：双侧主韧带无明显增厚，弹性良好。肛诊：直肠黏膜光滑，指套无血迹。

辅助检查：

生化检查：肝功电解质、血常规：大致正常；妇科肿瘤标志物未见明显异常。

病理会诊（H20212429）（病例 10 图 1）：子宫符合浆液性癌，免疫组化结果：WT-1（-），P16（+），P53（2+），ER（-），PR（-），CerbB-2（0），ki67（90%），SYN（-），CD56（-），P40（-）。

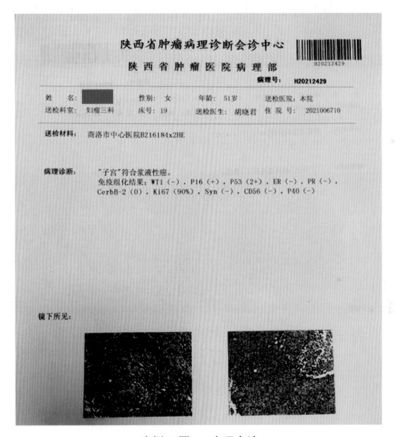

病例10图1　病理会诊

MRI 检查（病例 10 图 2）：①宫腔肿块；双侧附件区肿块，病变突破子宫浆膜层宫旁受侵，向下侵及宫颈间质及阴道上 1/3，考虑为子宫内膜癌侵及双侧附件、子宫内膜癌合并卵巢子宫内膜样腺癌；②双内、左髂外、腹主动脉旁多发肿大淋巴结，考虑转移性淋巴结；右闭孔区稍大淋巴结，转移不排除；③扫描野内左肺结节，请结合胸部 CT。

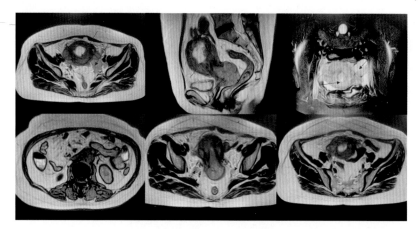

病例10图2　MRI检查

胸部 CT（病例 10 图 3）：①左肺下叶结节影，建议复查排除转移；②右肺中下叶条索影；③所见左侧颈根部饱满似见结节影。

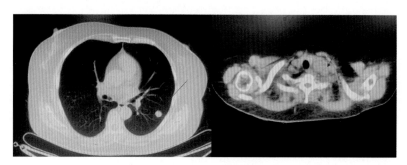

病例10图3　CT检查

其他：心电图、HPV E6E7 检查均正常。

诊断：子宫内膜浆液性腺癌Ⅳ B 期化疗后，肺转移、颈部淋巴结转移。

二、诊疗过程

（一）诊断

1. 宫颈腺癌与子宫内膜腺癌宫颈转移的鉴别主要参考如下：

（1）影像学指导：临床当出现宫颈以外的上皮组织有肿瘤时多考虑宫颈来源腺癌；MRI：肿瘤主体位置；扩散参数 ADC/D、灌注参数 f 值评估微血管微循环，宫颈腺癌较内膜癌高。

（2）免疫组化指导（参考，以影像学及临床为主）。有学者认为 CEA、Vimentin、ER 在鉴别宫颈腺癌与子宫内膜癌来源时有无法取代的作用。P16 最好与这些因子结合起来鉴别一般情况下，来源于子宫的腺癌：ER（+）Vimentin（+）和 CEA（-）；

而源于宫颈的腺癌：ER（－）Vimentin（－）CEA（＋）和 EMA（＋）。非 HPV 相关性宫颈腺癌 P16、CyclinD1、Ki-67、P53 阳性率分别为 66.67%、53.85%、46.15%、58.97%，较 HPV 相关性宫颈腺癌阳性率 85.37%、78.05%、73.17%、82.93% 显著降低。

2. 对于子宫内膜癌合并卵巢癌的诊断　目前国内外学者多采用方法如下：

（1）原发性子宫内膜癌伴卵巢转移参照 1985 年由 ULBRIGHT 和 ROTH 提出的诊断标准：①卵巢直径＜ 5cm；②双侧卵巢受累多呈结节状；③癌灶侵及子宫深肌层；④癌灶侵及血管；⑤癌灶侵及输卵管。若符合以上诊断标准 2 项及以上，则可诊断为子宫内膜癌伴卵巢转移。

（2）双癌则参考 Scully 和 Young 在 1987 年提出的诊断标准：①关于组织学方面，两个癌灶不存在直接的联系；②一般子宫肌层浸润阴性或有肌层浸润也只是浅肌层浸润；③淋巴或血管的侵犯较少见，甚至无侵犯；④癌变组织主要存在于卵巢和子宫内膜；⑤两个原发肿瘤多局限于原发病灶；⑥子宫内膜不典型增生往往存在；⑦卵巢子宫内膜异位症多见；⑧组织学类型，两个肿瘤可相同也可不同，若两个肿瘤病理类型不同通常考虑是原发性双癌。

最终参考以上诊断标准结合此病例病理、免疫组化及影像学（盆腹腔 MRI、胸部 CT）最终诊断：子宫内膜浆液性腺癌Ⅳ B 期化疗后，肺转移、颈部淋巴结转移。

（二）晚期子宫内膜浆液性腺癌初始治疗 NCCN 指南推荐

1. 适合手术的行全面分期手术。

2. 不适合手术的患者可进行体外放疗联合或不联合近距离放疗及全身治疗，然后再评估手术治疗；或者先行全身系统性治疗，根据治疗反应重新评估是否手术切除和（或）放疗（病例 10 图 4）。

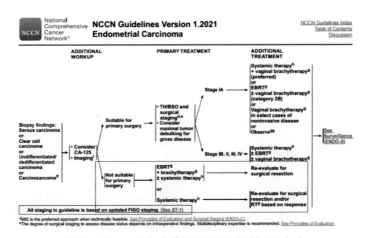

病例10图4　子宫内膜浆液性腺癌的初始治疗

2021年9月14日—2021年10月17日行"TP"方案新辅助化疗治疗2程，白蛋白紫杉醇400mg×2，奈达铂110mg×2。过程顺利，同时口服安罗替尼（12mg/d，连续2周停1周）靶向治疗。

（三）新辅助治疗后复查评估

盆腹腔MRI（2022年4月病例10图5）：原系"子宫内膜癌化疗后"现片示：①宫腔及宫颈肿块，病变侵及深肌层、双侧宫旁及双侧附件，较前病灶总范围缩小，右侧附件较前缩小，请结合临床，短期复查；②双髂内、左髂外多发小淋巴结，较前未见明显变化，短期复查；③腹主动脉旁稍大淋巴结，较前缩小、好转，短期复查。

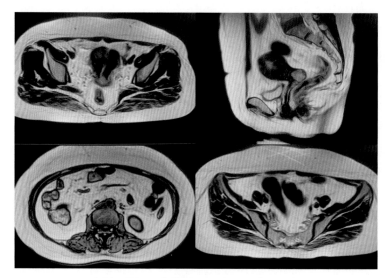

病例10图5　盆腹腔MRI（2022年4月）

胸部CT（2022年4月病例10图6）：①系"子宫内膜癌"，左肺下叶结节影，同2021年10月15日影像片对照较前缩小建议复查；②右肺中下叶条索影，同前无显著变化；③所见左侧颈根部饱满并多发结节影。

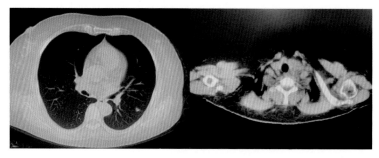

病例10图6　胸部CT（2022年4月）

（四）手术

2021 年 11 月 15 日在全身麻醉下行"左颈部淋巴结切除术＋广泛性子宫切除术＋双附件切除＋大网膜部分切除术＋阑尾切除术＋广泛粘连松解术"。

术后病理（病例 10 图 7）（202108377）：子宫弥漫型子宫内膜去分化癌及小灶浆液性癌（约 5%）伴大量泡沫状组织细胞浸润、胆固醇结晶形成及大片坏死，浸润肌壁全层，脉管内见癌栓；宫颈壁全层见癌浸润伴大量泡沫状组织细胞浸润、胆固醇结晶形成；阴道切缘未见癌浸润。"双侧"输卵管黏膜慢性炎伴表面泡沫状组织细胞浸润、胆固醇结晶形成；"左侧卵巢"见癌浸润伴泡沫状组织细胞浸润、胆固醇结晶形成；右侧卵巢见局灶泡沫状组织细胞浸润、胆固醇结晶形成及钙化；慢性阑尾炎；大网膜见灶状泡沫状组织细胞浸润、胆固醇结晶形成；"颈左Ⅲ、Ⅳ区"淋巴结及融合淋巴结 7/19 枚癌转移伴多枚淋巴结内见泡沫状组织细胞浸润、胆固醇结晶形成及坏死。错配修复蛋白检测结果：MLH1（＋）、MSH2（＋）、MSH6（＋）、PMS2（＋）、Ber-EP4（灶＋），判读为微卫星稳定（MSS）。

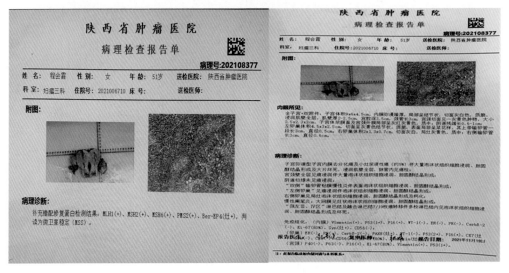

病例10图7　术后病理

（五）术后治疗

2021 年 12 月 2 日—2022 年 5 月 30 日行"TP"案化疗 4 程，白蛋白紫杉醇 300mg×2 ＋ 400mg ＋ 350mg，奈达铂 110mg×2 ＋ 100mg×2，过程顺利，同期制订放疗计划，6MV-X Dt 2Gy/f 计划 25 次，放疗靶区 CTV：原子宫、附件、肿瘤占位区域及盆腔淋巴结引流区域，腹膜后淋巴结引流区域），受量 DT：5000cgy。（容积旋转调强放射治疗，病例 10 图 8）。

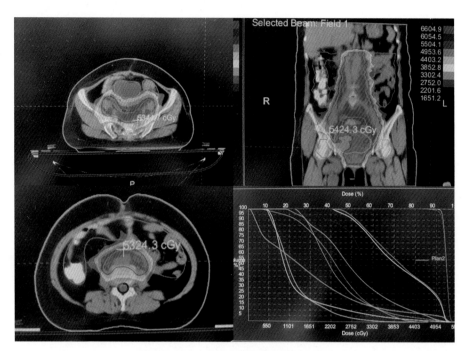

病例10图8　容积旋转调强放射治疗

（六）复查

盆腹腔核磁（2022 年 4 月）：原系"子宫内膜癌"现片示：①阴道残端稍厚，未见明确结节及肿块，较前 2022 年 1 月 11 日）未见明显变化短期复查；②上腹＋下腹 MRI 未见明确异常。

胸部 CT（2022 年 4 月）：①左肺下叶结节影，右肺上叶微小结节，右肺中叶及双肺下叶条索影，右肺下叶支气管内后方囊袋样含气密度影，考虑气管憩室，同前无显著变化；②所见左侧颈根部饱满。

（七）脑转移

2022 年 6 月患者"头晕伴恶心、呕吐不适"于当地医院检查，提示：脑转移。后来院检查（病例 10 图 9），胸部 CT（2022 年 7 月）：①左颈部多发结节及肿块，结合病史，考虑转移；②余双侧颈部多发小淋巴结。右侧上颌窦黏膜增厚。头颅 MRI（2022 年 7 日）：系"子宫内膜癌"现片示：①脑内多发结节（平扫＋弥散），考虑多发转移瘤（10 余枚）；②大脑前纵裂旁结节，与硬脑膜呈广基底相交，脑膜瘤可能，转移瘤不除外，请结合临床，短期复查。

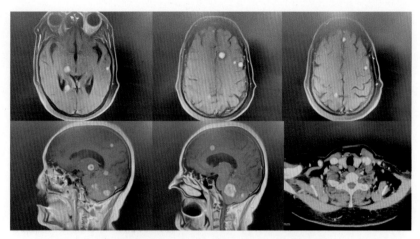

病例10图9　2022年7月胸部CT、头颅MRI

后行全脑体外放疗，CTV 肿瘤受量 DT：3000CGy/10F/5W，过程顺利（病例 10 图 10）。结合免疫组化及脑转移合并脑水肿病情，根据 2022 NCCN 指南中关于子宫内膜癌复发转移疾病（病例 10 图 11），生物标志物指导的二线治疗方案：伦伐替尼 / 帕博利珠单抗（Ⅰ 类）治疗，非微卫星不稳定（MSI-H）/非 -MMR- 缺陷（dMMR）肿瘤，帕博利珠单抗治疗 TMB-H 或 MSI-H/dMMR 肿瘤，最终考虑患者经济条件及脑水肿、头晕等，诸多研究证实，贝伐珠单抗可有效抑制脑转移瘤的形成。Bev 可抑制与 VEGF 表达相关的血管通透性增加，由此减轻瘤周水肿，降低潜在严重并发症的风险，并于 2022 年 7 月 17 日—2023 年 1 月 12 日予以行免疫及靶向治疗 6 程，共计用药：Bev 500mg×6 ＋信迪利单抗 200mg×6。后定期复查并原方案继续维持治疗。

病例10图10　2022 NCCN指南复发转移子宫内膜癌全身治疗

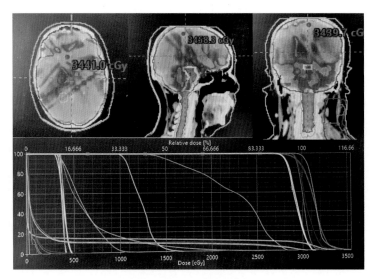

病例10图11　脑部放疗

（八）脑转移治疗后复查

头颅 MRI（2023 年 2 月）（病例 10 图 12）：①左侧小脑蚓部信号不均，左侧小脑半球斑片状异常信号，建议增强扫描进步明确与前影像片比较；②脑内多发异常信号，考虑缺血灶，短期复查；③左颈部锁骨上区皮下颈Ⅴ区淋巴结活检术后，局部结构紊乱，T_2WI 信号增高，请结合临床；④右颈根部结节，建议颈部增强扫描进一步检查。

胸部 CT（2023 年 2 月）（病例 10 图 12）：左肺下叶结节影，右肺上叶微小结节，右肺中叶条索影，均同前无显著变化。右肺下叶及左肺多发斑片状高密度影，考虑感染性病变可能，较前范围略减小。

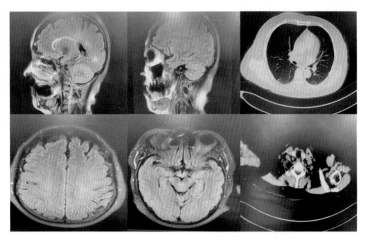

病例10图12　2023年2月复查胸部CT、头颅MRI

三、病例分析

1. 患者系晚期子宫内膜浆液性腺癌化疗后，肺部、颈部淋巴结转移，宫颈、卵巢同时存在肿瘤，需与原发子宫内膜癌宫颈、卵巢转移，宫颈原发腺癌子宫内膜、卵巢转移，卵巢癌子宫内膜转移以及卵巢、子宫内膜双原发癌鉴别诊断。根据影像学肿瘤位置及免疫组化结果，患者系子宫内膜浆液性腺癌Ⅳ B 期。

2. 晚期子宫内膜浆液性腺癌，系统性全身治疗，根据 NCCN 指南治疗，建议行 HER-2 检查，阳性可行曲妥珠单抗靶向治疗。此患者因经济因素未行 HER-2 检查。

3. 晚期子宫内膜浆液性腺癌合并肺转移、颈部淋巴结转移，新辅助治疗后行手术治疗，术后请放疗科会诊：术后颈部原肿大淋巴结区放疗可能引起水肿，压迫血管等。建议系统性全身治疗。

4. 汲取经验教训，晚期、特殊类型子宫内膜癌合并颈部淋巴结初始治疗应排除脑转。行头颅影像学检查或 PET-CT 检查，结合此患免疫组化，MLH1（＋）、MSH2（＋）、MSH6（＋）、PMS2（＋）、Ber-EP4（灶＋），判读为微卫星稳定（MSS）。贝伐珠单抗联合免疫治疗脑转移效果显著，能够有效抑制脑转移病灶并减轻脑水肿，病灶减少，脑回变细脑沟变深（病例 10 图 9、病例 10 图 12）。

四、主编点评

1. 子宫内膜浆液性乳头状腺癌，恶性程度高，侵袭性强，Ⅳ期锁骨上淋巴结转移者，初诊时，建议行 PET-CT 检查，全面评估，排除其他部位转移。

2. 术后建议行全面基因检测，寻找靶点，指导后期有效方案制订。

3. 满意肿瘤细胞减灭术后，应行全面预防治疗，颈部锁骨上淋巴结部位放疗，应在严密制订放疗并发症（颈部水肿压迫重要血管神经及食管、气管等）预防措施后实施，以期达到更满意的整体治疗效果。

4. 贝伐珠单抗联合免疫治疗，对晚期子宫内膜浆液性癌，脑转移者，疗效显著，贝伐珠单抗小剂量密集型给药，可有效减轻脑水肿，预防脑疝发生。

（胡晓君　胡　艳　穆允凤）

参考文献

[1]Liao CL，Lee MY，Tyan YS，et al.Progesterone receptor does not improve the performance and test effectiveness of the conventional 3－marker panel， consisting of estrogen receptor， vimentin and carcinoembryonic antigen in distinguishing between primary endocervical and endometrial adenocar[J].Journal of Translational Medicine，2009，28（7）：35－37.

[2]O'Neill CJ，Mc Cluggage WG.p16 expression in the female genital tract and its value in diagnosis[J].Adv Anat Pathol，2006，13（1）：8－15. Ady Anat Pathol，2006，13（1）：8－15.

[3]Mitchell DG，Snyder B，Coakley F，et al.Early invasive cervical cancer：tumor delineation by magnetic resonance imaging，computed tomography，and clinical examination，verified by pathologic results，in the ACRIN 6651/GOG 183 Intergroup Study[J].J Clin Oncol，2006，24（36）：5687－5694.

[4]陈飞，郎景和，吴鸣，等. 子宫内膜和卵巢原发性双癌的临床特点及预后因素分析[J]. 中华医学杂志，2005，（18）：1257－1260.

[5]邓泽文，赵祎琪，罗古坡，等.子宫内膜和卵巢原发性双癌与原发性子宫内膜癌伴卵巢转移的临床特征及分析[J].四川大学学报（医学版），2019，50（02）：268－271. DOI：10.13464/j.scuxbyxb.2019.02.026.

[6]NCCN Guidelines Version 1.2021 Endometrial Carcinoma.Primary treatment. https://pubmed.ncbi.nlm.nih.gov/34416706/.

[7]NCCN Guidelines Version 1.2022 Endometrial Carcinoma.Systemic treatment of endometrial carcinoma.https://www.nccn.org/guidelines/guidelines－process/transparency－process－and－recommendations/GetFileFromFileManager?fileManagerId=13001.

病例11

高龄晚期子宫内膜癌

一、病例摘要

一般资料：患者陈××，女，79岁。2022年4月20日首次入院。

主诉：绝经后阴道出血5年余，发现宫腔占位1周。

现病史：平素月经规律，已自然绝经24年。5年余前出现阴道出血，量少，色淡红，未诊治。一年前感消瘦明显，对症治疗，效果不佳。1周前当地医院B超示：宫腔实性占位（子宫内膜癌？），后腹膜多发实性低回声结节（转移性淋巴结待排）。门诊以"宫腔占位"收住。近1年体重减轻10余斤。

既往史：15年前左臂骨折行手术治疗，现有钢板。

个人史、婚育史、家族史无特殊。

体格检查：身高155cm，体重45.5kg，ECOG 1分。

妇科检查：外阴：已婚经产式，萎缩。阴道：通畅，黏膜光滑，穹窿萎缩消失。宫颈：萎缩。宫体：增大如孕8周，质中，活动尚可，轻微压痛。宫旁：双侧主骶韧带无明显增厚，弹性良好。肛诊：直肠黏膜光，指套无血迹。

辅助检查：B超：宫腔实性占位（子宫内膜癌？），后腹膜多发实性低回声结节（转移性淋巴结待排）。

入院诊断：①子宫占位，性质待定：子宫内膜癌？子宫肉瘤；②左臂骨折术后。

二、诊疗过程

（一）完善相关检查

1. 生化检查、血常规　HGB 57g/L↓，WBC 3.73×10^9/L↓。妇科肿瘤标志物：CA125 59.08IU/ml↑（0～35IU/ml）。HE4 208.8pmol/L↑（45.18～132pmol/L）。余生化检查未见明显异常。

2. 影像学检查（病例11图1）　CT示腹膜后腹主动脉周围多发肿大淋巴结，部分融合，较大约5.6cm×3.6cm，部分同邻近血管分界不清；子宫体积大，软组织明显增厚，宫内见节育器影，盆腔积液，双侧髂血管走行区多发肿大淋巴结影，较大，约3.1cm；双肺纹理增重，右肺下叶空泡影，双侧胸腔少许积液；左侧肱骨术后改变。

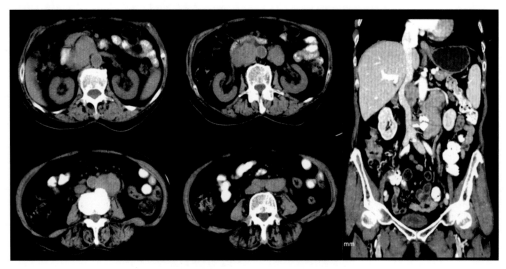

病例11图1　影像学检查

3. 诊断性刮宫病理检查　"子宫内膜"出血坏死组织内见少量异型上皮细胞，癌疑。免疫组化结果：P40（−）、P63（−）、Ki-67（20%）、NapsinA（−）、Vimentin（−）、ER（个别+）、PR（−）、PAX8（−）、P53（2+）、WT-1（−）、P16（−）、CKpan（+）（患者诊刮时出血凶猛，诊刮组织不多，短期内未进行二次诊刮）。

4. 其他检查　下肢静脉B超：未见血栓，双侧小腿皮下软组织水肿；心电图大致正常；双颈Ⅰ区及左侧锁骨上窝淋巴结显示（皮髓质结构尚清晰）。

（二）明确诊断

子宫内膜恶性肿瘤ⅢC_2期：①腹膜后淋巴结转移；②盆腔淋巴结转移、重度贫血、左肱骨骨折术后。

（三）治疗经过

1. 首次MDT

（1）讨论内容：患者系子宫内膜恶性肿瘤，依据指南若病变已超出子宫，但仍局限于腹、盆腔内者，可行肿瘤细胞减灭术，术后给予系统治疗；也可考虑新辅助化疗后再手术。结合影像目前无法行满意的根治性手术，建议新辅助化疗，待转移病灶缩小后评估能否手术。

（2）执行情况：经过讨论后给予新辅助化疗3程：紫杉醇脂质体210mg×3，卡铂400mg×2＋顺铂100mg介入，末次化疗时间为2022年6月16日。

（3）治疗评估：CA125 降至 15.93U/ml；HE4 降至 177.2pmol/L。复查 CT（病例 11 图2）示子宫体积大，软组织增厚较前好转；腹膜后、双侧髂血管旁多发肿大淋巴结部分较前缩小。治疗过程中反复出现阴道出血致失血性贫血，需要多次输注同型血红细胞及对症处理。

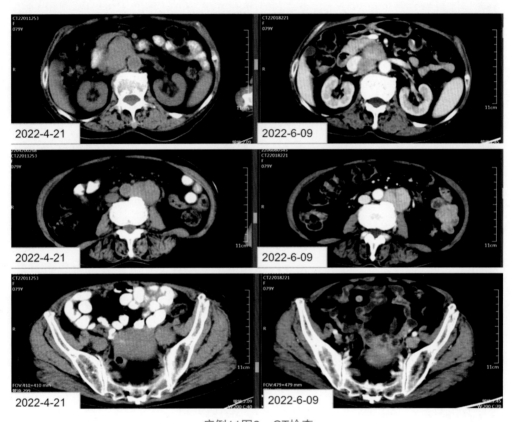

病例11图2　CT检查

2. 二次 MDT

（1）讨论内容：患者新辅助化疗后，子宫病灶及转移淋巴结均缩小，但介入化疗后患者阴道仍有出血，所以需要解决出血的问题、明确病理的问题、后续治疗的问题，带着这些问题进行了 MDT。讨论中，我们认为患者可选择的治疗方向包括手术治疗、放射治疗以及免疫治疗＋靶向治疗，首选手术治疗，可达到止血及获取病理的目的，但是该类患者指南的手术范围应包括全子宫切除＋双附件切除术 ± 淋巴结切除（切除肿大的淋巴结）± 腹盆腔内肿物切除 ± 大网膜切除等，目前该患者腹膜后多发融合肿大淋巴结，上下径约 9.8cm，影像学检查提示下腔静脉存在受压受侵，术中损伤下腔静脉的可能性大，手术难度极大，而且患者高龄，手术耐受性差，不建议腹膜后淋巴结切除，所以如进行手术仅采用姑息性手术切除全子宫双附件，不进行淋巴结切除，依据病理术后辅助治疗；其次对于放疗而言，目前的研究指出放疗对于子宫内膜癌患者的 5 年局控率可以达到 80% 左右，而且指南也推荐新辅助化疗后评估仍无法手术的患者，可行体外放疗 ± 腔内后装治疗 ± 系统治疗。但是该患者原发病理不确切，如为子宫肉瘤或分化程度差的肿瘤，放疗效果欠佳，而且放疗对于短径 > 3cm 或存在中央坏死的淋巴结难以达到根治，该患者腹膜后淋巴结范围广，距离肾脏、十二指肠等危及器官较近，又限制了放疗给量，所以如果患者选择放疗，需先行后装放疗止血，再次诊刮明确病理，腹膜后采用常规分割照射、后程加量的方法，须向患者交代放疗后腹膜后淋巴结缩退欠佳的可能；第三免疫治疗＋靶向治疗依据 KEYNOTE-775 研究结果，指南给出了以标志物为导向的二线系统治疗方案，其中以 I 级证据推荐仑伐替尼 / 帕姆单抗用于既往系统治疗后进展，无法进行根治性手术或放疗，且非 MSI-H 或 dMMR 的晚期或复发患者，目前患者仍有出血，不适合抗血管生成治疗，如单免治疗，pMMR 患者疗效不佳，所以如果患者选择靶免治疗，止血确切后，可考虑"可乐组合"，尽可能明确病理或基因检测。最后将三种方案充分比较，并结合患者家属意见，决定行姑息性手术。

（2）执行情况：2022 年 7 月 6 日行腹腔镜下全子宫＋双侧卵巢输卵管切除术，术后病理示子宫体符合局限型癌肉瘤，浸润子宫肌壁 1/2 以内；慢性宫颈炎伴糜烂；双侧输卵管组织；"左、右宫旁"未见癌浸润。免疫组化：ER（-）、PR（-）、Her2（0）、P16（-）、Syn（-）、Vimentin（-）、P63（-）、PAX8（-）、WT-1（-）、P53（2+）、CKpan（+）、Ki-67（80%）、CK7（+）、SALL4（-）、Ep-Cam（+）、SMARCA4/BRG1（-）、INI-1（灶+）、S-100（-）、HMB45（-）、NapsinA（-）；错配修复蛋白检测：MLH1（+）、MSH2（+）、MSH6（+）、PMS2（+）判读为 PMMR，术后修正诊断为子宫癌肉瘤 III C_2 期。术后于 2022 年 7 月 20 日 "TC" 化疗（紫杉醇脂质体 210mg、卡铂 400mg），2022 年 7 月 27 日—2022 年 9 月 1 日体外放疗（盆腔＋延伸野照射，PTV 50Gy/25f）。

（3）治疗评估：放疗结束后复查 CT 示（病例 11 图 3）腹膜后多发淋巴结转移（较大约 3cm × 2.6cm，相互融合，上下径 8.8cm）同前对照部缩小，左侧髂血管旁淋巴结（较大者直径 1.5cm），考虑转移。

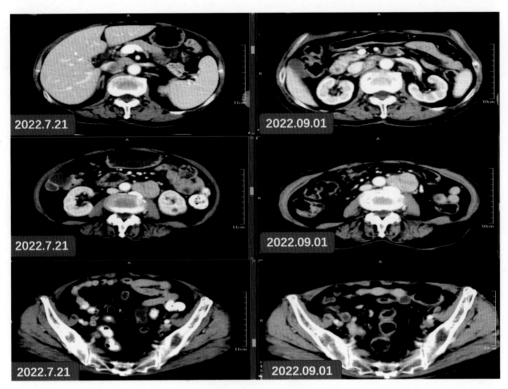

病例11图3　CT检查

3. 三次 MDT

（1）讨论内容：患者体外放疗后腹主动脉旁以及盆腔仍有较大的淋巴结，为了解决后续治疗的问题进行了第三次 MDT 讨论。讨论中放疗科认为患者体外放疗结束后，目前腹主动脉旁仍有短径 3cm 融合的肿大淋巴结，继续加量仍无法达到控制的目的，且加量会明显增加患者的不良反应，不建议继续体外放疗，建议目前以全身治疗为主；妇科肿瘤科认为患者子宫癌肉瘤，经体外放疗后转移淋巴结缩退不理想，赞同放疗科意见不再追加放疗，以全身治疗为主。多项研究证明，化疗能够显著降低癌肉瘤局部和远处复发的风险并改善生存期，所以患者的全身治疗建议给予 TC 联合化疗，依据 GOG86p 研究并建议联合贝伐单抗。虽然 KEYNOTE 775 试验指出 PMMR 子宫内膜癌患者可使用"可乐组合"，但该试验并未纳入癌肉瘤患者，所以该患者是否能够从免疫治疗中获益，需要利用基因检测寻找更确切的证据，经过讨论后建议患者不再追加放疗，继续 TC ＋贝伐单抗全身治疗，并进行基因检测。

（2）执行情况：2022 年 9 月 7 日给予全身化疗紫杉醇脂质体 210mg ＋卡铂 400mg ＋贝伐单抗 400mg，化疗后消化道反应较重，且出现Ⅲ度骨髓抑制，后患者拒绝继续化疗，患者全基因检测有困难，后给予 PDL1 检测示 PDL1（sp263）：

CPS：30，PD-L1（22C3）：CPS：30，与患者家属沟通后于 2022 年 10 月 28 日开始给予恩沃利单抗 200mg 皮下注射 qw，仑伐替尼 8mg 口服 qd，至今该方案治疗中。

（3）治疗评估：2022 年 12 月复查肿瘤标志物示 HE4 243.2pmol/L（45.18 ～ 132pmol/L），CT 示（病例 11 图 4）腹膜后（较大约 1.7cm×1.4cm）及左侧髂血管旁（较大者直径 0.7cm）多发淋巴结转移，均较 2022 年 10 月 26 日缩小。

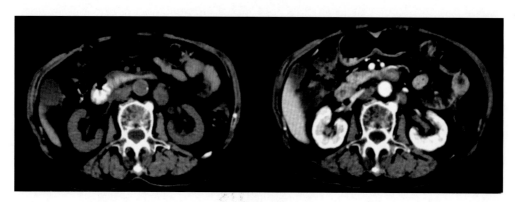

病例11图4　CT检查

三、病例分析

子宫癌肉瘤（UCS）又称恶性混合性中胚层肿瘤或恶性米勒管混合瘤（MMMT），它归属于子宫内膜癌的特殊病理类型，NCCN 指南建议其治疗同高级别子宫内膜癌，下面将该类患者的治疗经验分享如下：

1. 满意的肿瘤细胞减灭术和盆腔淋巴结清扫术与晚期 UCS 患者的 PFS 和 OS 显著相关，手术尽量达到 R0。

2. 化疗能够显著降低 UCS 局部和远处复发的风险并改善生存期，指南推荐 IB- Ⅳ期患者术后给予系统性治疗。目前化疗药物中环磷酰胺单药有效率最高（36%），但是 GOG108、GOG161 均指出联合化疗的效果优于环磷酰胺单药，2019 年发表的 GOG261 试验是一项非劣性研究，比较了 TC 和 TI 方案，结果显示两个方案具有相似的可预测毒性及生活质量，而 TC 方案更经济有效，所以目前 NCCN 指南是将 TC 方案作为癌肉瘤的首选方案。

3. 放疗已长期应用于 UCS 的辅助治疗，"三明治"盆腔放疗方案（CMT，3 周期化疗→放疗→3 周期化疗）是我国专家共识推荐的放疗方案。

4. 目前关于子宫癌肉瘤的靶向及免疫治疗正处于探索性研究阶段，目前的研究提示伊马替尼、伊沙匹隆、帕唑帕尼等可能对 UCS 有效。且研究显示约 1/4 的 UCS 患者中发现 PD-1 和（或）PD-L1 的表达，且有研究证实 PD-L1 表达是生存期延长的独立预后因素，免疫治疗可能成为 UCS 潜在选择。

四、主编点评

这是一例高龄晚期的子宫内膜癌患者，这个病例的诊治特点有：①高龄患者在治疗中要兼顾治疗效果和生活质量，不能激进，更加体现个体化综合治疗的模式；②在选择化疗方案时，低毒、可耐受性是考量的重要因素；③ MDT 多学科诊治＋个体化治疗，是这个病例可取之处；④基因检测因客观原因无法做到，但依据依据高 PD-L1 表达，给予患者选择 PD-L1 免疫抑制剂＋仑伐替尼的去化疗方案，达到 PR 是难能可贵的。

（胡丽娟　王国庆）

参考文献

[1]Makker V，et al.Lenvatinib plus Pembrolizumab for Advanced Endometrial Cancer[J].N Engl J Med，2022，386：437-48.

[2]Aghajanian C，Filiaci V，Dizon DS，et al.A phase Ⅱ study of frontline paclitaxel/carboplatin/bevacizumab，paclitaxel/carboplatin/temsirolimus，or ixabepilone/carboplatin/bevacizumab in advanced/recurrent endometrial cancer[J].Gynecologic Oncology，2018，150（2）：274-281.

[3]Powell MA，Filiaci VL，Rose PG，et al.Phase Ⅱ evaluation of paclitaxel and carboplatin in the treatment of carcinosarcoma of the uterus：a Gynecologic Oncology Group study[J].J Clin Oncol，2010，28（16）：2727-2731.

[4]Powell MA，Filiaci VL，Hensley ML，et al.A randomized phase3 trial of paclitaxel（P）plus carboplatin（C）versus paclitaxel plusifosfamide（I）in chemotherapy-naive patients with stage Ⅰ-Ⅳ，persistent or recurrent carcinosarcoma of the uterus or ovary：An NRG Oncology trial[J].JCO，2019，37（Suppl 15）：5500.

[5]Mceachron J，Heyman T，Shanahan L，et al.Multimodality adjuvant therapy and survival outcomes in stage Ⅰ-Ⅳ uterine carcinosarcoma[J].Int J Gynecol Cancer，2020，30（7）：1012-1017.

[7]McCourt，etal.A phase Ⅱ evaluation of ixabepilone in the treatment of recurrent/persistent carcinosarcoma of the uterus，an NRG Oncology/Gynecologic Oncology Group

study[J].Gynecologic Oncology，2017，144（1）：101-106.

[8]Campos SM，et al.A phase Ⅱ evaluation of pazopanib in the treatment of recurrent or persistent carcinosarcoma of the uterus：a gynecologic oncology group study[J].Gynecol Oncol，2014，133（3）：537-541.

[9]Kucukgoz Gulec.Prognostic significance of programmed death-1（PD-1）and programmed death-ligand（PD-L1）expression in uterine carcinosarcoma[J].Eur J Obstet Gynecol Reprod Biol，2020，244：51.

[10]中国医师协会微无创医学专业委员会妇科肿瘤专业委员会（学组）中国优生科学协会生殖道疾病诊治分会，中国优生科学协会肿瘤生殖学分会.子宫癌肉瘤诊治中国专家共识（2020年版）[J].中国癌症防治杂志，2020，12（6）：599-605.

抽丝剥茧，拨云见日——遗传性子宫内膜癌的诊治

一、病例摘要

一般资料：患者张××，女，54岁，身高1.62m，体重65kg，ECOG评分：0分。

主诉：确诊"子宫内膜癌"1周。

现病史：患者1周前因"绝经4年，阴道不规则出血伴右上腹疼痛25天"就诊于当地妇幼保健院。患者不伴恶心、呕吐、无发热、乏力、头昏，下肢水肿等症状。于该院行盆腔核磁回报：①宫腔左侧子宫角处异常信号影，考虑子宫内膜癌（ⅠA期）并宫腔积液；②子宫右侧肌壁间肌瘤（Ⅳ型）。胸部＋全腹CT回报：①右肺中叶内侧段结节影，多考虑肺内淋巴结，建议必要时随诊复查；②右侧胸膜局部稍增厚；③升结肠中段局部肠管呈环形均匀增厚，且密度不均匀升高，升结肠近段及回盲部改变，可疑肠套叠；④肝右前叶上段钙化灶。后行肠镜下活检回报（2014114）：（回盲部）送检破碎的肠壁组织，部分区域黏膜上皮轻-中度非典型增生；⑤（升结肠）送检小块肠壁组织，局部黏膜表面上皮缺失，间质内见淋巴、浆细胞、嗜酸性粒细胞及中性粒细胞浸润，符合息肉形态；⑥（横结肠）送检小块肠黏膜组织，间质内见淋巴、浆细胞及嗜酸性粒细胞浸润。现为求进一步治疗，遂来我院，门诊以"子宫内膜癌，回盲部肿瘤"之诊断收住我科。发病以来，食纳、精神可，睡眠、小大便正常，体重较前无明显变化。

既往史：患者半年因"乳腺癌"在当地医院全麻下行"右乳癌改良根治术"，术后病理回报：右乳浸润性导管癌，腋窝淋巴结0/20癌转移。免疫组化未做。后就诊我院会诊病理示：右乳浸润性小叶癌，免疫组化示：ER（+90%），PR（+90%），C-erbB-2（2+），Ki67（5%），FISH法：HER-2（-）。术后于我院给予全身辅助化疗6周期，方案TEC，每周期用多西他赛120mg＋吡柔比星60mg＋环磷酰胺1.0，过程顺利。

个人史及家族史：患者于 4 年前自然绝经。既往月经规律，周期 30 天，经期 5 ～ 6 天，量中，偶有痛经，G2P2，1 子 1 女体健。祖母因"乳腺癌"去世。

辅助检查：诊刮病理回报：（宫腔）子宫内膜复杂性非典型增生，局灶癌变。肠镜下活检回报（2014114）：（回盲部）送检破碎的肠壁组织，部分区域黏膜上皮轻 - 中度非典型增生。（升结肠）送检小块肠壁组织，局部黏膜表面上皮缺失，间质内见淋巴、浆细胞、嗜酸性粒细胞及中性粒细胞浸润，符合息肉形态。（横结肠）送检小块肠黏膜组织，间质内见淋巴、浆细胞及嗜酸性粒细胞浸润。

专科查体时应行妇科三合诊检妇科检查：外阴：已婚经产式，表面无异常结节或溃疡。阴道：光滑，通畅，穹窿存在。宫颈：表面光滑，直径约 3cm，触血阴性。子宫：常大，活动度可。双侧附件区：未触及明显异常。三合诊：两侧主骶韧带弹性可，未触及增粗。肛诊：直肠黏膜光滑，指套无血迹。

入院诊断：①子宫内膜癌；②回盲部肿瘤。

二、诊疗过程

1. 完善检查

（1）会诊外院病理：片号 M2102778："子宫内膜"子宫内膜样腺癌Ⅱ级；免疫组化结果：ER（3+），PR（3+），C-erbB-2（2+），Ki67（70%），PAX-8（+），P53（2+）。片号 2104114："回盲部肠管"黏膜上皮内瘤变，高级别，癌变。免疫组化结果：ER（-），PR（-），C-erbB-2（2+），Ki67（80%），P53（2+），CDX-2（+），Mucin-2（+），PAX-8（-）。

（2）血常规、肝肾功电解质、传染指标、凝血功能、尿粪常规检查正常。肿瘤标志物：CEA 12.05ng/ml，CA125 35.78U/ml，AFP 11.45U/ml。

（3）影像学检查：胸部 CT ＋全腹＋盆腔 CT 回报：①"右乳癌术后"右侧乳腺术后缺如，同前 2017 年 5 月 18 日片对比右腋窝软组织影增厚范围缩小；②双肺纹理粗重较前好转；右肺中叶微小结节，纵隔小结节影，同前无著变；③肝右叶小囊肿，肝右叶钙化灶；④右下腹回盲部肠管管壁增厚，肠套叠，请结合临床肠镜检查，建议 CT 增强观察；⑤子宫宫底右侧结节影，考虑子宫肌瘤。盆腔核磁回报（病例 12 图 1）：①子宫内膜癌（左侧壁及前壁深肌层侵犯可能，范围约为 1.4cm×1.3cm×2.5cm，）左侧壁及前壁深肌层侵犯可能，建议增强扫描进一步明确病变范围；②子宫肌瘤。

2. 手术 于 2021 年 4 月 15 日在全麻下行"子宫内膜癌全面分期术：全子宫双侧附件切除＋盆腔淋巴结及腹主动脉旁淋巴结清扫术＋根治性右半结肠切除＋横结肠回肠侧侧吻合＋肠粘连松解术"。

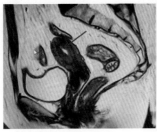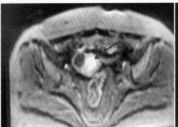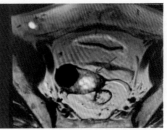

病例12图1　盆腔核磁

3. 术后病理　术后病理回报（202102526）：子宫体局限型子宫内膜样腺癌Ⅱ级，浸润子宫肌壁 > 1/2；"腹主动脉旁淋巴结"淋巴结4枚，"左、右髂内"淋巴结5枚，"左、右髂外"淋巴结5枚，"左、右髂总"淋巴结4枚，均未见癌转移；"右股深"淋巴结3枚，"左闭孔"淋巴结5枚均未见癌转移；"左股深，右闭孔"纤维脂肪组织；子宫肌壁间平滑肌瘤（2枚）；宫颈黏膜慢性炎伴鳞化；双侧输卵管及卵巢组织。AJCC 第 8 版 TNM 分期：$pT_{1b}N_0M_0$；免疫组化结果：ER（3+）PR（3+），C-erbB-2（0），Ki67（70%），P53（1+）；错配修复蛋白检测：LMH1（+），MSH2（+），PMS2（+），MSH6（−），Ber-EP4（+）判读为错配修复蛋白缺失（dMMR）。

结肠回盲部隆起型腺癌Ⅱ级及黏液腺癌，浸润肠壁浅肌层；手术上、下切缘未见癌浸润；肠周淋巴结 0/19 枚癌转移；结肠管状腺瘤（2个）及黏膜下多发性脂肪瘤；阑尾组织。AJCC 第 8 版 TNM 分期：$pT_2N_0M_0$；免疫组化结果：TS（1+），TOPO-Ⅱ（Ⅰ级），Pgp（2+），GST-（2+），LRP（3+），ERCC-1（−），Braf（−），Ki（60%），SATB2（+），CK7（−），CK20（+），Villn（+）。错配修复蛋白检测：MLH1（+），MSH2（+），PMS2（+），MSH6（−），Ber-EP4（+）判读为错配修复蛋白缺失（dMMR）。

4. 分子分型及基因检测

（1）该患者子宫内膜癌分子分型结果为微卫星不稳定型（MSI-H），如病例 12 表 1 所示：

病例12表1　子宫内膜癌分子分型结果

检测内容	变异信息	丰度	变异等级	临床指导意义
POLE	未检测到热点突变	−	−	MSI-H 组大部分病理分型为内膜样腺癌与 G3、Ⅲ ~ Ⅳ期及 LVSI 阳性有关。PORTEC-3 临床试验结果表明，dMMR 组（MSI-H 组）5 年无复发生存率为 72%，放化疗联合治疗与辅助放疗无显著差异
MSI	MSI-H	−	Ⅰ类	
TP53	未检测到具有临床意义的突变	−	−	

检测内容	变异信息	丰度	变异等级	临床指导意义
BRCA1	未检测到具有临床意义的突变	–	–	–
BRCA2	未检测到具有临床意义的突变	–	–	–

（2）林奇综合征检测结果显示患者为林奇综合征患者，如病例12表2所示。

病例12表2　林奇综合征相关5个基因突变检测

编号	基因	检测结果	临床意义
1	*MLH1*	未检测到致病或疑似致病性变异	NA
2	*MSH2*	未检测到致病或疑似致病性变异	NA
3	*MSH6*	NM_000179.2：exon5：c.3261_3262insC：p.F1088Lfs*5	致病性变异
4	*EPCAM*	未检测到致病或疑似致病性变异	NA
5	*PMS2*	未检测到致病或疑似致病性变异	NA

4. 术后病理　术后行4次腔内后装治疗，剂量：D90-EQD2（5.95/7.91）Gy×4。

三、病例分析

1. 该患者诊断　根据患者术后病理：子宫体局限型子宫内膜样腺癌Ⅱ级；结肠回盲部隆起型腺癌Ⅱ级及黏液腺癌，考虑两个部位病理亚型不一致，所以该患者子宫内膜及结肠癌灶均为原发癌灶。患者术后诊断为：①子宫内膜样腺癌ⅠB期G_2（FIGO 2018 分期）；②盲肠腺癌Ⅰ期（$pT_2N_0M_0$）。

关于子宫内膜癌分期：手术-病理分期能较全面准确地反映子宫内膜癌的转移、浸润状况，并由此制订正确的术后治疗方案，便于不同的肿瘤治疗中心进行疗效的比较。目前采用 FIGO2009 年发布的手术病理分期标准（病例12表3）。

病例12表3　子宫内膜癌的FIGO分期（2009）（手术病理分期）

Ⅰ	肿瘤局限于子宫体
ⅠA	肿瘤浸润肌层深度 < 1/2
ⅠB	肿瘤浸润肌层深度 ≥ 1/2
Ⅱ	肿瘤侵犯子宫颈间质，但无子宫体外蔓延
Ⅲ	肿瘤局部和（或）区域的扩散

Ⅲ A[a]	肿瘤侵犯浆膜层和（或）附件[c]
Ⅲ B[a]	阴道和（或）宫旁受累[c]
Ⅲ C[a]	盆腔淋巴结和（或）腹主动脉旁淋巴结转移[c]
Ⅲ C1[a]	盆腔淋巴结阳性
Ⅲ C2[a]	主动脉旁淋巴结阳性和（或）盆腔淋巴结阳性
Ⅳ [a]	肿瘤侵犯膀胱和（或）直肠黏膜，和（或）远处转移
Ⅳ A[a]	肿瘤侵犯膀胱和（或）直肠黏膜[a]
Ⅳ B[a]	远处转移，包括腹腔内和（或）腹股沟淋巴结转移

注：a：任何 G1，G2，G3；b：累及子宫颈管腺体应考虑为Ⅰ期，超过此范围则为Ⅱ期；c：细胞学阳性必须单独报告，但不改变分期。

2. 子宫内膜癌的诊治原则　子宫内膜癌的治疗以手术治疗为主，辅以放射治疗（放疗）、化学治疗（化疗）和激素等综治疗。治疗方案应根据病理诊断和组织学类型，以及患者的年龄、全身状况、有无生育要求、有无手术禁忌证、有无内科并症等综评估以制订治疗方案。手术是子宫内膜癌的主要治疗手段，除不能耐受手术或晚期无法手术的患者外，都应进行全面的分期手术。对于伴有严重内科并发症、高龄等不宜手术的各期子宫内膜癌患者，可采用放疗和药物治疗。

该患者术前核磁评估病灶局限于子宫腔，为早期子宫内膜癌，对于早期子宫内膜癌，手术要求为全面分期手术，具体原则如下：①入腹后电凝或钳夹双侧子宫角处输卵管峡部，避免术中操作造成宫腔内肿瘤循输卵管扩散至盆腔；②进行全腹腔至盆腔的全面探查，全面评估腹膜、膈肌、浆膜面等有无病灶，在任何可疑部位取活检以排除子宫外病变；③仍推荐进行腹水细胞学或盆、腹腔冲洗液细胞学检查并单独报告；④全子宫＋双附件切除术和淋巴结评估是病变局限于子宫者的最基本手术方式，某些有无法切除的转移患者也可行姑息性全子宫双附件切除术；⑤手术可经腹、经阴道切除，或腹腔镜或机器人进行，需完整取出子宫，避免用粉碎器和分块取出子宫。微创手术可以作为首选，手术并发症较少、恢复快；⑥淋巴结评估包括盆腔 ± 腹主动脉旁淋巴结，病变局限于子宫且无淋巴结异常者，淋巴结切除术也是分期手术的重要部分，淋巴结切除可以判断预后，为后续治疗提供依据。但如有可疑或增大的淋巴结者，必须切除以排除转移、明确病理；⑦淋巴结评估手术方式可选择盆腔淋巴结切除术。但如有深肌层浸润，或病理为高级别癌、浆液性腺癌、透明细胞腺癌和癌肉瘤，则需切除腹主动脉旁淋巴结；⑧病变局限于子宫体，影像学无子宫外转移证据的子宫内膜癌患者可考虑前哨淋巴结活检；⑨浆液性癌、透明细胞癌和癌肉瘤需大网膜活检或切除。

该患者考虑术前核磁提示深肌层浸润，故淋巴结清扫范围包括腹主动脉旁淋巴结。

3. 子宫内膜癌分子分型的应用 分子分型体系是近年来子宫内膜癌领域最具创新性的进展，它的提出实现了使子宫内膜癌的诊断从形态学到分子分型模式的转变，确定了四个分子亚组，分别是 POLE 突变型（POLE mut 型）、微卫星不稳定（MSI）（错配修复缺陷 [dMMR] 型）、高拷贝型（浆液样组，由 TP53 突变驱动，也称为 p53abn 型）和低拷贝型（无特定突变驱动 [NSMP] 型）。不同的分型预后各不相同。POLE 突变型，尽管其外观具有侵略性，但预后良好，而由 TP53 突变驱动的高拷贝型预后不良，另外两型的预后介于两者之间。另外，约 3% 子宫内膜癌症具有多重分类特征，推荐将 dMMR 同时合并 P53abn 作为 dMMR，将 POLEmut 合并 p53abn 子宫内膜癌分类为 POLEmut。与传统的形态学分类相比，分子分型显示出更好的预后相关性，且减少了不同病理学医生观察上的差异性。分子分型的推荐检测流程如病例 12 图 2 所示。该患者子宫内膜癌分子分型结果为微卫星不稳定型（MSI-H）。

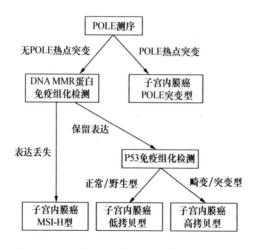

病例12图2 子宫内膜癌分子分型检测流程

4. Ⅰ期子宫内膜癌术后治疗的选择 该患者术后分期子宫内膜样腺癌Ⅰ B 期 G_2（FIGO 2018 分期），根据 NCCN 2021 版指南推荐首选腔内后装放疗，中高危患者（HIR）可考虑体外放疗。NCCN2021 版指出术后复发危险因素危险因素：①年龄＞60 岁；②深肌层浸润；③ LVSI（脉管癌栓）。其中 HIR 定义为：① 50～69 岁，2 个危险因素；②＜50 岁，3 个危险因素；③＞70 岁，1 个危险因素。

目前关于结分子分型及病理因素，术后补充治疗方式的选择，NCCN 指南中没有系统的阐述，国内林仲秋教授的《2020 ESGO-ESTRO-ESP 子宫内膜癌患者管理指南》解读，孔为民教授发表的 2021 年《国际妇产科联盟（FIGO）妇科恶性肿瘤指南》联合 2022 年《美国国立综合癌症网络（NCCN）指南》解读子宫内膜癌诊治进展以及 ESMO 疾病危险度分层及治疗推荐（病例 12 表 4），但尚需进一步的前瞻性随机对照研究，去检验其科学性和准确性。

对于术后辅助放疗，只要阴道残端愈合就可以开始近距离放疗，一般在手术后12 周以内进行。剂量参考点在阴道黏膜表面或黏膜下 0.5cm。针对阴道上段。高剂量率近距离治疗。体外放疗后补充近距离放疗者，常用剂量为（4 ~ 6）Gy×（2 ~ 3）f（黏膜表面）。术后只补充近距离放疗者，通常方案为 7Gy×3f（黏膜下 0.5cm处）、5.5Gy×4f（黏膜下 0.5cm 处），或 6Gy×5f（黏膜表面）。该患者术后行 4 次腔内后装治疗，剂量：D90-EQD2（5.95/7.91）Gy×4。

病例12表4　子宫内膜癌预后风险分组及治疗推荐

危险分组	分子分型未知	分子分型已知	淋巴结切除	术后辅助治疗
低危组	ⅠA 期内膜样癌＋低级别＋LVSI 无或局灶	①Ⅰ~Ⅱ期 POLEmut 型子宫内膜癌，无残余病灶 ②ⅠA 期 dMMR 或 NSMP 子宫内膜样癌＋低级别＋LVSI 阴性或局灶性	不推荐	定期随诊
中危组	①ⅠB 期子宫内膜样癌＋低级别＋LVSI 阴性或局灶性 ②ⅠA 期子宫内膜样癌＋高级别＋LVSI 阴性或局灶性 ③ⅠA 期非子宫内膜样型内膜癌(浆液性、透明细胞性、未分化癌、癌肉瘤、混合性癌）＋无肌层浸润	①ⅠB 期 dMMR 或 NSMP 子宫内膜样癌＋低级别＋LVSI 阴性或局灶性 ②ⅠA 期 dMMR 或 NSMP 子宫内膜样癌＋高级别＋LVSI 阴性或局灶性 ③ⅠA 期 p53abn 型和（或）非子宫内膜样型内膜癌（浆液性、透明细胞性、未分化癌、癌肉瘤、混合性癌）＋无肌层浸润	考虑手术分期，或前哨淋巴结活检	阴道近距离放射治疗或观察（年龄＜60 岁）

危险分组	分子分型未知	分子分型已知	淋巴结切除	术后辅助治疗
中高危组	① Ⅰ期子宫内膜样癌＋弥漫LVSI，无论肿瘤级别和浸润深度	① Ⅰ期dMMR或NSMP子宫内膜样癌＋弥漫LVSI，无论肿瘤级别和浸润深度	考虑手术分期，或前哨淋巴结活检	①淋巴结阴性，术后可行阴道近距离放疗或观察；②未行淋巴结手术分期，LVSI阳性，术后行外照射放疗；若LVSI阴性，且为高级别病变则行阴道近距离放疗。
	② ⅠB期子宫内膜样癌＋高级别，无论LVSI状态	② ⅠB期dMMR或NSMP子宫内膜样癌＋高级别，无论LVSI状态	推荐	①淋巴结阴性，术后行局部照射野的外照射放疗，或阴道近距离放疗；②未行淋巴结手术分期，术后行外照射放疗，或考虑辅助化疗［联合和（或）序贯］（更多的证据支持联合放化疗，而不是单纯化疗或放疗）
	③ Ⅱ期子宫内膜癌	③ Ⅱ期dMMR或NSMP子宫内膜样癌	推荐用于手术分期及指导术后辅助治疗	①低级别，LVSI阴性，术后行阴道近距离放疗，若为高级别或LVSI明确阳性，术后行局部照射野的外照射放疗 ± 阴道近距离放疗；②未行淋巴结分期术：术后辅助外照射放疗 ± 阴道近距离放疗，若为高级别或LVSI明确阳性，应考虑术后辅助化疗［联合和（或）序贯］
高危组	① Ⅲ～ⅣA期，无残余病灶	① Ⅲ～ⅣA期dMMR或NSMP子宫内膜样癌＋无残余病灶；② Ⅰ～ⅣA期p53abn型子宫内膜癌＋伴肌层浸润＋无残余病灶	推荐作为全面手术分期内容	①ⅢA、ⅢB及ⅢC1期：考虑化疗联合外照射放疗；②ⅢC$_2$期：考虑化疗联合延伸野外照射放疗。

续表

危险分组	分子分型未知	分子分型已知	淋巴结切除	术后辅助治疗
	② Ⅰ～ⅣA 期非子宫内膜样型内膜癌（浆液性、透明细胞性、未分化癌、癌肉瘤、混合性癌）＋伴肌层浸润＋无残余病灶	③ Ⅰ～ⅣA 期 dMMR/NSMP 型浆液性癌、未分化癌、癌肉瘤＋伴肌层浸润＋无残余病灶	推荐	①全面分期术后的浆液性癌及透明细胞癌：若为 ⅠA 期，腹水细胞学阴性，行阴道近距离放疗或观察；腹水细胞学阳性，则行系统治疗或阴道近距离放疗。若为 ⅠB 期及以上，行系统治疗 ± 外照射放疗 ± 阴道近距离放疗；②癌肉瘤及未分化肿瘤：可系统治疗 ± 外照射放疗 ± 阴道近距离放疗
晚期转移	① Ⅲ～ⅣA 期，伴有残余病灶；② ⅣB 期	① Ⅲ～ⅣA 期，伴有残余病灶，无论分子分型；② ⅣB 期，无论分子分型	推荐作为全面手术分期内容	化疗，必要时联合姑息放疗，激素治疗

5. 遗传性子宫内膜癌　子宫内膜癌绝大部分都为散发性，但约有 5% 的患者为遗传性子宫内膜癌，遗传性子宫内膜癌患者平均发病年龄较散发性患者小 10～20 岁。以错配修复（mismatch repair，MMR）通路基因胚系突变为特征的 Lynch 综合征相关的遗传性子宫内膜癌最常见，此外还有 Cowden 综合征（由 PTEN 基因胚系突变引起）和 PPAP 综合征（由 POLE 和 POLD1 基因胚系突变引起）等。

林奇综合征也叫 Lynch 综合征（Lynch Syndrome，LS）是一种常染色体显性遗传肿瘤综合征。林奇综合征导致患者结直肠以及其他部位（包括子宫内膜、卵巢、胃、小肠、肝胆、上尿道、脑和皮肤等）罹患恶性肿瘤的风险显著上升。Lynch 综合征为常染色体显性遗传性疾病，患者及家族成员具有 MMR 基因（MLH1、MSH2、MSH6 和 PMS2）之一或 EPCAM 基因的胚系突变。普通人群患子宫内膜癌的风险为 3.1%，林奇综合征患者患子宫内膜癌和结直肠癌的风险增加到 40%～60%，因此 NCCN 指南、国内专家共识均将林奇综合征纳入子宫内膜癌常规遗传风险筛查范围。

1 类推荐：符合以下任一检测标准时，推荐对子宫内膜癌患者进行遗传咨询及林奇综合征相关 MMR 基因胚系突变检测以确诊林奇综合征，检测的基因应包括 MMR 基因（MLH1、PMS2、MSH2 和 MSH6）和 EPCAM 基因，建议选择外周血标本进行检测。① PMS2（MLH1 正常）、MSH2 或 MSH6 蛋白中任一蛋白表达缺失；②MLH1蛋白表达缺失，且MLH1基因启动子未见高甲基化；③MSI检测为MSI-H；④临床高度怀疑林奇综合征（包括本人有同时或异时发生林奇综合征相关肿瘤史，或有子宫内膜癌、结直肠癌或其他林奇综合征相关肿瘤家族史）时，无论MMR状态如何；⑤有血缘关系的家族成员确诊为林奇综合征者。

《2019曼彻斯特国际共识组建议：林奇综合征妇科肿瘤的管理》建议林奇综合征相关子宫内膜癌筛查流程如病例12图3所示。该患者林奇综合征检测结果显示MSH6胚系致病性突变，提示患者为林奇综合征患者。

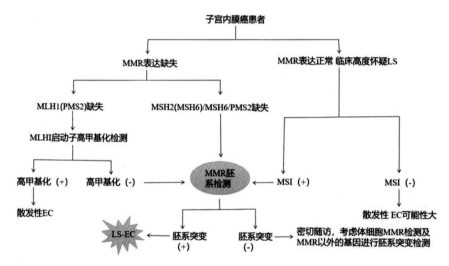

病例12图3　LS-EC患者筛查流程建议

注：MMR：错配修复基因；LS：林奇综合征；MSI：微卫星不稳定；EC：子宫内膜癌；LS-EC：林奇综合征相关子宫内膜癌。

6. 林奇综合征相关子宫内膜癌家族成员管理　一级亲属检测有无携带LS致病基因，如果筛查出家族中有携带LS致病突变者：①完成生育后在30～40岁行降低癌症风险的全子宫和输卵管卵巢切除术（B级证据）；②选择口服避孕药，以降低EC和OC的风险（B级证据）；③服用阿司匹林以预防EC以及结直肠癌等其他癌症（A级证据）；④保持BMI＜25（B级证据）。

四、主编点评

该病例是一例遗传性子宫内膜癌，林奇综合征检测结果显示MSH6胚系致病性突变，提示患者为林奇综合征患者，表现为子宫内膜癌及结肠癌两处癌灶受累，患者既往乳腺癌亦可能是林奇综合征的表现之一。根据术后病理结果患者诊断为：①子宫内膜样腺癌IB期G_2（FIGO 2018分期）；②盲肠腺癌I期（$pT_2N_0M_0$）。I期结肠癌，无危险因素，无需辅助治疗，子内膜癌因存在复发危险因素根据 NCCN 指南术后补充后装治疗。该病例资料翔实，诊治过程规范。

对于遗传性肿瘤，我们经典的临床诊断标准也需要具备典型的家族史，但由于现在很多家庭人口数量较少，使得家族史不能充分暴露。所以，就算一个家族只有一个年轻的子宫内膜癌患者，都要警惕林奇综合征的可能。现在医院通常进行的初步检查方法就是免疫组化，它是检测错配修复基因表达的蛋白是不是存在异常的一种检测。如果蛋白存在缺失，就大概率可能是林奇综合征，但是最准确的诊断是通过基因检测发现错配修复基因胚系突变。诊断林奇综合征的最主要意义不是在于治疗，而是筛查。筛查的目的是让还没发病的携带者不发病，让已经患癌症的患者不再次患癌，所以，林奇综合征患者及后代进行遗传咨询尤为必要。

（吴　涛　王国庆）

参考文献

[1]Werner HMJ，Trovik J，Marcickiewicz J，et al.Revision of FIGO surgical staging in 2009 for endometrial cancer validates to improve risk stratification[J].Gynecol Oncol，2012，125（1），103–108. doi：10.1016/j.ygyno.2011.11.008.

[2]Crosbie Emma J，Kitson Sarah J，McAlpine Jessica N，et al.Endometrial cancer[J]. Lancet，2022，399（10333），1412–1428. doi：10.1016/S0140–6736（22）00323–3

[3]Colombo N，Creutzberg C，Amant F，et al.ESMO–ESGO–ESTRO Endometrial Consensus Conference Working Group.ESMO–ESGO–ESTRO Consensus Conference on Endometrial Cancer：diagnosis，treatment and follow–up[J].Ann Oncol，2016，27（1），16–41. doi：10.1093/annonc/mdv484.

[4]Chang Zenas，Talukdar Shobhana，Mullany Sally A.Molecular characterization of endometrial cancer and therapeutic implications[J].Curr Opin Obstet Gynecol，2019，31（1），24–30.doi：10.1097/GCO.0000000000000508.

[5]Piulats JM，Guerra E，Gil–Martín M，et al.Molecular approaches for classifying endometrial carcinoma[J].Gynecol Oncol，2017，145（1）：200–207. doi：10.1016/j.ygyno.2016.12.015.

[6]León–Castillo A，Gilvazquez E，Nout R，et al.Clinicopathological and molecular

characterisation of 'multiple-classifier' endometrial carcinomas[J].J Pathol，2020，250（3）：312-322．doi：10.1002/path.5373.

[7]Abu-Rustum NR，Yashar CM，Bradley K，et al.NCCN Guidelines® Insights：Uterine Neoplasms，Version 3.2021[J]. J Natl Compr Canc Netw，2021，19（8）：888-895．Published 2021 Aug 1．doi：10.6004/jnccn.2021.0038.

[8]程傲霜，李晶，林仲秋.2020 ESGO-ESTRO-ESP子宫内膜癌患者管理指南解读[J].中国实用妇科与产科杂志，2021，37（3）：336-341．doi：10.19538/j.fk2021030116.

[9]刘婷婷，孔为民.2021年《国际妇产科联盟（FIGO）妇科恶性肿瘤指南》联合2022年《美国国立综合癌症网络（NCCN）指南》解读子宫内膜癌诊治进展[J].中国临床医生杂志，2022，（12），1409-1413.

[10]Concin N，Creutzberg CL，Vergote I，et al.ESGO/ESTRO/ESP Guidelines for the management of patients with endometrial carcinoma[J].Virchows Arch，2021，478（2）：153-190.doi：10.1007/s00428-020-03007-z.

[11]中国抗癌协会妇科肿瘤专业委员会，中华医学会病理学分会，国家病理质控中心.子宫内膜癌分子检测中国专家共识（2021年版）[J].中国癌症杂志（11），2021，31（11）：1126-1144．doi：10.19401/j.cnki.1007-3639.2021.11.012.

[12]Peltomäki Päivi，Nyström Minna，Mecklin Jukka-Pekka，et al.（2023）. Lynch Syndrome Genetics and Clinical Implications[J]. Gastroenterology， undefined（undefined），undefined. doi：10.1053/j.gastro.2022.08.058.

[13]尹倩，欧阳振波，万子贤，等.曼彻斯特国际共识小组对Lynch综合征相关妇科癌症管理指南的解读[J].妇产与遗传（电子版），2021，（01），3-7.

病例13

心房肿瘤

一、病例摘要

一般资料：患者姬××，女，56岁，2021年12月9日入院。

主诉：发现右心房肿瘤2个月余。

现病史：2个月前因"右肩部肌纤维瘤"就诊于外院，拟行手术治疗。术前检查心脏超声提示：右心房肿瘤，考虑播散性平滑肌瘤病可能性大。自述平素劳累、阴雨天时偶可出现胸闷气短，伴心前区针刺样疼痛，无放射痛，无恶心、呕吐，无腹痛、腹泻，无黑蒙、晕厥等不适。发作时舌下含服"丹参滴丸"，症状可明显缓解。今为求进一步诊治，遂来我院就诊，门诊以"心脏肿瘤"诊断收住院。自发病以来，食纳、夜休尚可，精神可，大小便如常，体重未见明显变化。

既往史：平素身体健康状况一般，30年前确诊"二尖瓣关闭不全"，无特殊不适，未做任何处理。21年前行胆囊切除术，7年前因"子宫肌瘤"行腹腔镜下全子宫切除术。

否认高血压、冠心病、糖尿病等慢性病史，否认肝炎、结核、伤寒、疟疾等传染病史。输血1次（具体不详），否认外伤史，否认药物、食物过敏史，预防接种史不详。

个人史：无特殊。

婚育史：适龄婚育，配偶及子女体健。

月经史：初潮12岁，经期6天，周期28天，绝经49岁。

查体：体温36.3℃，脉搏84次/分，呼吸18次/分，血压124/90mmHg。右肩部可触及一7cm×8cm肿块，质韧，活动度差，无压痛，皮肤表面无红肿、破溃，与周围组织边界清晰。胸廓对称无畸形，呼吸节律整齐，双侧触觉语颤相等，无胸膜摩擦感，叩诊呈清音，双肺呼吸音稍粗糙，未闻及明显干湿啰音，未闻及胸膜摩擦音。心前区无隆起，心尖搏动位于第5肋间左锁骨中线内1.0cm处，搏动正常，心前区未触及震颤，无心包摩擦感，心浊音界向双侧扩大，心率84次/分，律齐，心音可，未闻及明显心脏杂音，A2＜P2，周围血管。腹部查体：脐部及下腹两侧可见陈旧性手术瘢痕。

辅助检查：

心脏超声（2021年12月13日本院）（病例13图1）：右房内低回声团块，考虑来自于下腔静脉，结合病史，不排除平滑肌瘤可能；左心收缩功能测值正常范围，舒张松弛功能减低；三尖瓣反流（少量）。

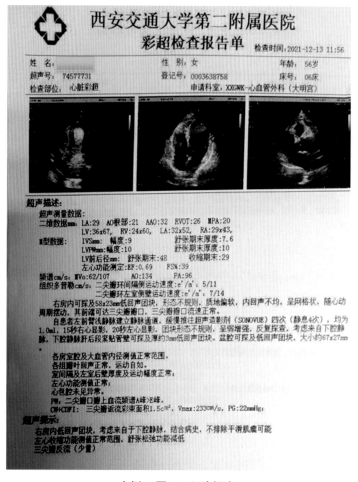

病例13图1　心脏超声

下腔静脉血管成像（CTV）（病例13图2、3）：诊断意见：①右侧附件区软组织肿块及结节，与右侧卵巢静脉分界不清，并卵巢静脉、下腔静脉内密度不均，建议MRI检查；下腔静脉肝段至右心房内充盈缺损；结合病史考虑转移性平滑肌瘤病可能，建议MRI检查协助诊断；②子宫未显示，阴道残端增厚，请结合临床；③左侧附件区囊肿；④升结肠管壁轻度增厚，请结合临床；⑤肝多发囊肿可能；右肾小囊肿。

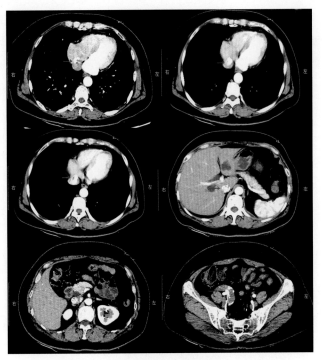

病例13图2　影像检查

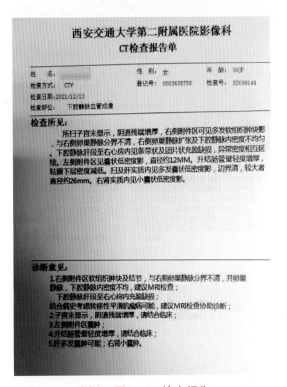

病例13图3　CT检查报告

血管增强 MRI 诊断意见（病例 13 图 4、5）：右侧卵巢静脉周围混杂信号，并下腔静脉双肾水平至右心房内充盈缺损，结合病史考虑转移性平滑肌瘤病（Ⅲ期）可能。

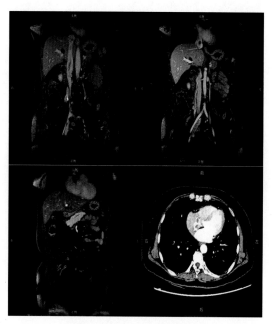

病例13图4　血管增强MRI

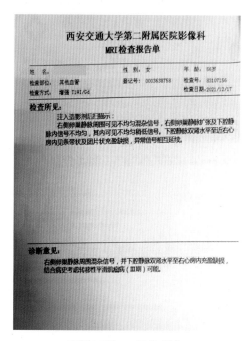

病例13图5　影像报告

入院初步诊断：①右心房肿瘤；②右侧附件肿瘤；③右肩部肌纤维瘤；④静脉内心脏平滑肌瘤病？⑤播散性子宫肌瘤病？

二、诊疗经过

1. 追问病史 患者 7 年前因"子宫肌瘤"行腹腔镜下全子宫切除术"，手术记录显示：因子宫 3 个半月大小，术中用旋切器分碎子宫，缩小子宫后取出。

2. 治疗经过 入院后积极完善相关检查，感染、补液、营养心肌、雾化吸入等对症治疗。请相关科室会诊，MDT：心外科、妇科、泌尿外科、肝胆外科。

于 2022 年 3 月 4 日在全麻下行"心脏肿瘤切除术＋双侧卵巢切除术＋血管病损切除术＋腹腔播散性子宫肌瘤切除术"，手术顺利，术后恢复良好。

术前诊断：心脏肿瘤，血管平滑肌瘤，卵巢肿瘤，右肩部肌纤维瘤。

手术经过：

（1）探查见右侧附件处大小约 7cm×3cm×4cm 不规则肿块，与右侧卵巢分界不清，卵巢静脉内有异常增生物，子宫切除残端可见数个瘤结节，充分暴露后，切除左侧卵巢及子宫残端肿物，剥除分离右侧肿物至卵巢静脉入腔静脉处。

（2）分离暴露肝下腔静脉、左右肾静脉，套阻断带。

（3）置入股动脉插管，经右房行上腔静脉插管，经卵巢静脉入口下段行下腔静脉插管，建立体外循环。

（4）阻断上下腔静脉及左右肾静脉，短时间阻断肝门血管，肾静脉平面处纵行切开腔静脉，探查见条索状瘤组织，拉出近心段，探查瘤体顶端包膜完整，无明显离断痕迹。环形切开右侧卵巢静脉入口处腔静脉壁，将瘤体远心段取出，见瘤体长约 15cm，探查腔静脉内无遗留瘤组织，食道超声探查右心房内瘤组织消失。

手术中探查所见及完整切除标本，如病例 13 图 6 所示。

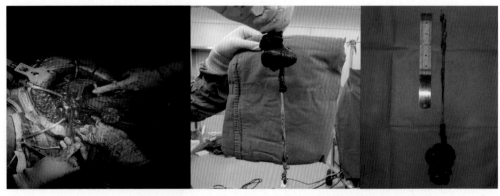

病例13图6 手术中探查所见及完整切除标本

术后病理诊断（22-03771）：右卵巢血管平滑肌瘤病累及下腔静脉、右心房。阴道残端、左输卵管系膜可见瘤组织。左附件未见瘤组织。（注：该肿瘤具有沿血管侵袭生长能力，建议临床关注肺、心脏器）。

免疫：SMA（+）、DES（+）、Vim 弱（+）、CD56（+）、CD34（-）、CD17（-）、DOG-1（-）、NF（-）、SDHB（+）、PDGFRa 灶（+）、ERG（-）、ER（+）、PR（+）、S-100（-）、P53 灶（+）、P16（+）、Ki-67（+）2%。

出院诊断：①心脏肿瘤；②播散性血管平滑肌瘤病；③卵巢肿瘤；④子宫残端肿瘤；⑤右肩部肌纤维瘤。

出院情况：患者一般情况可，未诉特殊不适。查体：体温37.2℃。心电监护示：心率110次/分，血压122/84mmHg。听诊双肺呼吸音清，未闻及干湿啰音，心律齐，瓣膜听诊区未闻及明显杂音；腹平软，无压痛及反跳痛，无双下肢水肿。

三、病例分析

静脉内平滑肌瘤病（intravenous leiomyomatosis，IVL）是一种罕见的具有恶性生物学习性的良性肿瘤，偶有中心行个案报道。IVL起源于子宫肌瘤或子宫阔韧带内肌瘤，但是生长范围不局限于子宫，可沿卵巢静脉、髂静脉蔓延生长，可达下腔静脉，甚至生长累及右心，影响三尖瓣功能，造成右心功能不全。因为具有潜在的致命性风险，所以一旦确诊，需要及早外科手术治疗，手术方式分为分期手术和一期联合手术。1896年Birch—Hirschfeld首先报道了临床病例，肿物不仅局限于子宫，在静脉内向下腔静脉内生长，1956年Marshad等描述并命名了IVL。IVL发病年龄为26～72岁，约90%患者有妊娠史，约56%患者有妇科手术史。患者多为育龄期女性，早期无典型的心脏方面的临床表现，首发症状为月经异常、腹部包块等症状，常首诊于妇科，容易误诊。肿瘤的生长部位及范围决定了IVL的临床表现，根据病变累及范围程度分为四期，Ⅰ期：局限于子宫及邻近组织，主要表现为月经异常、下腹部疼痛、包块等症状，容易与子宫肌瘤表现混淆；Ⅱ期：局限于盆腔或延伸到髂静脉，表现为腹部包块及下肢水肿；Ⅲ期：累及下腔静脉或肝肾静脉，表现为下肢明显水肿、腹水征等类似下腔静脉阻塞综合征；Ⅳ期：侵入右心系统，表现为胸闷、呼吸困难、晕厥、右心功能不全甚至猝死，部分患者可闻及心脏杂音。IVL缺乏典型的临床表现，早期容易和妇科疾病混淆，累及心脏时容易误诊为右心房内黏液瘤、血栓等，可以通过超声心动图、MRI、血管CTA协助诊断和鉴别。IVL的解剖形态多样化，病灶涉及范围广，不仅存在于子宫、附件、腹部，甚至可沿下腔静脉进入右心系统。一旦确诊就要手术治疗。最先应用的手术方式为分期方式，心脏外科医师在体外循环（CPB）下行开胸心脏手术切除心内肿物数周后再由妇科医师实施腹盆腔手术切除剩余肿瘤及子宫、附件。手术难度较低但是患者需要二次手术，周期长、痛苦大、经济负担重。一期联合手术方式由心脏外科医师在 CPB 下经胸切除心内及下腔静脉内瘤体，再协助妇科医师经腹部切口切除病变子宫、附件等盆腔病变组织及静脉内瘤体。一期联合手术可以一次切除全部肿瘤组织，避免了残余瘤体脱落导致栓塞可能。一期手术是安全有效的方案，对于进入右心房甚至右心室的肿瘤处理上需要注意以下情况：①瘤体呈细长管状、无明显粘连，可自下腔静脉切口完整拖出，如果瘤体与静脉管腔存在粘连，需要游离切除，尽量保证瘤体完整性，出现破损则可能导致明显出血、栓塞；②瘤体盲端明显膨大时盲目拖拽可能导致嵌顿、断裂脱落，引起肺动脉栓塞甚至导致猝死，应在下腔静脉口处离断瘤体，从右心房内取出；无明显膨大时可尝试从下腔静脉口拖出。一期手术虽然有以上优点，但需要多学科协作完成，所以术前心外科、妇科、麻醉科、体外循环科等多学科会诊，充分的评估病情，制订最佳手术方案是保证成功的关键。

IVL 的病因仍不清楚，关于其发病机制存在不同的观点：一种认为 IVL 来源于静脉血管壁的平滑肌组织，增生后侵入管腔；另有观点认为 IVL 来源于子宫平滑肌瘤然后侵入静脉系统呈蔓延性生长，通过对标本进行遗传学检测发现 der（14）t（12；14）（q15；q24）染色体畸变的证据。随着深度 RNA 测序技术发展，发现非编码 RNA（ncRNA）具有调节基因的功能，从而调节一系列生理及病理过程，ncRNA 中的微小 RNA（miRNA）和长链 ncRNA（lncRNA）在心血管疾病的诊断、治疗和预后具有重要作用，lncRNA 中的 SMILR 竞争性结合 miRNA 影响平滑肌细胞增殖。IVL 患者特征性的大体形态对于诊断很重要，子宫呈不规则增大，常合并子宫壁间、阔韧带内及子宫旁静脉内结节状、条索状肿物，肿瘤组织与血管壁间可见明显间隙，比较容易分离和剥出。IVL 光镜下最重要的组织学特征是在与子宫相连的各级静脉腔内可见由良性梭性平滑肌细胞组成的瘤栓，肿瘤细胞异型性不明显，核分裂象罕见，< 2 个 /10 个高倍视野，瘤体表面或周边血管腔表层覆盖一层扁平内皮细胞，瘤体内部可见大量细小厚壁血管，多伴有玻璃样变、水样变或黏液样变性。免疫组化表现与平滑肌瘤一致，SMA、ER、肿瘤表面内皮细胞 CD31、CD34 可呈阳性，瘤细胞 Ki-67 增殖指数较低。由于 IVL 术后复发率较高，为减少术后复发，需要彻底切除全部肿瘤及子宫、附件，尽可能切除肉眼可见病灶，充分切除并且高位结扎卵巢血管。对于要求保留卵巢患者，采取子宫全切联合单侧附件切除，保留病变相对较轻的一侧卵巢。肿瘤细胞质内发现有雌二醇和孕酮受体具有典型的雌激素依赖性，对于术后可能存在的残存瘤细胞或未能完全切除的患者，应采用他莫昔芬、促黄体激素释放激素类似物、芳香化酶抑制剂等行抗雌激素治疗，但是有相关

资料显示术后抗雌激素治疗并未显著减少肿瘤的复发，所以术后抗雌激素治疗非常规必须手段。综上所述，IVL临床表现缺乏特异性，容易发生误诊、漏诊从而延误治疗，临床医师需要加强跨专业的相关知识学习，以期提高诊疗成功率。IVL虽然是良性肿瘤但是具有恶性生物学行为，所以一旦确诊则需要手术治疗，以提高治疗效果。术中完整切除瘤体、术后定时随访是保证远期疗效的关键，一旦发现复发，应及时手术治疗。

腹膜播散性平滑肌瘤病（LPD）也称为弥漫性腹膜平滑肌瘤病，是一种罕见的良性疾病，表现为整个盆腹腔内广泛分布多个大小不等的肌瘤样结节，常累及盆腹腔腹膜、网膜、肠管、肠系膜和直肠子宫陷凹等。该病于 1952 年由 Wilson 首次报道，于 1965 年由 Taubert 等正式命名，由于其缺乏典型的临床症状和体征，易被误诊为腹膜恶性肿瘤。其发病率较低，目前国内外文献报道仅 200 余例，其中以育龄女性受累多见，鲜有绝经后女性及男性病例报道。LPD 的发病机制尚未阐明，目前主要有两大学说：间充质干细胞化生学说和医源性学说。间充质干细胞化生学说认为，腹膜间皮下的多潜能间充质干细胞受到类固醇激素刺激后的化生和分化形成LPD。LPD 通常缺乏特异性的临床表现，大多数患者无明显症状，少数患者可表现为腹痛、腹胀、阴道或直肠出血、肠梗阻等非特异性症状。因 LPD 患者多无明显症状，且 CA125、CA199 和 CEA 等肿瘤标志物大多为正常，临床病史和影像学检查有助于 LPD 的术前诊断。LPD 的超声影像可表现为腹腔内多发均质低回声结节，边界清晰、表面光滑、大小不等；CT 检查可以发现盆腹腔有散在分布的边界清楚的类圆形、实性结节，呈不均匀强化影，对比度增强；MRI 检查可表现为盆腹腔多个具有相似外观的大小不同的类似平滑肌组织的低回声肿物。结合文献，当患者影像学检查发现盆腹腔脏器表面可见类似平滑肌瘤样肿物时，尤其是曾有腹腔镜子宫肌瘤剔除术史的患者，需考虑 LPD 的可能性。因 LPD 的临床症状与影像学缺乏特异性，故诊断主要依靠术中探查、术后石蜡病理及免疫组化。LPD 术中表现为盆腹腔腹膜、肠管、网膜、肠系膜和直肠子宫陷凹等处探及密集或散在分布的多个结节，数量由几个到几十个。LPD 肉眼观可见灰白色圆形结节，直径 0.5 ~ 30.0cm，切面呈螺旋状，这些结节内部可伴有局灶性黏液样改变、囊性改变或玻璃样变。LPD 的病理镜下特征为成熟的梭形平滑肌细胞呈编织状排列，少见细胞异型性、核分裂象和肿瘤细胞坏死，无间质浸润，且有丝分裂指数低。LPD 免疫组化染色可表现为SMA、结蛋白（Desmin）、Vimentin 阳性，ER 和 PR 可不同程度表达，部分可呈强阳性，Ki-67 指数均较低。LPD 的治疗目前没有明确的专家共识，应综合患者年龄、症状、并发症以及生育要求等情况制订治疗方案，手术切除是首选的治疗方式。原则上，手术应尽可能切除所有肿瘤结节。对于无生育要求或绝经后的女性 LPD 患者，建议行全子宫及双侧附件的切除、肉眼可见病灶的切除。内分泌治疗很少用于医源性 LPD 术后的患者，其有效性尚存在争议。据文献报道，LPD 恶变率高达 2%～5%。目前其恶变机制尚不清楚，但无雌激素暴露史、肌瘤结节无雌孕激素高表达、无子宫平滑肌瘤病史、巨大肿瘤、初始治疗后 1 年内复发可能是 LPD 恶变的危险因素。因此，LPD 的患者需严密随访，尤其是在治疗后的第一年内，应每 3 个月进行 1 次严格的查体和影像学评估。综上所述，LPD 是一种平滑肌瘤结节弥散分布于盆腹腔腹膜、肠管、网膜、肠系膜和直肠子宫陷凹等位置的良性增殖性疾病，其发病机制主要包括间充质干细胞化生的激素学说和医源性学说。近年来，医源性 LPD 的个案报道逐渐增加，其临床表现为非特异性，多在影像学检查或术中探查时偶然发现。目前 LPD 的治疗尚缺乏标准化方案，手术是主要的治疗方法，手术方式需多方面评估患者的年龄、症状、并发症以及生育要求等。鉴于其存在恶性转化的风险，术后需严密随访，尤其是具有恶变危险因素的患者。

　　子宫（肌瘤）分碎术是指在腹腔镜下借助高速旋转的电动分碎器旋切子宫或肌瘤后将其从腹腔内取出，完成"子宫良性肿瘤"切除的手术方式。医疗器械的使用可能是一把"双刃剑"，在带来益处的同时也可能会导致一些相关的并发症。该手术方式可使良性肿瘤患者获得微创手术效果，但是无论是良性的子宫肌瘤还是误诊为"良性"的子宫肉瘤，经无保护措施的子宫（肌瘤）分碎术可能导致肿瘤细胞与组织碎片的播散种植。多数患者可能因肿瘤的转移与复发而被迫再次手术。对于子宫肉瘤患者来说，误用分碎术势必将对患者的预后造成医源性负面影响。鉴于此，在中国医师协会妇产科医师分会妇科肿瘤专业委员会的组织下，由全国 35 位妇科肿瘤专家共同参与制定了我国首部有关子宫（肌瘤）分碎术的专家共识。《实施腹腔镜下子宫（肌瘤）分碎术的中国专家共识》详细介绍了腹腔镜下子宫（肌瘤）分碎术术前评估、术中处理以及术后监测，并对这三部分内容进行指导应用。

　　在临床表现、体征以及相关检查方面上，早期子宫肉瘤与子宫肌瘤患者鉴别存在很大困难。如何更好地对拟行腹腔镜下子宫（肌瘤）分碎术的患者行术前评估显得尤为重要。在实施分碎术之前，应通过临床危险因素、影像学检查、肿瘤标记物检测子宫内膜活检等内容及方法充分且严格评估需要切除的子宫体或者子宫肌瘤具有恶性病变的风险程度。血清乳酸脱氢酶和 CA125 值升高对子宫肉瘤诊断有一定参考价值，但缺乏特异性。对于可疑宫颈癌患者应进行宫颈细胞学筛查和（或）病理检查。存在异常子宫出血的患者应警惕子宫内膜癌的可能。考虑到穿刺活检病理诊断的局限性和恶性肿瘤细胞种植转移的风险，术前超声或 CT 引导下子宫肌瘤穿刺活检的应用价值有限。高风险病变的临床危险因素包括：①年龄＞35 岁；②异常子宫出血（年龄＞35 岁）；③肌瘤生长过快（6 个月内增长≥20%）；④接受过某些治疗（盆腔放射或者他莫昔芬治疗）；⑤遗传疾病（遗传性平滑肌瘤及肾细胞癌综合征、林奇综合征Ⅱ型、视网膜母细胞瘤）。超声检查是子宫肌瘤术前首选影像学检查方法。对于"子宫肌瘤"患者腹腔镜分碎术术前，应该由有经验的超声医师按照共识给出的标准进行评分。结合临床危险因素和超声评分、肿瘤标记物检测对可疑的子宫平滑肌肉瘤患者进行危险分层管理。如果被认为是"低风险"患者可以不再行进一步检查，直接决定手术方式；相反，"高风险"患者则需要接受MRI进一步评估后，再决定手术方式（病例13图7）。

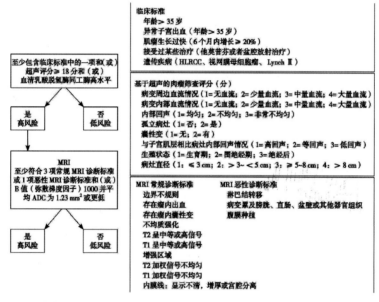

病例13图7　腹腔镜下子宫（肌瘤）粉碎术术前评估流程

鉴于拟行腹腔镜子宫（肌瘤）分碎术的患者术前诊断仍存在一定困难，那么术中坚持无瘤操作技术是外科医护人员必须遵循的基本原则。在手中，无论是手术医生还是手术台上的护士，都应该遵循无瘤原则。这对参与手术的医生和护士是一个挑战，在手术中护士手术台的管理即医用手套、器械、纱布都需要格外留意，切勿污染。无瘤技术是防止癌细胞沿血循环、淋巴系统扩散和创面种植的关键措施。临床医生需要高度重视。若对肿瘤进行分碎，而没有无瘤技术概念，那么该分碎术是不完整的。因此，无论是2017年ESGO共识、2020年美国FDA更新安全通告，还是我国《共识》均建议和推荐使用密闭式分碎袋，其目的在于行微创技术的同时避免组织在腹腔内种植播散。分碎术对早期子宫肉瘤的预后影响主要在于子宫分碎器上，因此有必要对分碎器进行改进。有报道通过双极电流作用的平稳刀片有望能替代现有的旋转刀片，但仍需临床验证。在新的设备及有效的术前诊断方法出现之前，密闭式分碎袋是腹腔镜子宫（肌瘤）分碎术术中必不可少的装备，有效解决了肿瘤种植的难题，保障无瘤技术的完美实施。对于肿瘤的分离切记不可挤压、一定要将肿瘤标本放入密闭式分碎袋中进行隔离后，再行分碎术。操作过程中，应随时注意观察分碎袋是否完整，避免破裂造成标本组织外溢，确保手术的安全性。术中还应对子宫肿瘤进行再次评估，当怀疑有恶性肿瘤的可能性时，应该严格遵守恶性肿瘤的手术治疗原则。术中冰冻病理诊断子宫肉瘤的准确性可达95%，应特别注意变性坏死的肌瘤，这些肌瘤在操作过程中更容易破裂。术毕取出密闭式分碎袋，注水或充气检查分碎袋是否破裂。手术结束前应用大量蒸馏水或生理盐水反复仔细的冲洗盆腹腔，尽可能地避免种植发生。临床医生要做到把无瘤的理论和实践结合起来，才是分碎术的完整体系。

四、主编点评

本病例是一例罕见的静脉内平滑肌瘤病，具有潜在的致命性风险，诊断存在一定难度，一旦确诊，需要及早外科手术治疗。静脉内平滑肌瘤病因目前仍不清楚，可能起源于子宫肌瘤或子宫阔韧带内肌瘤，但是生长范围不局限于子宫，可沿卵巢静脉、髂静脉蔓延生长，可达下腔静脉，甚至生长累及右心，影响三尖瓣功能，造成右心功能不全。子宫平滑肌瘤是临床最常见女性生殖系统良性肿瘤，有关子宫平滑肌瘤的各种手术是妇科常见手术，但子宫平滑肌瘤的规范无瘤手术治疗对患者预后至关重要。近来也有报导腹膜播散性平滑肌瘤病，发病罕见，可见整个盆腹腔内广泛分布多个大小不等的肌瘤样结节，常累及盆腹腔腹膜、网膜、肠管、肠系膜和直肠子宫陷凹等。其发病机制主要包括间充质干细胞化生的激素学说和医源性学说。医疗器械的使用可能是一把"双刃剑"，在带来益处的同时也可能会导致一些相关的并发症。无保护措施的子宫（肌瘤）分碎术可能导致肿瘤细胞与组织碎片的播散种植。子宫平滑肌瘤手术中坚持无瘤操作技术是外科医护人员必须遵循的基本原则。我国及国际《共识》均建议和推荐使用密闭式分碎袋，其目的在于行微创技术的同时避免组织在腹腔内种植播散，最大限度减少此类疾病的发生。

（陈　茜　樊江波）

参考文献

[1]Gul P，Gul K，Jogezai S.Subserosal Leiomyoma with Intravenous Leiomyomatosis

Extending into Inferior Vena Cava and Right-sided Cardiac Chambers[J].J College of Physicians and Surgpnk，2019，29（8）：775-777.

[2]Jain N，Rissam HK，Mittal UK，et al.Intravenous leiomyomatosis with intracardiac extension：an unusual presentation of uterine leiomyoma and evaluation with 256-slice dual-source multidetector CT and cardiac MRI[J].BMJ Case Rep，2015，7：2015

[3]刘元涛，孙浩然.静脉内平滑肌瘤的CT及MRI表现[J].医学影像学杂志，2019，29（9）：1535-1538.

[4]Declas E，Lucot JP.Extra uterine leiomyomatosis：review of the literature[J].Gynecol Obstet Fertil Senol，2019，47（7/8）：582-590.

[5]Julien C，Bourgouin S，Boudin L，et al.Disseminated peritoneal leiomyomatosis[J].J Gastrointest Surg，2019，23（3）：605-607.

[6]Soni S，Pareek P，Narayan S.Disseminated peritoneal leiomyomatosis：an unusual presentation of intra-abdominal lesion mimicking disseminated malignancy[J].Med Pharm Rep，2020，93（1）：113-116.

[7]中国医师协会妇产科医师分会妇科肿瘤专业委员会（学组）.实施腹腔镜下子宫（肌瘤）分碎术的中国专家共识[J].中国实用妇科与产科杂志，2020，36（7）：626-632.

[8]朱熠，张国楠.子宫（肌瘤）分碎术前超声检查对鉴别子宫肉瘤的应用价值[J].肿瘤预防与治疗，2019，32（6）：547-551

病例14

以卵巢癌初诊的女性生殖系统结核

一、病例摘要

一般资料：患者郝××，女，27岁。2022年4月11日首次入院。

主诉：发现盆腔积液9个月，盆腹腔占位伴肿瘤标志物升高1周。

现病史：患者9个月前孕检，B超提示：盆腔积液（88mm×47mm及51mm×50mm）。4个月余前复查B超示：右侧附件区条状低回声（3.1cm×1.0cm），盆腔积液（前后径约4.5cm）。1周前再次复查B超示：盆腹腔大量积液（子宫后方可见118mm×57mm无回声区，宫底上方可见75mm×50mm无回声）。盆腔核磁示：盆腔大量积液；双侧附件区条管样异常信号影，多考虑：①输卵管恶性病变（Ca/转移性？）②输卵管积脓，建议结合临床及肿瘤标志物。肿瘤标志物示：CA125 394U/ml，CA-153 27.20U/ml。发病期间患者无明显腹痛、腹胀，无低热、盗汗，无咳嗽、咳痰、咯血、胸痛症状，无体重减轻等伴随症状。现为进一步治疗，遂来我院。门诊以"盆腔占位待排"之诊断收住我科。

既往史及家族史：无特殊。

个人史：自诉爷爷1年前患肺结核，现治疗中，极少探访。

月经婚育史：初潮13岁，经期5天，周期30天，末次月经时间：2022年3月14日，既往月经规律，量中，色暗红，有少量凝血块，有痛经。26岁结婚，0-0-0-0，安全套避孕，丈夫体健。

体格检查：身高165cm，体重60kg，ECOG 1分。

妇科检查：外阴：已婚未产式。阴道：畅，黏膜光。宫颈：常大，呈颗粒状改变，触血（-）。宫体：前位，常大，质中，活动度可，无压痛。附件：双侧附件未触及明显包块，压痛（-）。三合诊：直肠黏膜光，指套无血迹。

其他辅助检查：肿瘤标志物：CA125 394U/ml，CA-153 27.20U/ml。

入院诊断：①盆腔肿物待排？②腹盆腔积液待查？

二、诊疗过程

1. 完善相关检查

（1）生化检查：人附睾蛋白 75.04（pmol/L）↑，余生化检查无特殊异常。

（2）影像学检查：胸部 CT 示：右侧胸膜多发小结节，建议随诊复查。左肺上叶钙化灶。腹腔少许积液，左上腹腔小结节，请结合腹部检查。腹部＋盆腔核磁示（病例 14 图 1）：①双侧附件区管状肿块，DWI 呈明显扩散受限，考虑附件来源恶性肿瘤，少 – 中量腹水；②双侧结肠旁沟、肠系膜间、肝裂间多发斑片状异常信号。盆腔、腹腔内腹膜增厚，考虑腹、盆腔多发转移可能；③子宫内膜增厚，DWI 呈明显扩散受限，建议结合组织学检查；④肝右后叶下段结节，DWI 呈高信号，建议 3.0 TMR 增强扫描进一步检查；⑤肝左内叶及右后叶上段富水性病变，考虑良性病变可能，建议短期复查。

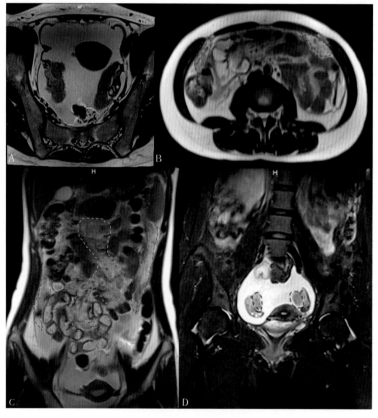

病例14图1　影像检查

注：A. 红色虚线标志为双侧增粗输卵管；B. 红色虚线标志为增厚大网膜；C. 红色虚线标志为增厚大网膜。蓝色虚线标志内低密度信号为种植结节；D. 红色虚线标志为双侧增粗输卵管。

（3）其他化验：淋巴细胞培养＋γ干扰素检测（N）0.630U/ml；淋巴细胞培养＋γ干扰素检测（T-N）11.370U/ml；淋巴细胞培养＋γ干扰素检测（P-N）11.370U/ml；结核感染 T 细胞测定实验阳性（＋）；D-Di 1.63μg/ml。

2. 诊断

（1）盆腔肿物待排？（女性生殖系统恶性肿瘤、盆腹腔结核、转移性肿瘤）。

（2）腹盆腔积液待查？

3. 治疗经过

（1）患者病例特点总结：①青年女性；②腹腔多发肿物占位伴少-中量腹水；③肿瘤标志物 10 倍升高；④有肺结核患者接触史，无明显结核症状；⑤结核相关检测阳性；⑥家族无癌症相关病史。

（2）MDT 建议腹腔镜探查活检，明确诊断。

（3）术中探查情况：大网膜粘连于前腹壁，腹腔内有约 1000ml 草黄色清亮腹水，腹膜、大网膜及盆腔脏器浆膜面散在粟粒状灰黄色结节，盆腔腹膜明显增厚。子宫前位，稍大，表面满布灰色粟粒样结节。双侧圆韧带表面布满粟粒状灰黄色结节。双侧输卵管、卵巢满布灰色粟粒样结节，双侧输卵管增粗。

（4）病理：术中冰冻：腹膜肉芽肿性炎，考虑结核。石蜡病理：腹膜肉芽肿性炎，考虑结核（病例 14 图 2）。

（5）转结核病专科医院治疗。

陕西省肿瘤医院

术中冰冻检查报告单

病理号：B27448

| 姓　名： | ▉▉ | 性别： | 女 | 年　龄： | 29岁 | 送检医院： | 陕西省肿瘤医院 |
| 科室： | 妇瘤四科 | 住院▉ | ▉▉ | 床　号： | | 送检医师： | 张鹏闯 |

附图：

病理诊断：

　　"腹膜"肉芽肿性炎，考虑结核。

病例14图2　术中冰冻检查报告

三、病例分析

据 WHO 全球数据统计，全球每年诊断为结核病的 1000 余万新患者中，有 15% ~ 40% 患有肺外结核病，泌尿生殖系统结核是继淋巴结结核和胸膜结核之后第三大最常见的肺外结核病因。女性生殖器官按结核杆菌感染频率顺序：输卵管（95% ~ 100%）、子宫内膜（50% ~ 60%）、卵巢（20% ~ 30%）、子宫颈（5% ~ 15%）、子宫子宫肌层（2.5%）、阴道和（或）外阴（1%）。根据病变特征不同可分为两型：其一为渗出型，表现为湿性腹膜炎，以渗出为主，在腹膜上散布无数大小不等的灰黄色结节，渗出物为浆液性草黄色澄清的液体，积聚于盆腔，有时因粘连可形成多个包裹性囊肿，需与卵巢肿瘤相鉴别。其二为粘连型，变现为干性腹膜炎，以粘连为主，又称粘连性腹膜炎，特点为腹膜增厚，与邻近脏器之间发生紧密粘连，粘连的块状物，常发生干酪样坏死，易形成瘘管。其潜伏期很长，可达 1 ~ 10 年，多数患者日后发生生殖器结核时，原发病灶多已痊愈。

现将该类患者的治疗经验及感悟分享如下：

（1）研究发现血清 CA125 水平与肿瘤分期有较强的关系（$P = 0.003$）如病例 14 图 3 所示，CA125 水平相对较高数值与肿瘤晚期阶段和较差的患者预后相关，Ⅲ ~ Ⅳ期卵巢癌患者 CA125 均数水平 > 700U/ml。患者我院初诊，影响学检查提示患者盆腹腔多发种植"肿瘤"，虽外院初步诊断Ⅲ期以上卵巢癌，但接诊时发现患者 CA125 394U/ml 出现影像与肿瘤标志物不符现象：影像学重而肿瘤标志物稍轻，因此提出女性生殖系统结核猜想。

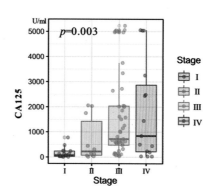

病例14图3　血清CA125水平与肿瘤分期的关系

（2）女性生殖系统结核（female genital tuberculosis，FGTB）为惰性疾病，多数育龄期妇女伴无临床意义的症状，通常仅在评估不孕症后才被诊断出来。因此患者婚龄较短，且有效避孕，因此初期无不孕症诊断。育龄妇女最常报告的症状是月经不调或其他非特异性症状，如下腹部或盆腔疼痛和阴道分泌物异常。偶也可引起 Asherman 综合征，表现为宫内粘连伴不孕和月经不调。其他全身症状，包括不适、盗汗和发热，较少发生。FGTB 的鉴别诊断范围很广，可与卵巢癌和子宫内膜癌相似，血清 CA125 水平升高通常提示怀疑恶性肿瘤，但 FGTB 患者也可能升高。其他生物标志物（如人附睾蛋白 4）可能对卵巢癌和子宫内膜癌更具特异性，因此在评估结核病患者的恶性肿瘤时更有用，罕见情况下，FGTB 与生殖器癌同时发生。本例患者同时伴有 HE4 升高。

（3）MRI 具有优于 CT 扫描和超声检查的软组织分辨率和多平面采集等特点，更易发现阳性结果。我中心对于卵巢癌患者初始影像学评估病情时，选择 MRI 多于增强 CT 扫描。FGTB 患者 MRI 提示伞端外翻如烟斗嘴状是输卵管结核的典型表现，且 90% ～ 100% 为双侧。但影像学检查显示多为非特异性发现，如双侧输卵管扩张、输卵管狭窄、输卵管结节性瘢痕和输卵管积水或输卵管积脓。当输卵管上存在多个粘连或在附件区域观察到相关的结节性钙化时，可以怀疑生殖器结核。

（4）世卫组织推荐的治疗指南仍是通过结核病药物治疗根除结核感染。只有在：①药物治疗 6 个月，盆腔包块持续存在；②多种药物耐药；③症状（盆腔疼痛或子宫异常出血）持续或复发；④药物治疗后病变复发；⑤瘘管未能愈合；⑥怀疑同时有生殖道肿瘤存在等，方考虑手术治疗。因有研究表明，FGTB 可与生殖器癌同时发生。面对不能除外女性生殖系统恶性肿瘤患者，应该完全将其两者鉴别后再行后续治疗，以免耽误病期。腹腔镜探查活检较目前临床中使用的相关检查化验方式而言，因其结果迅速、准确，仍是临床值得选择的诊断方法。但是探查应值得注意，术前应做干性腹膜炎和湿性腹膜炎区分，若为干性腹膜炎，不建议行腹腔镜检查，以免在戳卡穿刺或分离粘连过程中出现肠道或邻近器官损伤，给患者造成必要甚至无法挽回的损伤。

（5）目前结核病发生比例仍居高不下，众多患者仍首发症状就诊时多数前往综合医院，而非结核病专科医院。因此，在临床中面对怀疑结核感染患者，我们不仅要做到自我防护、病区防护，如患者全程佩戴外科口罩，避免佩戴有呼吸阀的口罩，如果条件允许，尽量单间诊治，更应该做到"战友"防护。如交班中告知护士目前患者情况及结核可能，抽血、输液过程中做好防护工作，如腹水、阴道分泌物送至检验科室，应对检验人员的告知标本传染性风险及做好防护工作；如术中、术后病理组织送至病理科，则应提前告知取材及诊断的病理科医生做好防护工作。

四、主编点评

此病例难点是早期及时发现 FGTB 与盆腔肿瘤相鉴别。患者就医过程中于我省多个知名三甲医院就诊，当时均认为其为晚期卵巢癌，导致患者情绪低落、淡漠，当诊疗小组认真分析患者化验及影像学对比时提出，可能是良性，不除外结核时，患者如释重负、眼眶红润，称这是她最近听到的最好的消息。此患者入院 d1：系统检查评估；d2：MDT＋排手术；d3：手术（冰冻确诊结核），从入院到确诊约 50 小时，既保证了患者结核专科及时治疗，同时又免去同期患肿瘤的忧虑。诊断是整个诊治过程中最难也是最跌宕起伏的一环，我们就像判官提笔判了患者的生死。因此，在诊断过程中要避免先入为主、想当然的思想，对待特殊患友群体、疑难病例要慎之又慎。

（张鹏闯　胡丽娟）

参考文献

[1]Muneer A，Macrae B，Krishnamoorthy S，et al.Urogenital tuberculosis–epidemiology，pathogenesis and clinical features[J].Nat Rev Urol，2019，16（10）：573–598.

[2]Zhang M，Cheng S，Jin Y，et al.Roles of CA125 in diagnosis，prediction，and oncogenesis of ovarian cancer[J].Biochim Biophys Acta Rev Cancer，2021，1875（2）：188503.

[3]Tzelios C，Neuhausser WM，Ryley D，et al.Female Genital Tuberculosis[J].2022，9（11）：ofac543.

[4]Yates JA，Collis OA，Sueblinvong T，et al.Red Snappers and Red Herrings：Pelvic Tuberculosis Causing Elevated CA 125 and Mimicking Advanced Ovarian Cancer. A Case Report and Literature Review[J].Hawaii J Med Public Health，2017，76（8）：220–224.

[5]Wang Y，Shao R，He C，et al.Emerging progress on diagnosis and treatment of female genital tuberculosis[J].2021，49（5）：3000605211014999.

[6]Naeem M，Zulfiqar M.Imaging Manifestations of Genitourinary Tuberculosis[J].2021，41（4）：1123–1143.

[7]Global tuberculosis report 2022；SBN 978–92–4–006172–9（electronic version）；https：//www.who.int/publications/i/item/9789240061729[J].

[8]Chow TW，Lim BK，Vallipuram S.The masquerades of female pelvic tuberculosis：case reports and review of literature on clinical presentations and diagnosis[J].J Obstet Gynaecol Res，2002，28（4）：203–210.

病例 15

年轻低级别浆液性卵巢癌复发后
内分泌维持治疗

一、病例摘要

一般资料：患者丁××，女，28岁，于2011年9月19日首次入住我科。

主诉：以"卵巢癌外院术后3个月，3程化疗后1个月，腹胀1周"入院。

现病史：患者3个月前因"卵巢囊肿（双侧）、原发性不孕"于当地医院行"腹腔镜下双侧卵巢囊肿剥除＋双侧输卵管通液术"，术后病理结果回报：双侧卵巢交界性肿瘤并局部癌变（浆液性腺癌），术后行多西他赛＋奥沙利铂化疗3程，为进一步诊治，患者转至我院就诊。

既往史：2004年因"阑尾炎"于外院行阑尾切除术，余无特殊。

月经史、婚育史、家族史：平素月经规律，周期28～30天，经期3～4天，月经量中等，无痛经。24岁结婚，婚后未避孕。生育史：0-0-0-0。否认家族遗传病史。

查体及辅助检查：

1. 妇科检查　外阴已婚式，阴毛呈女性分布。阴道通畅，黏膜光滑，分泌物不多。宫颈光滑常大。宫体前位，稍大，质中，活动稍差，无压痛。左右附件区分别可触及约6cm、5cm大小包块，质软，固定，压痛阴性。三合诊双侧骶主韧带无增厚。

2. 肿瘤标志物　CA125 46.7U/ml，HE-4 102.9pmol/L。

3. 腹部及盆腔CT　双侧附件区包块，右侧约4.4cm×6.2cm，左侧约5.0cm×5.0cm大小，内可见分隔，盆腔积液，余无异常。

4. 会诊外院病理切片结果　双侧卵巢交界性浆液性乳头状囊腺瘤，局灶浆液性腺癌Ⅰ级形成。

入院诊断：①卵巢低级别浆液性癌不全分期术后化疗后；②原发性不孕。

二、诊疗过程

1. 首次治疗　结合患者病史及辅助检查考虑低级别浆液性卵巢癌（Low-grade serous ovarian cancer，LGSOC）不全术后，遂于 2011 年 9 月 23 日行卵巢癌再分期手术，术中探查见腹腔内约 400ml 草绿色清亮腹水，大网膜表面散在粟粒至米粒大小结节，肠管间扭曲，呈广泛膜状粘连，未见梗阻表现，阑尾缺如，双侧卵巢均囊实性多房性增大，与周围组织广泛粘连，双侧输卵管外观毛糙，呈慢性炎症改变，腹主动脉旁及盆腔各组淋巴结均未触及肿大，术中考虑卵巢低级别浆液性癌 Ⅲ B 期可能。根据 2011 年卵巢癌 NCCN 指南，仅行全面分期后明确为 Ⅰ 期的患者方可保留生育功能，术中充分告知家属病情后行"全子宫＋双附件＋大网膜"切除术，术后评估达 R0。术后病理结果回报提示：双侧卵巢交界性浆液性乳头状囊腺瘤，局灶浆液性腺癌 Ⅰ 级形成，大网膜见癌种植，右侧输卵管见癌浸润，左侧输卵管组织，子宫内膜单纯性增生，慢性宫颈炎。免疫组化：ER（2+）、PR（2+）、C-crbB-2（－）、Ki-67（5%）、P63（－）、SMA（＋）。术后诊断：卵巢低级别浆液性腺癌 Ⅲ B 期。术后给予"紫杉醇＋卡铂"全身静脉化疗 6 程（末次化疗时间：2012 年 3 月）后评估疾病达 CR，按时于门诊随访。

2. 第一次复发　2018 年 8 月，患者门诊常规复查时发现 CA125 58.8U/ml，HE4 189.8pmol/L。进一步行 PET-CT：子宫及双附件术后缺如，脾脏混杂密度病变，葡萄糖代谢不均匀增高，提示恶性病变，转移性肿瘤可能，肝左叶内侧段血管瘤。遂以"恶性肿瘤复发、卵巢低级别浆液性腺癌 Ⅲ B 期术后化疗后"收住院，入院后行影像学评估提示肿瘤病灶孤立于脾脏（病例 15 图 1），考虑患者系铂敏感复发、无腹水、肿瘤孤立可切除，遂于 2018 年 8 月 31 日在全麻下行"脾脏＋肿瘤切除＋副脾"切除术，术后病理提示：脾脏见腺癌浸润，结合免疫组化结果考虑低级别浆

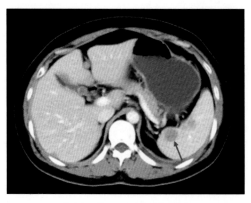

病例15图1　脾脏转移瘤

液性癌，以卵巢来源可能性大，肿瘤大小约6.5cm×6cm×6cm，癌组织侵犯但未浸透被膜，脾脏断端未见癌，另见副脾一枚，免疫组化显示肿瘤细胞p16（局灶+），PR（－），ER（+40%），ki67（15%），WT-1（－），p53（－）。术后行基因检测提示BRCA（－）。依据指南给予"紫杉醇脂质体＋卡铂"全身静脉化疗6程后评估达完全缓解（末次化疗时间：2019年1月），后门诊按时随访复查。

3. 第二次复发　2019年5月，患者以"CA125升高（CA125 46.67U/ml）"再次入院，入院后妇科检查发现阴道残端增厚，可触及直径约1cm大小结节。盆腔MRI提示：系卵巢癌术后，阴道残端较前明显增厚（病例15图2）。阴道残端穿刺活检病理提示："阴道残端"符合浆液性腺癌。考虑患者此次系铂耐药复发，完善相关检查后行"多柔比星脂质体＋贝伐珠单抗"全身静脉化疗4程（末次化疗时间2019年7月），经影像学评估疾病达CR。依据2019年卵巢癌NCCN指南推荐低级别浆液性卵巢癌可行激素治疗，结合患者既往术后病理ER/PR表达情况，与患者及家属充分沟通后给予来曲唑口服维持治疗（2.5mg/次，qd），现患者仍门诊如期随访，处于无瘤生存状态。在经过"初始肿瘤细胞减灭术—疾病复发—二次肿瘤细胞减灭术—疾病复发—激素维持的治疗"模式后患者总生存期长达10余年之久（病例15图3）。

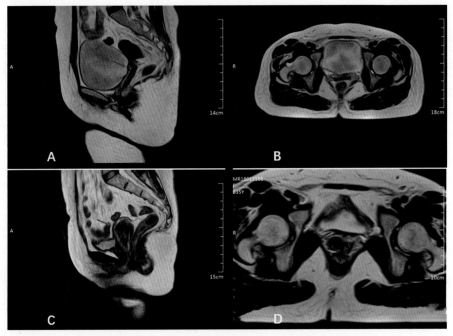

病例15图2　A/B：2018年6月阴道残端矢状位及水平位；

C/D：2019年5月阴道残端矢状位及水平位

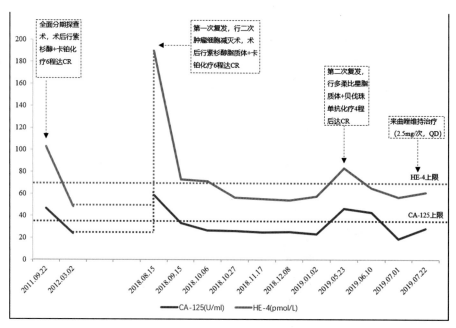

病例15图3 诊治流程图

三、病例分析

LGSOC 是上皮性卵巢癌（epithelial ovarian cancer，EOC）中较为少见的一种病理类型，占浆液性卵巢癌（serous ovarian cancer，SOC）的 4% ~ 10%。目前认为 LGSOC 的发生是一个连续的过程，即从卵巢上皮性包涵体到良性囊腺瘤，再到浆液性交界性肿瘤，最终发展为 LGSOC。LGSOC 与高级别浆液性卵巢癌（High-grade serous ovarian cancer，HGSOC）相比，具有不同的生物学行为、临床特征及分子信号通路。在临床特征方面，HGSOC 中位发病年龄为 56 ~ 63 岁，疾病发展迅速，侵袭性强，对紫杉醇和铂类为基础的初始化疗敏感，但治疗后易复发，5 年生存率低约为 40%。LGSOC 中位发病年龄为 43 ~ 55 岁，疾病进展缓慢，表现为惰性生物学行为，对标准化疗敏感性较低，但 5 年生存率较高约 75%。在分子生物学特征方面，HGSOC 具有较高 TP53 突变率，BRCA 基因突变及其他基因突变导致的同源重组修复缺陷。LGSOC 中罕见 TP53 突变，常表现为 TP53 野生型，而 KRAS、BRAF、NRAS、ERBB2 突变较常见，进而诱导其下游 MAPK 信号通路的激活参与肿瘤的发生发展，LGSOC 也存在 PI3K-AKT-mTOR 通路相关的 IK3CA、FFAR1、USP9X 和 EIF1A 的驱动突变。此外，LGSOC 组织中有较高的雌孕激素受体表达，为激素治疗提供了理论基础。

同 HGSOC，手术仍是 LGSOC 的主要治疗手段，且术后残留病灶的大小与预后显著相关。Nickles 等报道了 189 例 LGSOC 患者研究数据显示，手术达 R0 的患者 PFS 和 OS 分别为 33.2m 和 96.9m，而术后残留病灶在 0.1 ~ 1cm 和 > 1cm 的亚组，PFS 和 OS 分别为 14.7m、44.5m 和 14.1m、42.0m，且差异具有统计学意义。鉴于 LGSOC 对初始化疗易耐药的特性，有学者对间歇性肿瘤细胞减灭术（interval debulking surgery，IDS）在 LGSOC 患者中的作用提出质疑，Bogani G 等在一项回顾性研究中报道了 72 例 LGSOC 患者临床资料发现与接受初始肿瘤细胞减灭术（primary debulking surgery，PDS）患者相比行 IDS 者预后更差（HR = 2.95；95% CI = 1.12 ~ 7.74），但基于该研究系回顾性研究且样本量较少且研究中缺少关于病灶累及部位及数量的记载，可能存在 IDS 组肿瘤负荷更大、临床分期更晚等偏倚因素。所以，仍需要更多高质量的循证医学数据来证实 IDS 在 LGSOC 中的作用。虽然 LGSOC 远期预后较好，但约 80% 患者会发生疾病复发，Crane EK 等报道了 41 例接受二次肿瘤细胞减灭术的复发性 LGSOC 患者，术后无肉眼病灶残留者中位 PFS 为 60.3m，而有肉眼残留病灶者仅 10.7m。所以对于复发性 LGSOC，满意的二次肿瘤细胞减灭术仍能使患者从中获益。

虽然 LGSOC 初始化疗耐药率高，但 Ⅱ ~ Ⅳ 期 LGSOC 患者术后仍应辅以紫杉/卡铂化疗。复发患者对化疗的反应率更低，除激素治疗外化疗仍是重要治疗手段。对铂敏感复发患者仍推荐以铂为基础的化疗方案，如紫杉醇/卡铂、多柔比星脂质体/卡铂。铂耐药患者首选非铂类化疗，如多西他赛单药、多柔比星脂质体 ± 贝伐珠单抗、紫杉醇周疗 ± 贝伐珠单抗等方案。

内分泌治疗在 LGSOC 的治疗中具有重要的意义，2021 NCCN 指南将芳香化酶抑制剂纳入初始治疗首选方案中，常用的芳香化酶抑制剂包括阿那曲唑、来曲唑、依西美坦、醋酸亮丙瑞林、他莫昔芬等。Gershenson 等在一项针对 Ⅱ ~ Ⅳ 期 LGSOC 患者的回顾性研究中发现在经过手术和化疗后，接受激素维持治疗组较未接受激素维持治疗组 PFS 获益更大（64.9m VS 26.4m，$P < 0.001$）），而 OS 在两组中相似（115.7m VS 102.7m，$P = 0.42$）。一项针对复发性 LGSOC 的随机前瞻性 Ⅱ 期临床试验表明，对于 ER/PR 阳性的复发患者使用阿那曲唑治疗 6 个月后客观缓解率为 14%，临床受益率为 61%。目前仍有很多针对 LGSOC 激素治疗的临床研究，由于 LGSOC 患者对化疗应答率较低，激素治疗可能为 LGSOC 患者提供更多获益。有证据支持 MEKi、BRAF 抑制剂在 LGSOC 治疗中的有效性，GOG-0239 研究显示在复发性 LGSOC 中使用司美替尼，ORR 约为 15%，GOG-0281 是一项评估曲美替尼在复发性 LGSOC 疗效的 Ⅲ 期临床试验，在这项研究中，接受曲美替尼治疗的患者的中位 PFS 为 13.0m，而对照组仅 7.2m。

此病例患者在最初明确诊断时仅 28 岁，较文献报道中位发病年龄偏低，但患者总生存期长达 10 余年，可能得益于患者两次的满意肿瘤细胞减灭术及激素维持治疗，这也为满意的肿瘤细胞减灭术及激素治疗使 LGSOC 生存获益提供了佐证。但本病例在诊治过程中仍存在不足，如激素维持治疗如果能更早的应用，患者远期获益可能会更大，当然这也是由于在当时的治疗背景下激素治疗循证医学证据不足所致。此外对该患者行二代测序进行相关基因的检测，实施基于分子生物学特征为指导的精准靶向治疗可能为患者带来更多获益。由于 LGSOC 临床少见，目前关于 EOC 的基础及临床研究绝大多数试验均源于 HGSOC 的研究。整体来看，手术仍是 LGSOC 的主要治疗手段，且 R0 切除对远期预后至关重要，虽然 LGSOC 初始化疗耐药率较高，但手术后辅以铂类为主的化疗仍是一线治疗方案，随着对 LGSOC 的深入研究，内分泌激素治疗在 LGSOC 中逐渐起到了重要作用，MAPK 及 PI3K-AKT-mTOR 通路相关的分子靶向治疗也为 LGSOC 的治疗寄予了新的希望。

四、主编点评

1. 此例低级别浆液性卵巢癌患者，患病时 28 岁，病史 12 年历经 2 次复发。整体分析还是得益于初始手术和第一次复发后两次满意的肿瘤细胞 R0 手术。

2. 复发性低级别浆液性卵巢癌术后仍需要辅助化疗，但是近年来内分泌治疗为 LGSOC 患者提供更多获益，既有治疗的价值也有维持治疗的获益。

（王小伟 王国庆）

参考文献

[1]Plaxe SC.Epidemiology of low-grade serous ovarian cancer[J].Am J Obstet Gynecol, 2008, 198（4）：451-459、458-459.

[2]Usach I, Blansit K, Chen LM, et al.Survival differences in women with serous tubal, ovarian, peritoneal, and uterine carcinomas[J].Am J Obstet Gynecol, 2015, 212（2）：181-188.

[3]Gadducci A, Casio S.Therapeutic Approach to Low-Grade Serous Ovarian Carcinoma：State of Art and Perspectives of Clinical Research[J].Cancers （Basel）, 2020, 12（5）：1336.

[4]Buttarelli M, Mascilini F, Zannoni GF, et al.Hormone receptor expression profile of low-grade serous ovarian cancers[J].Gynecol Oncol, 2017, 145（2）：352-360.

[5]Nickles FA，Java J，Ueda S，et al.Survival in women with grade 1 serous ovarian carcinoma[J].Obstet Gynecol，2013，122（2 Pt 1）：225-232.

[6]Bogani G，Leone RMU，Paolini B，et al.The detrimental effect of adopting interval debulking surgery in advanced stage low-grade serous ovarian cancer[J].J Gynecol Oncol，2019，30（1）：e4.

[7]Crane EK，Sun CC，Ramirez PT，et al.The role of secondary cytoreduction in low-grade serous ovarian cancer or peritoneal cancer[J].Gynecol Oncol，2015，136（1）：25-29.

[8]卢淮武，许妙纯，张钰豪，等.2021 NCCN卵巢癌包括输卵管癌及原发性腹膜癌临床实践指南解读[J].中国实用妇科与产科杂志，2021，37（04）：457-466.

[9]Gershenson DM，Bodurka DC，Coleman RL，et al.Hormonal Maintenance Therapy for Women With Low-Grade Serous Cancer of the Ovary or Peritoneum[J].J Clin Oncol，2017，35（10）：1103-1111.

[10]Tang M，O'Connell RL，Amant F，et al.PARAGON：A Phase Ⅱ study of anastrozole in patients with estrogen receptor-positive recurrent/metastatic low-grade ovarian cancers and serous borderline ovarian tumors[J].Gynecol Oncol，2019，154（3）：531-538.

[11]Slomovitz B，Gourley C，Carey MS，et al.Low-grade serous ovarian cancer：State of the science[J].Gynecol Oncol，2020，156（3）：715-725.

[12]Pauly N，Ehmann S，Ricciardi E，et al.Low-grade Serous Tumors：Are We Making Progress？[J].Curr Oncol Rep，2020，22（1）：8.

病例16

五次复发长期生存卵巢癌

一、病例摘要

一般资料：患者宋××，女，49岁。2012年10月23日首次入院。

主诉：卵巢癌术后2周。

现病史：2周前因"盆腔包块"于2012年10月19日在外院全麻下行"卵巢癌减灭术——全子宫、双附件切除＋盆腔淋巴结＋大网膜、阑尾切除术"。术后病理："双侧卵巢"低分化浆液性腺癌。"右髂内"淋巴结4个，"右髂外"淋巴结4个，"右闭孔"淋巴结4个，"右腹股沟"淋巴结5个，"左髂外"淋巴结2个，"左腹股沟"淋巴结2个，均未见癌转移。"右髂总""左髂总"为纤维脂肪组织，"大网膜"癌结节2个，增生性子宫内膜。慢性宫颈炎伴局部区表面上皮鳞状上皮化生。双侧输卵管组织。慢性阑尾炎。为进一步诊治入住陕西省肿瘤医院。

既往史、个人史、家族史：无特殊。

妇科检查：外阴：已婚经产式。阴道：通畅，黏膜光滑，阴道残端呈术后改变。盆腔：空虚，弹性良好，未触及明显包块。肛诊：直肠黏膜光，指套无血迹。

辅助检查：术后病理："双侧卵巢"低分化浆液性腺癌；盆腔淋巴结未见癌转移（0/21）。"右髂总""左髂总"为纤维脂肪组织；"大网膜"癌结节2个；增生性子宫内膜；慢性宫颈炎伴局部区表面上皮鳞状上皮化生。双侧输卵管组织。慢性阑尾炎。（某市级医院）

入院诊断：双侧卵巢浆液性腺癌ⅢC期术后。

二、诊疗过程

1. 初治经过（2012年10月—2013年4月）　入院后会诊外院病理检查双侧卵巢浆液性腺癌Ⅱ～Ⅲ级，盆腔各组淋巴结均未见癌转移（0/21），大网膜见癌浸润，萎缩性子宫内膜，子宫局限性腺肌病，慢性宫颈炎伴鳞化，输卵管组织，慢性阑尾炎。妇科肿瘤标志物：CA125 13.98U/ml，HE4 81.47pmol/L，余影像学检查未见明显异常。入院后给予"TP"方案化疗6程：紫杉醇240mg＋270mg×5，顺铂 100mg×6，末次化疗时间：2013 年 4 月 23 日。化疗结束后进入随访，随访时长 67 个月（随访肿瘤标志物，见病例 16 图 1）。

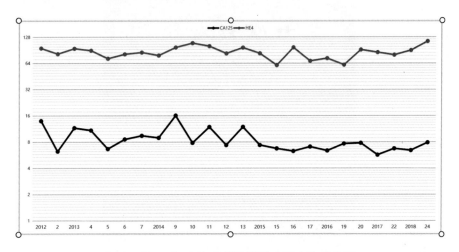

病例16图1　初次治疗后随访肿瘤标志物变化图

2. 首次复发治疗经过（2018 年 11 月—2019 年 8 月，PFI 67m）　2018 年 11 月 6 日复查时 HE4 106.5pmol/L，CA125 7.87U/ml，进一步行 MRI 平扫示腹膜后一枚稍大淋巴结（病例 16 图 2），1 周后（2018 年 11 月 13 日）复查肿瘤标志物进一步升高（HE4 115.8pmol/L，CA125 13.92U/ml），磁共振功能成像示腹膜后多发稍大淋巴结，DWI 呈明显高信号，淋巴结分布较聚集，恶性不除外（病例 16 图 3）。至此考虑肿瘤复发，诊断：双侧卵巢浆液性腺癌Ⅲ C 期术后化疗后复发，腹主动脉旁淋巴结转移。患者铂敏感复发（PFI 67m），无腹水，病灶位于腹主动脉旁较孤立，评估后考虑可完整切除，符合二次减瘤术指征，后于 2018 年 11 月 26 日在全麻下行卵巢癌再次减灭术——腹主动脉旁＋骶前淋巴结清扫术。术后病理回报（20187167）：腹主动脉旁淋巴结 0/24 枚转移，骶前淋巴结 0/2 枚转移。术后复查肿瘤标志物：CA125 7.91U/ml、HE4 88.41poml/L，但考虑术后病理阴性，未进一步辅助治疗，继续随访。术后 5 个月时（2019 年 4 月）复查 HE4 443.1pmol/L、CA125 103.9U/ml，CT 提示腹腔多发转移瘤（病例 16 图 4），结合前次手术及术后病理以及术后肿瘤标志物的变化情况，认为前次为生化复发，目前临床复发。患者仍为铂敏感复发，但无二次手术指征，故给予以铂为基础的联合化疗，后行"TP"全身化疗 6 程。用药：多西他赛 120mg×6，奈达铂 120mg×6，过程顺利。首次化疗时间：2019 年 4 月 25 日，末次化疗时间：2019 年 8 月 19 日，化疗结束后评估 PR（病例 16 图 5），并行 BRCA 基因检测示阴性，建议患者化疗后 PARPi 维持治疗，但因经济原因拒绝，随后进入随访（病例 16 图 6）。

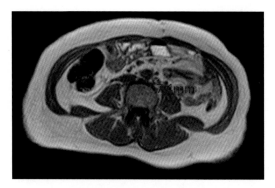

病例16图2　磁共振平扫

注：腹膜后一枚稍大淋巴结。

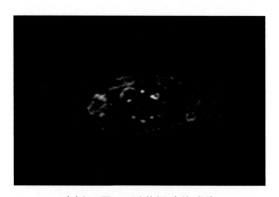

病例16图3　磁共振功能成像

注：腹膜后多发稍大淋巴结，DWI 呈明显高信号，淋巴结分布较聚集，恶性不除外。

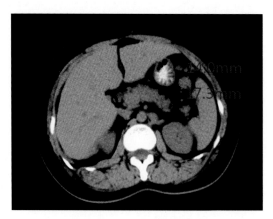

病例16图4　全腹＋盆腔CT

注：腹腔多发转移瘤，腹膜后小淋巴结，双侧腹股沟区多发肿大淋巴结。

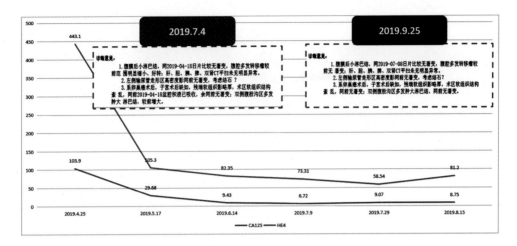

病例16图5　化疗期间肿瘤标志物及影像变化

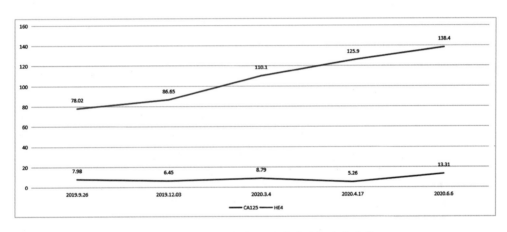

病例16图6　首次复发后随访肿瘤标志物变化

3. 二次复发治疗经过（2020 年 6 月—2021 年 1 月，PFI 10m）　2020 年 6 月复查 HE4 138.4pmol/L、CA125 13.31U/ml，CT 示腹腔多发小结节较前部分增大，肝左外叶局部密度欠均匀，脾内小结节（较前为新发），考虑患者疾病二次复发，本次仍然为铂敏感复发，且既往 TP 方案化疗敏感，故建议患者继续 TP ± 贝伐方案化疗，化疗结束后如有条件维持治疗，但患者不愿全身化疗，最终我们结合 GY004 试验及患者自身情况，给予 PARPi 联合抗血管生成治疗，奥拉帕利（300mg bid）＋安罗替尼（12mg qd），治疗后肿瘤标志物缓慢下降，但服药 6 个月后肿瘤标志物再次开始上升（病例 16 图 7）。

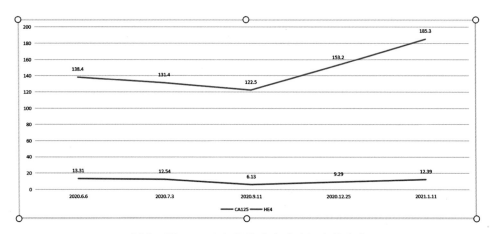

病例16图7　二次复发治疗中肿瘤标志物变化

4. 三次复发治疗经过（2021年1月—2021年4月PFI 17m）　2021年1月复查HE4 185.3pmol/L、CA125 12.39U/ml，磁共振示右心隔角区结节，轻度强化，DWI扩散受限，考虑转移；脾脏结节，增强扫描渐进样强化，较前显示明显；肠系膜网膜多发粟粒样结节，考虑种植转移。肿瘤三次复发，无手术指征，考虑无铂间期17m，建议给予以铂为基础的联合化疗，后行"TP＋贝伐单抗"全身化疗5程。用药：多西他赛120mg×5，奈达铂120mg×5，贝伐单抗400mg，过程顺利。末次化疗时间：2021年4月27日，化疗结束后复查肿瘤标志物HE4 78.75pmol/L、CA125 4.23U/ml，磁共振提示右侧心隔角、脾脏结节较前缩小，肠系膜网膜多发粟粒样结节较前未见明显显示，疗效评估PR，后给予贝伐单抗维持治疗5次（病例16图8）。

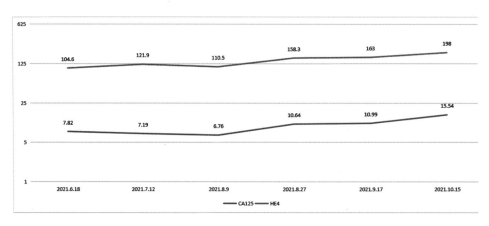

病例16图8　三次复发维持治疗期间肿瘤标志物变化图

5. 四次复发治疗经过（2021年10月—2022年7月PFI 5m）　2021年10月复查HE4 198pmol/L、CA125 15.54U/ml，盆腔磁共振示盆腔腹膜增厚，DWI呈中度扩散受限，左侧闭孔区稍大淋巴结，较前（2021 年 7 月 12 日）略增大，疾病复发，PFI ＜ 6m，后给予"吉西他滨＋贝伐单抗"全身化疗 4 程，但因化疗期间骨髓抑制Ⅲ～Ⅳ度，每次化疗周期均有延长，末次化疗时间为 2022 年 1 月 14 日，治疗过程中肿瘤标志物缓慢下降，但 2022 年 1 月 28 日因左侧锁骨骨折，治疗中断 1 个月，1 个月后（2022 年 2 月 25 日）复查 HE4 217.5pmol/L、CA125 27.85U/ml，CT 示心隔角小结节，部分较前稍增大；肝内多发低密度结节影，考虑转移瘤，脾脏结节，较前增大，考虑疾病进展，更换治疗方案为安罗替尼 12mg/d、依托泊苷 50mg/d（口服两周，停药一周），治疗过程中肿瘤标志物缓慢下降，影像学无明显变化，评估 SD。

6. 五次复发治疗经过（2022 年 7 月—2022 年 12 月 PFI 15m）　2022 年 7 月 CA125 53.93U/ml、HE4 223.6pmol/L，CT 提示心隔角结节较前增大，磁共振提示盆腔腹膜增厚，左闭孔区淋巴结较前增大，双侧结肠旁沟腹膜增厚，腹膜后及胰头后方多发稍大淋巴结；左侧膈下间隙结节样及絮状异常信号；肝内多发富水性病变，DWI 呈高信号，较前为新发病灶；脾脏结节较前增大，疾病再次进展，经 MDT 讨论后建议：①穿刺活检，新鲜组织行基因检测；②无铂间期 15 个月，可尝试继续使用紫杉醇脂质体＋铂类＋贝伐单抗化疗；③尝试使用免疫治疗加抗血管生成治疗。MDT 后与患者及家属充分沟通，后给予肝脏穿刺取活检，活检标本送基因检测，同时给予紫杉醇脂质体＋奈达铂＋贝伐单抗治疗。肝穿刺病理提示"肝穿刺"浸润性低分化癌，基因检测结果示未检出致病 / 疑似致病变异，TMB-L（病例 16 表 1），患者共行 TP＋BEV（紫杉醇脂质体 240mg、奈达铂 120mg、贝伐单抗 500mg）全身治疗 6 次，治疗过程中肿瘤标志物逐渐下降，末次化疗后复查磁共振示盆腔腹膜增厚、双侧结肠旁沟腹膜增厚较前好转，腹膜后及胰头后方多发稍大淋巴结较前缩小；左侧膈下间隙结节样及絮状异常信号较前好转；肝内多发结节较前缩小、数量减少；脾脏结节较前缩小，疾病评估 PR。化疗后给予口服仑伐替尼维持治疗。

病例16表1　NGS检测

检测项	检测结果
体细胞变异	检出 1 个体细胞变异，其中具有临床意义的变异有 0 个，肿瘤发生发展相关变异有 0 个
胚系变异	在检测范围内，未检出致病 / 疑似致病变异
肿瘤突变负荷（TMB）	0.83Muts/Mb，肿瘤突变负荷较低（TMB-L）
免疫检查点抑制剂疗效相关基因	–

注：①体细胞变异结果中及统计与临床意义相关、致癌 / 致病性和意义未明变异，统计在样本中检出的融合变异；②胚系变异结果仅统计致病 / 疑似致病变异；③肿瘤突变负荷、免疫检查点抑制剂疗效等临床研究目前仍处于探索性研究阶段，结果仅供参考。

三、病例分析

这例晚期的卵巢癌患者目前生存期已超过10年，在这10年期间经历了5次复发，使用了数种治疗方案，在整个治疗过程中的治疗经验包括以下几点：

1. 卵巢癌的肿瘤标志物　CA125自命名以来，就一直广泛应用于卵巢癌的诊断、随访及评价预后。HE4发现较晚，但有研究显示其表达较CA125更具特异性。该例患者HE4的价值较CA125更大。在临床中我们往往采用联合监测的办法，更重要的是应该持续动态监测，这样才能更早的发现疾病的复发。

2. 贝伐单抗在复发性卵巢癌中的作用　贝伐单抗是首个抗血管生成靶向药物，是一种靶向VEGF的人源化IgG1型单抗，在铂敏感复发性卵巢癌患者中，基于OCEANS研究以及GOG0213研究，对该类患者指南Ⅰ类推荐化疗联合贝伐单抗治疗，在铂耐药复发性卵巢癌患者中，基于AURELIA研究，指南Ⅰ类推荐化疗联合贝伐单抗治疗，所以除了手术和化疗，复发性卵巢癌首选贝伐单抗，特别是合并腹水者。

3. 安罗替尼在铂耐药复发性卵巢癌中的作用　铂耐药复发性卵巢癌的治疗，是卵巢癌治疗的难点。现有的研究提示安罗替尼治疗铂耐药卵巢癌有一定疗效，使用方法包括单药（ORR 29.9%）、联合化疗（ORR 33%～36%）、联合PARPi（ORR 48%）及联合免疫治疗（ORR 52%），所以在临床中安罗替尼是铂耐药复发的一个选择。这个病例中患者使用安罗替尼联合依托泊苷的治疗期间，疾病虽然没有明显缓解，处于稳定状态，但正是因为这个阶段的治疗，使PFI从5个月延长到15个月，这可能也为后续含铂化疗起效奠定了基础。

4. 维持治疗在卵巢癌全程管理中的作用　PARP抑制剂用于临床以后改善了卵巢癌患者的预后，也将卵巢癌的治疗模式从传统的观察等待模式改变为维持治疗模式，目前维持治疗是卵巢癌治疗的重点，我们应该熟悉不同药物在维持治疗中的使用时机。

四、主编点评

总结这例卵巢癌患病特点：①历时10年的患病时间，表现出卵巢癌一旦复发，反反复复的特点；②初次复发手术后即便是病理阴性的结果，适时采取术后辅助化疗可能会延迟二次复发的时间；③PARPi联合抗血管生成治疗可以作为去化疗的治疗方案，减轻患者的化疗不良反应，延长无铂间期；④多次维持治疗的药物选择也是卵巢癌治疗的关键因素之一。

（胡丽娟　王国庆）

参考文献

[1]Joyce F Liu，et al.Olaparib With or Without Cediranib Versus Platinum-Based Chemotherapy in Recurrent Platinum-Sensitive Ovarian Cancer（NRG-GY004）： A Randomized，Open-Label，Phase III Trial[J].Clinical Oncology，2022，40（19）：2138-2147.

[2]Bast RC，Lazarus H，Feeney M，et al.Reactivity of a monoclonal antibody with human ovarian carcinoma[J].Journal of Clinical Investigation，1981，68（5）：1331-1337.

[3]Aghajanian C，Blank SV，Goff BA，et al. OCEANS：a randomized，double-blind，placebo-controlled phase Ⅲ trial of chemotherapy with or without bevacizumab in patients with platinum-sensitive recurrent epithelial ovarian，primary peritoneal，or fallopian tube cancer[J]. J Clin Oncol，2012，30（17）：2039-2045.

[4]Coleman RL，Brady MF，Herzog TJ，et al. Bevacizumab and paclitaxel-carboplatin chemotherapy and secondary cytoreduction in recurrent，platinum-sensitive ovarian cancer（NRG Oncology/Gynecologic Oncology Group study GOG-0213）：a multicentre，open-label，randomised，phase 3 trial[J]. Lancet Oncol，2017，18（6）：779-791.

[5]Pujade-Lauraine E，Hilpert F，Weber B，et al. Bevacizumab combined with chemotherapy for platinum-resistant recurrent ovarian cancer：The AURELIA open-label randomized phaseⅢ trial[J]. J Clin Oncol，2014，32（13）：1302-1308.

[6]Wang H，Shen W，Shan B. Anlotinib in patients with recurrent platinum-resistant or refractory ovarian carcinoma：a prospective，single-arm，single-center phase Ⅱ clinical study[C]，J Clin Oncol，2021，39.

[7]Cui Q，Hu Y，Ma D，et al.A Retrospective Observational Study of Anlotinib in Patients with Platinum-Resistant or Platinum-Refractory Epithelial Ovarian Cancer[J].Drug Design，Development and Therapy，2021，Volume 15：339-347.

[8]Mateo J，Lord CJ，Serra V，et al.A decade of clinical development of PARP inhibitors in perspective[J].Annals of Oncology，2019，30（9）：1437-1447.

[9]Lan C，Zhao J，Yang F，et al.Anlotinib in Combination with TQB2450 in Patients with Platinum-Resistant or Platinum-Refractory Ovarian Cancer（ACTION）：A Multicenter，Single-Arm，Open-Label，Phase 1b Trial[J].Social Science Electronic Publishing.

病例17

CA125正常的复发性卵巢癌全程管理

一、病例摘要

一般资料：患者桑××，女性，56岁，2017年2月20日首次入院。

主诉：卵巢癌双附件切除术后10天。

现病史：10天前因"盆腔包块"入住当地医院，在腹腔镜下行"双附件切除"（具体探查不详），术后病理（17-0803）：双侧卵巢浆液性乳头状腺癌Ⅱ级。

既往史：高血压4年。

婚育史、个人史、家族史：无特殊。

妇科检查：外阴：已婚已产式。阴道：畅，黏膜光滑。宫颈：直径3cm，光、触血（－）。宫体：前位，常大，质中，活动可，无压痛。盆腔：未触及明显包块；三合诊：子宫直肠陷凹未触及异常结节，直肠黏膜光，指套无血迹。

辅助检查：外院术后病理提示：双侧卵巢浆液性乳头状腺癌Ⅱ级（2014年开始WHO就只分高级别、低级别两种类型）。

入院诊断：①双侧卵巢浆液性癌不全分期术后；②高血压病。

二、诊疗过程

1. 初次治疗（2017年2月—2017年8月）　入院后完善相关检查，妇科肿瘤标志物CA125 73.60U/ml。会诊外院切片：卵巢高级别浆液性癌。全腹CT提示：下腹部部分肠管管壁较厚，肠襻间关系欠清，腹膜增厚。盆腔磁共振：宫颈及宫体信号未见明确异常；双侧髂内外多发小淋巴结。胸部CT、肠镜检查、心电图、心超等常规检查无异常。术前CT评分0分，依据NCCN指南对于不全分期术后的卵巢癌患者，应由妇科肿瘤医生进行评估，了解家族史、进行基因检测、复习影像学资料、手术记录和病理及完善相关检查。没有残留肿瘤证据、疑为ⅠA/ⅠB拟观察者，考虑完成全面分期手术；没有残留肿瘤证据、疑为IC–Ⅳ期者，可直接化疗。如疑有残留病灶且可以切除，行减瘤术。疑有无法切除的残留病灶，可行新辅助化疗后再行IDS。结合患者入院影像学检查，肠襻间、腹膜不排除病变，故给予手术治疗。后于 2017 年 3 月 8 日在全麻下行满意的卵巢癌肿瘤细胞减灭术（R0）——全子宫切除＋卷地毯式盆腔腹膜切除＋双侧卵巢悬韧带高位结扎术＋阑尾切除＋大网膜切除＋盆腔淋巴结清扫术。术后病理：大网膜浸润转移性浆液性腺癌，高级别；慢性阑尾炎，阑尾浆膜面见癌浸润；腹膜见癌浸润转移；慢性宫颈炎；萎缩性子宫内膜；"右盆腔"淋巴 21 枚均未见癌转移；"左盆腔"淋巴结 16 枚未见癌转移；双骨盆漏斗韧带未见癌浸润。"腹腔冲洗液"查见少量腺癌细胞。术后诊断：双侧卵巢浆液性癌 Ⅲ C 期。术后给予辅助化疗：多西他赛 $75mg/m^2$、顺铂 $75mg/m^2$ 腹腔灌注，共 6 程，末次化疗时间 2017 年 8 月 10 日。治疗结束后定期随访（病例 17图 1）。

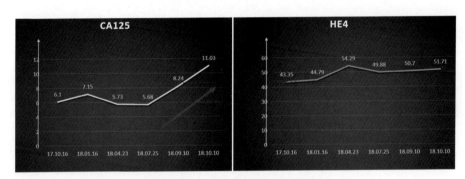

病例17图1　初治后肿瘤标志物随访

2. 首次复发治疗（2018 年 10 月—2019 年 2 月，PFI 14m）　自 2018 年 9 月开始 CA125 缓慢升高（病例 17 图 1），行磁共振提示肝内不规则结节；右半结肠周围可见多发小结节影（病例 17 图 2），仅影像学异常，暂不满足复发诊断标准，建议患者 PET-CT，但患者因经济原因未做，故 1 个月后（2018 年 11 月）复查磁共振提示肝右叶后上段结节，DWI 呈显著高信号，较前（2018 年 10 月 30 日）增大，考虑转移可能性大；右半结肠周围多发淋巴结，DWI 呈显著高信号，转移不除外，此时 CA125 升高至 12.1U/ml，临床诊断复发。

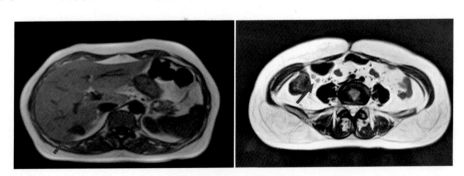

病例17图2　MRI检查

患者为铂敏感复发，经 MDT 讨论后，建议给予二次肿瘤细胞减灭术，后于 2018 年 12 月 15 日全麻下行 "二次肿瘤细胞减灭术（R0）——肝脏Ⅵ段转移瘤切除术＋结肠区段切除吻合术"。术后病理：肝脏浸润转移性浆液性腺癌，高级别；结肠肠壁见浆液性腺癌，高级别浸润，脉管内癌栓；肠管手术上下切缘未见癌浸润；肠周淋巴结 1/25 枚见癌转移，并行 BRCA 基因检测为阴性。术后诊断：卵巢癌术后化疗后复发（肝转移、结肠转移）。术后辅助化疗：多西他赛 75mg/m^2 ＋卡铂 AUC5，共 4 程，末次化疗时间 2019 年 2 月 30 日，治疗结束后行 PET-CT 示体部未见异常葡萄糖代谢灶；肝右后叶下段包膜下条片状低密度影，考虑术后改变；CA125 6.07、HE4 57.74 均正常，疗效评估为 CR。术后建议口服奥拉帕利维持治疗，但因当年奥拉帕利未进入医保，患者无法承担药品费用，未进行维持治疗，故进入随访（病例 17 图 3）。

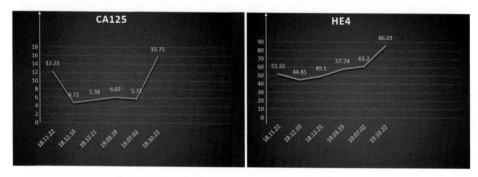

病例17图3　初次复发治疗后肿瘤标志物变化图

3. 二次复发治疗（2019 年 10 月—2020 年 5 月，PFI 8m）　随访至 2019 年 10 月 CA125 升高至 15.75U/ml（病例 17 图 3），结合首次复发时肿瘤标志物特点，给予盆腔核磁（病例 17 图 4）示阴道残端增厚，邻近盆腔腹膜增厚，DWI 呈中度以上扩散受限，增强扫描呈中度强化；左髂外结节，DWI 呈中度扩散受限，增强扫描呈早期不均匀强化；肿瘤转移不除外。PET-CT 提示：①肝转移癌术后化疗后，肝左外叶包膜下类圆形密度影，葡萄糖代谢增高，考虑转移；②肝右后叶下段包膜下条片状密度影，延迟扫描后葡萄糖代谢高，肝 SⅣ段前方膈下局灶性葡萄糖代谢增高，不排除转移。腹水沉渣病理回报："腹水沉渣"查见腺癌细胞。免疫组化结果：CK7（＋），PAX-8（弱＋），WT-1（＋），Ki67（10%），P16（＋），CR（－），MC（－），P53（－）。考虑疾病二次复发。患者本次仍为铂敏感复发，经 MDT 讨论后，考虑复发病灶广泛，无法手术切除，给予白蛋白结合型紫杉醇 260mg/m^2 ＋卡铂 AUC5 ＋贝伐珠单抗 7.5mg/kg 化疗 6 程，末次化疗时间 2020 年 5 月 20 日，治疗结束后行磁共振示（病例 17 图 5）盆腔腹膜增厚好转；腹腔多发结节影，较前缩小；肝右叶后上段结节，左肾囊肿，较前未见显著变，CA125 4.33U/ml，疾病评估 PR，建议口服奥拉帕利 300mg q12h 维持治疗，后患者仅仅口服 1 盒后未再购药，亦为按时随访。

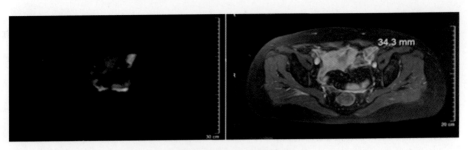

病例17图4　MRI检查

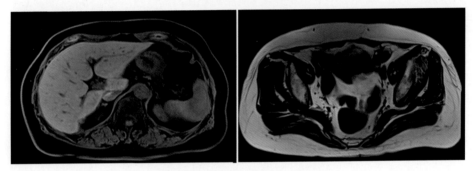

病例17图5　复发化疗后MRI检查

4. 三次复发治疗（2020 年 8 月—2020 年 10 月，PFI 3m）　2020 年 8 月因腹胀入院，MRI 示腹盆腔内腹膜、系膜及网膜增厚，DWI 呈明显扩散受限，腹腔内多发结节，考虑腹盆腔内广泛转移，前片（2020 年 5 月 26 日）未见明显显示。考虑铂耐药复发，后给予多柔比星脂质体＋贝伐单抗化疗：多柔比星脂质体 60mg×3 ＋贝伐单抗 400mg×3，化疗后复查 MRI 示，疾病较前缓解，治疗有效，建议继续化疗 3 程后贝伐维持治疗，但患者未进一步治疗及随访。

5. 四次复发治疗（2021 年 4 月—2021 年 6 月，PFI 5m）　2021 年 4 月患者再次因腹胀入院，入院后给予放腹水对症，行 MRI 示腹盆腔腹膜、系膜、网膜增厚，可见多发结节影及片絮影，较前（2020 年 10 月 29 日）病变增多，范围增大，考虑多发转移；大量腹腔积液。患者疾病再次进展，目前无铂间期＜6m。经 MDT 讨论后给予白蛋白结合型紫杉醇＋多柔比星脂质体化疗，白蛋白结合型紫杉醇 400mg×2 ＋多柔比星脂质体 40mg×2，并给予腹腔灌注恩度控制腹水，2 程治疗结束后复查 MRI 提示腹盆腔积液减少，腹膜增厚情况好转，下腹肠系膜结节较前缩小；升结肠周围不规则结节，较前未见显著变化；左半腹网膜内异常信号较前未见明显变化，经化疗后疾病有所缓解，建议继续该方案治疗，但患者于 2021 年 6 月行化疗后未再来院，后电话随访患者已于当年去世。

三、病例分析

通过这个患者管理，有以下几点经验与大家分享：

1. CA125 与卵巢癌　自 1981 年 Bast 命名 CA125 以来就一直广泛应用于卵巢癌的诊断、随访及预后评价。一般临床将 CA125 的正常参考范围定为 0 ~ 35U/ml，这个数据是基于健康人的大数据研究所得，但近年来有研究指出绝经后妇女 CA125 水平明显低于 35U/ml。所以对于绝经后的卵巢癌患者，其 CA125 的正常值可能就低于 35U/mL。本例患者除了首次治疗时 CA125 > 35U/ml 以外，其余治疗过程中均 < 35U/ml，说明 35U/ml 并不是该患者的正常阈值，我们进一步研究该患者 CA125 曲线发现，患者的两次复发 CA125 均超过了 7U/ml，而在疾病缓解期 CA125 则波动于 4 ~ 6U/ml，所以对于该患者而言 CA125 的正常值可能就只有 7 ~ 8U/ml，一旦高于 10U/ml，就应该警惕是不是有疾病的复发征象（病例 17 图 6），而且缓解期患者血清 CA125 浓度在正常范围内的低水平升高也是疾病复发的一个独立预测因素，如果在 35U/ml 内连续 3 次升高，应及时进行影像学评价，可能对部分患者早期诊断复发有意义。所以通过该患者的治疗，我们认为对于这种低水平 CA125 的患者，在临床工作中应寻找他的 CA125 阈值，如果 CA125 有倍增趋势或是连续 3 次正常范围内升高，应该及时行影像学检查，评估是否复发。

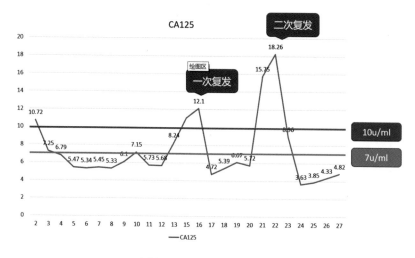

病例17图6　CA125变化曲线

2. R0 手术和卵巢癌　卵巢癌初次手术的质量（是否达到 R0）是卵巢癌治疗中最重要的环节，直接关系到卵巢癌患者的预后。MSKCC 总结 2001—2013 年 978人的数据，结果发现初次手术 R0 切除率从 29% 升高至 55%，5 年的 PFS 从 15%升至 20%，OS 从 40% 升至 56%，所以该患者初次到我院治疗时，影像学评估有肿瘤残留，且可切除，最终选择补充手术。依据 DESKTOP Ⅲ 等研究，NCCN 指南指出，对于复发性卵巢癌，如果初次化疗结束以后 6 个月及以上，病灶孤立或局限性病灶可完整切除，没有腹水的患者可考虑行二次肿瘤细胞减灭术，但一定要达 R0，否则不如直接化疗，所以该患者二次复发时，经评估后给予二次肿瘤细胞减灭术。

3. 复发性卵巢癌维持治疗　对于铂敏感复发性卵巢癌，无论 BRCA 突变状态如何，PARPi 抑制剂单药二线或多线维持治疗可用于以前未使用过 PARPi 抑制剂的患者中，所以该患者二次复发完成化疗达 PR 后，建议奥拉帕利的维持治疗，但患者未服用，这也可能是患者后续短期内反复复发、未能长期存活的一个因素。

四、主编点评

这个病例的诊治特点：①对于卵巢癌患者的肿瘤标志物如 CA125，需要个体化对待，即使在正常值范围内持续攀升也要高度警惕复发的可能；②不论是初发初治还是复发的卵巢癌，R0 的手术都是患者受益的关键所在，值得去做；③不规范的维持治疗，也是治疗失败的原因之一；④维持治疗的三个关键因素：高效、低毒、低廉，让患者依从性更高。

（胡丽娟　王国庆）

参考文献

[1]Bast RC，Lazarus H，Feeney M，et al.Reactivity of a monoclonal antibody with human ovarian carcinoma[J].Journal of Clinical Investigation，1981，68（5）：1331-1337.

[2]Chan KK，Tam KF，Tse KY，et al.The role of regular physical examination in the detection of ovarian cancer recurrence[J].Gynecol Oncol，2008，110（2）：158-161.

[3]Prat A，Parera M，Adamo B，et al.Risk of recurrence during follow-up for optimally treated advanced epithelial ovarian cancer（EOC）with a low-level increase of serum CA125 levels[J].Annals of Oncology，2008，20（2）：294-297.

[4]秦雪，刘鑫丽，王欣彦，等.血清CA125变化与上皮性卵巢癌预后及复发关系研究[J].中国实用妇科与产科杂志，2016（5）：473-476.

[5]Tseng JH，Cowan RA，Zhou Q，et al.Continuous Improvement in Primary Debulking Surgery for Advanced Ovarian Cancer：Do Increased Complete Gross Resection Rates Independently Lead to Increased Progression-Free and Overall Survival？[J].other，2018，151（1）：24-31.

[6]Bois AD，Sehouli J，Vergote I，et al. Randomized phase Ⅲ study to evaluate the impact of secondary cytoreductive surgery in recurrent ovarian cancer：Final analysis of AGO DESKTOP Ⅲ/ENGOT-ov20[J].Journal of Clinical Oncology，2020，38（15_suppl）：6000-6000.

[7]卢淮武，霍楚莹，林仲秋.2019NCCN卵巢癌包括输卵管癌及原发性腹膜癌临床实践指南（第1版）解读[J].中国实用妇科与产科杂志，2019，v.35（05）：52-62.

[8]卢淮武，霍楚莹.2020 NCCN卵巢癌包括输卵管癌及原发性腹膜癌临床实践指南（第1版）》解读[J].中国实用妇科与产科杂志，2020，37（4）：10.

[9]Poveda AM，Davidson R，Blakeley C，et al.Olaparib maintenance monotherapy in platinum-sensitive，relapsed ovarian cancer without germline BRCA mutations：OPINION Phase Ⅲb study design[J].Future Oncology，2019，15（32）：3651-3663.

病例18

先心病老年卵巢癌复发患者去化疗治疗

一、病例摘要

一般资料：患者张××，女性，83岁。

主诉：卵巢癌术后化疗后2年余，复发4个月，2020年11月11入院。

现病史：2018年7月17患者因"卵巢癌、先天性心脏病卵创孔未闭、高血压病、房颤、肝脏多发囊肿"，于外院行"广泛肠粘连松解术＋全子宫切除术＋双附件切除术＋盆腔淋巴结清扫术＋大网膜切除术"，术后病检报告：子宫浆膜面增生纤维组织内见散在分布砂粒体样钙化灶提示符合浆液性癌种植；"左髂内"淋巴结（1个），"左髂外"淋巴结（5个），"左髂总"脂肪组织，"左闭孔"淋巴结（1个），"左股深"脂肪组织，"右髂内"脂肪组织，"右髂外"淋巴结（1个），"右闭孔"脂肪组织，"右附孔"淋巴结（3个），"右股深"淋巴结（1个），均未见瘤转移。"漏斗团带"血管、平滑肌及脂肪组织未见癌组织，左卵巢及输卵管组织，大网膜脂肪组织。右侧卵巢高分化浸润性癌，侵及卵巢表面及右侧输卵管。免疫组化：CK7（＋），CA125（＋），PaX8（＋），CK20（－），WT-1（－），CDX2（－），CR（－），D2-40（－）。术后行"TP"方案全身化疗2程，用药：紫杉醇注射液（泰素）210mg×2＋卡铂400mg×2，因化疗后感胸闷气短，完善冠脉CTA、心肌酶谱以及心肌灌注现象，考虑化疗导致心肌损伤，故未行后续化疗。治疗结束后未定期复查。2020年7月前因"房颤"外院就诊，胸部CT检查提示：右肺上叶及下叶异常密度灶，浸润性腺癌待排。后于2020年11月进一步完善PET-CT示：①卵巢癌术后：腹膜后、盆腔多发淋巴结转移，脾脏转移；②右肺上叶尖段亚实性磨玻璃样结节，葡萄糖代谢轻度增高，右肺下叶背段不规则磨玻璃结节，综合影像学表现，均考虑恶性；③双侧上颌窦慢性炎；④甲状腺右叶囊肿，左叶钙化灶；⑤双侧肺气肿，心脏大，主动脉钙化；⑥肝多发囊肿，胆囊结石。为进一步治疗就诊我院。

既往史：15年前诊断高血压，血压最高160/80mmHg，口服络活喜（1片/日）、倍他乐克（12.5mg 2次/日）、阿司匹林（1片/日），血压控制在120～130/80mmg。房颤12年，劳累后发作，曾于2018年6月在高新医院住院治疗，口服胺碘酮治疗，并给予阿托伐他汀 1 片 / 日口服。

妇科检查：外阴：已婚已产式。阴道：通畅，黏膜粉色，分泌物不多，阴道残端愈合可，无结节及溃疡。盆腔：空虚，无包块，压痛（－）。三合诊：直肠黏膜光滑，指套无血染。

辅助检查：

生化检查：肝功电解质、血常规：大致正常。肿瘤标志物：糖类抗原 CA125 176.47（IU/ml），人附睾蛋白（HE4）118.0（pmol/L）。

心脏超声（病例 18 图 1）：静息状态下左室收缩正常、舒张功能减低。彩色血流示未见明显反流。

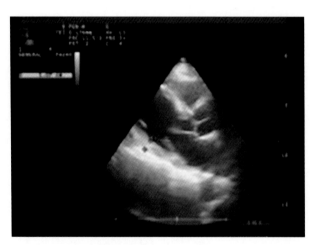

病例18图1　心脏超声

PET-CT 检查：①卵巢癌术后：腹膜后、盆腔多发淋巴结转移，脾脏转移；②右肺上叶尖段亚实性磨玻璃样结节，葡萄糖代谢轻度增高，右肺下叶背段不规则磨玻璃结节，综合影像学表现，均考虑恶性；③双侧上颌窦慢性炎；④甲状腺右叶囊肿，左叶钙化灶；⑤双侧肺气肿，心脏大，主动脉钙化；⑥肝多发囊肿、胆囊结石。

其他：心电图未见明显异常。

诊断：①恶性肿瘤复发；②卵巢恶性肿瘤（卵巢高级别浆液性癌ⅡB 期术后）；③先天性心脏病卵创孔未闭；④高血压；⑤房颤；⑥肝脏多发囊肿；⑦化疗后心肌损害。

二、诊疗过程

1. 高级别浆液性卵巢癌铂敏感复发 2020 年 NCCN 指南推荐　完全缓解停化疗

≥6 个月复发，影像学和（或）临床复发者，考虑二次减瘤术。术后首选以铂为基础的联合化疗（Ⅰ类证据），或参加临床试验，或按复发治疗和（或）支持治疗。患者外院已完善PET–CT检查，有影像学非孤立病灶复发证据，无二次减瘤术指征。

指南推荐开始治疗持续性 / 复发性疾病之前，建议进行肿瘤分子学检测，检测至少包括：BRCA 1/2 和 MSI 或 dMMR，可以考虑行同源重组缺陷评估。医生可以酌情考虑进行附加的体系肿瘤检测，以鉴定是否存在与 FDA 批准的肿瘤特异性靶向治疗或与肿瘤类型无关的靶向治疗选择相关的基因变异，但患者家属拒绝。

指南专家组基于随机试验的数据，铂类敏感性肿瘤复发患者（特别是第一次复发）推荐进行铂类为基础的联合方案治疗。结合相关推荐及患者及家属意愿，患者年龄较大，有高血压、先心病及房颤基础疾病，且既往有化疗后心肌损害病史，按照 2020 年 NCCN 指南推荐老年（＞70 岁）患者和（或）存在并发症的患者化疗推荐剂量（病例 18 图 2），患者于 2020 年 11 月 17 日—2020 年 11 月 29 日行"TN"方案化疗一程（用药紫杉醇脂质体 210mg ＋奈达铂 100mg），化疗过程顺利。

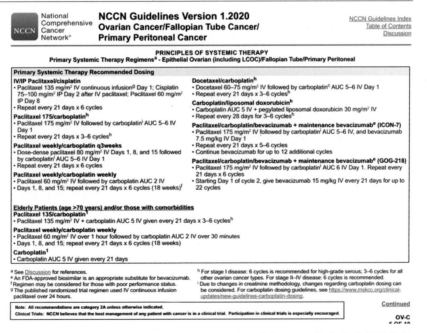

病例18图2　2020年卵巢癌、输卵管和原发性腹膜癌NCCN指南化疗剂量推荐

2. 拒绝化疗　患者因恐惧化疗毒副反应拒绝行后续化疗，寻求其他治疗方案，2020 年 12 月 9 日肿瘤标志物检测：糖类抗原 CA125 22.07（U/ml），人附睾蛋白 79.0（pmol/L）均降至正常。

腹盆腔核磁：①阴道残端增厚，DWI 明显扩散受限，考虑术后改变；②腹膜后、双髂外及双侧腹股沟区多发小淋巴结。DWI呈中度扩散受限；③脾内多发异常信号；④肝内多发富水性病变，DWI未见明显扩散受限，考虑良性病变。

核磁检查：见病例18图3。

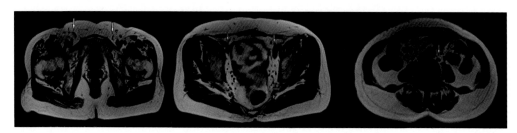

病例18图3 核磁

根据实体肿瘤临床疗效评价指标（RECIST 1.1），尽管因患者经济原因复发后初次核磁评估，对比PET-CT可初步判定患者为SD状态。

3. 复发患者的去化疗处理 去化疗处理逐渐成为卵巢癌研究领域的热点问题，通过采用分子靶向治疗或免疫治疗替代化疗。2020年NCCN指南推荐复发性卵巢癌存在以下情况的患者可考虑去化疗处理：①多药耐药且携带BRCA1/2基因突变者；②曾经发生严重的化疗不良反应且经积极处理后仍不能缓解者；③既往应用血管抑制剂和PARPi效果显著者；④已经历三线或多线化疗者。本例患者因曾初发化疗后产生心肌损害，虽已缓解但对化疗所有相关毒副反应有着恐惧心理，复发后一次化疗后拒绝继续标准化学治疗。

去化疗治疗选择：目前，在世界范围内开展的临床试验中，卵巢癌去化疗处理的方法涉及这三大类药物，即PARPi、血管抑制剂和ICI。PARPi单用或者联合血管抑制剂是目前卵巢癌临床实践过程中主要探索的去化疗处理用药方案，药物用量大致与卵巢癌维持治疗相同。现有的临床研究多为Ⅱ期临床试验，并且数据有限，缺乏患者长期生存数据和结局的报道，且由于患者拒绝行后续化疗及肿瘤分子检测，按照指南推荐（尼拉帕利）：用于先前接受过≥3种化疗方案治疗且其癌症与HRD阳性状态相关（定义为：有害或疑似有害BRCA突变；或在最后一次基于铂类药物的化疗有效＞6个月后出现基因组不稳定和进展）的患者。奥拉帕利/鲁卡帕利：用于已经接受过两线或两线以上化疗的存在有害胚系BRCA突变的晚期卵巢癌患者。结合患者情况建议尼拉帕利去化疗治疗，但因交代血小板减少不良反应，患者拒绝，故给予奥拉帕利300mg 2次/天口服经验性治疗。

后多次劝说后同意行BRCA基因检测示阴性，HRD未知，因患者定期复查肿瘤标志物至今稳定阴性，且一般情况良好，故继续口服奥拉帕利治疗中。

4. 治疗效果（病例 18 图 4）

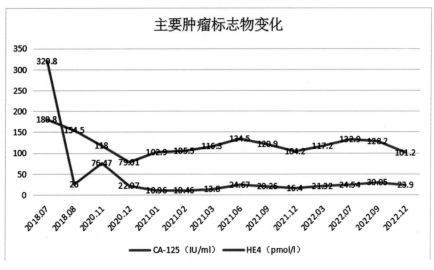

病例18图4   肿瘤标志物变化

5. 临床时间轴（病例 18 图 5）

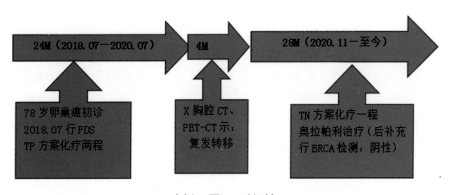

病例18图5   时间轴

三、病例分析

1. 老年卵巢癌患者手术率不高   大多数研究支持对老年卵巢癌患者应用标准治疗。但实际上，老年卵巢癌患者却很少得到标准化的诊治，确诊卵巢癌后的最佳治疗方案是首次肿瘤细胞减灭术＋术后规范化疗，满意的肿瘤细胞减灭术对提高患者预后非常重要。对于老年患者能否同年轻患者一样行满意的细胞减免术，目前较一致的结果是，满意的肿瘤细胞减灭术，随年龄的升高有所降低。本例病例患者就在完全术前准备的情况下进行了满意的初始肿瘤细胞减灭术，这可能是其复发后

PFS达28个月甚至可能更久的重要原因，老年患者的并发症较多，多数术者担心围手术期意外而缩小手术范围，这种情况下，应根据高度个体化地做决策，对于老年卵巢癌患者，作为医者还是在充分评估基础上积极鼓励患者及家属进行标准手术及后续的治疗。

2. 多数老年卵巢癌患者未实施标准化疗　老年患者对化疗药耐受性相对较差，容易出现不良反应，使后续治疗的依从性明显下降。老年人合并高血压、心脑血管疾病、呼吸道疾病的比率增加，化疗的规律性、完整性难以实现。但实际上有许多研究发现老年卵巢癌患者基本能够对化疗耐受，随着现在医疗技术以及化疗药物安全性的提高、对患者化疗期间密切监测及对不良反应及时处理，老年患者也能同年轻患者一样耐受以铂类为基础的联合化疗方案。年龄不是化疗的禁忌证对一般情况好，肝肾动能正常、无严重内科合并症的患者等，应考虑采积极的化疗。虽然在本例中患者因化疗后心肌损害及其他化疗毒副反应产生的恐惧，患者未能完成标准化疗方案足疗程化疗，但也在保障患者安全的情况下根据指南建议进行了减量及更换为毒副反应相对较低药物的方案进行了尝试。另外，对于去化疗的选择，本例我们虽是被动选择PAPPi提前进入，但也收到了较好的疗效，这也为现在正在进行的去化疗的临床研究的早期结果有了一定的验证。我们的经验是对于完全不能耐受化疗毒副反应的患者，也应鼓励进行基因检测为去化疗的选择提供依据或参加现有的去化疗的临床研究。不能否认我们考虑到患者年龄及基础疾病的原因，未进一步劝说进行后续的化疗以及进一步HRD基因检测，这是本例病例的局限性，现在看来对于老年卵巢癌患者医生应该鼓励患者及家属进行积极地治疗，并给予心理疏导。

3. 有观点提出鉴于PARPi对BRCA基因突变和HRD阳性患者的独特疗效，对于这类人群，应尽早使用PARPi进行维持治疗，可以从卵巢癌一线治疗开始尝试去化疗处理，即减少一线化疗的疗程数；对于卵巢癌复发患者，也建议尽早使用PARPi替代化疗，尽量减少化疗疗程数，延长PFI，从而降低铂耐药风险。但是在临床上，去化疗处理主要尝试用于多线化疗失败或无法耐受化疗的卵巢癌患者，尚无法撼动以铂类药物为基础的联合化疗在卵巢癌治疗中的经典地位，而且因此距离去化疗处理在临床上广泛使用，尚有一段很长的研究道路，需要不断探索。

四、主编点评

1. 老年肿瘤的发病率逐年上升，随着医疗水平的发展，年龄已不再是肿瘤治疗的禁忌证。但是，老年人其本身生长代谢功能及各脏器功能均在减退，代偿能力及应激能力亦明显下降。因而，在接受手术、化疗等肿瘤治疗手段时会出现机体的耐受力明显降低的情况。需要制订更加个体化、更加合理的、可耐受的治疗方案。

　　2．虽然去化疗的相关临床研究证据级别不高，但对于老年不能耐受化疗的患者提前进入去化疗治疗，也是一种选择。

（申娅辉　王　静　王国庆）

参考文献

[1]NCCN Guidelines Version 1.2020 Ovarian Cancer/Fallopian Tube Cancer/Primary Peritoneal Cancer，2020.03.

[2]Gardner GJ.Ovarian cancer cytoreductive surgery in the elderly[J].Curr Treat Options Oncol，2009，10（3-4）：171-179.

[3]Alphs HH，Zahurak ML，Bristow RE.Predictors of surgical outcome and survival among elderly women diagnosed with ovarian and primary peritoneal cancer[J].Gynecol Oncol，2006，103（3）：1048-1053.

[4]中国抗癌协会妇科肿瘤专业委员会.卵巢恶性肿瘤诊断与治疗指南（2021年版）[J].中国癌症杂志，2021，31（6）：490-500.

[5]Perri T，Katz T，Korach J，et al.Treating gynecologic malignancies in elderly patients[J].Am J Clin Oncol，2015，38（3）：278-282.

[6]Thrall MM，Goff BA，Symons RG，et al.Thirty-day mortality after primary cytoreductive surgery for advanced ovarian cancer in the elderly[J].Obstet Gynecol，2011，118（3）：537.

[7]程文俊.老年卵巢癌患者的诊疗概况[J].实用妇产科杂志，2019，35（08）：564-567.

[8]陈昌贤，李力.关于卵巢上皮性癌复发患者去化疗处理的若干思考[J].中华妇产科杂志，2021，56（09）：593-597.

病例19

规范施治，从容前行——卵巢高级别
浆液性癌ⅣB期的诊治

一、病例摘要

一般资料：患者梁××，女，60岁；身高164cm，体重54kg，体表面积1.6m²，BMI20.08；ECOG评分0分。

主诉：发现肠癌1周。2022年2月22日入我院。

现病史：患者1周前以"下腹胀痛2个月余"之主诉诊断就诊于当地医院，已行相关辅助检查CT示：右肺上叶微结节，建议复查；右侧心隔角，腹膜后多发肿大淋巴结；右下腹多发囊状肿块影，与邻近肠管分界不清；盆腔核磁示：乙状结肠区肿块影并盆腔内多发结节肿块影，右附件区不规则囊性变区。胃镜示：非萎缩性胃炎伴糜烂，胃底外压行改变。肠镜示：直乙移行部距肛门18cm可见不规则隆起；取活检。隆起性病变活检病理示：肠低分化癌，建议进一步免疫组化。肿瘤标志物示：CA125 1566U/ml、HE4 363.3pmol/L、CEA 2.29ng/ml、CA199 19.69U/ml。现为求进一步诊治来我院，门诊以"卵巢癌肠转移？"之诊断收治住院，患者自发病以来，精神、食纳好，大小便正常，体重无明显增减。

既往史：患2型糖尿病6年余，平素皮下注射胰岛素血糖（三餐前短效胰岛素8U，睡前长效12U），血糖控制可，余无特殊。糖尿病周围神经病变2年余。

个人史及家族史：已自认绝经9年，G2P2，姐罹患三阴性乳腺癌。

专科查体：头颈部、锁骨上、腋窝、双侧腹股沟等浅表淋巴结无肿大。妇科检查（双合诊及三合诊）：外阴：已婚已产式；阴道：畅，黏膜光滑，宫颈表面光滑，无触痛，触血阴性；子宫：前位，常大，无压痛，活动度可；左附件区可触及肿物最长径约6cm，边界欠清，轻压痛，活动度差，直肠子宫窝可触及质硬肿物，无活动，压痛明显，向后压迫肠管；直肠：光滑，未触及结节，指套无血迹。

二、诊疗过程

1. 完善检查

（1）病理会诊：外院肠黏膜隆起病变我院病理会诊示："肠"符合浆液性癌，高级别。免疫组化结果：CK7（灶 + ），CK20（ – ），Villin（ – ），Syn（ – ），CD56（ – ），Ki67（80%），P53（3+），p16（ + ），WT-1（ + ）。BRCA 基因检测（组织）：BRCA1 突变。

（2）完善影像学检查：胸部 CT 示：右肺上叶微小结节影，纵隔内未见肿大淋巴结，右侧心隔角，腹膜后多发肿大淋巴结（病例 19 图 1）。

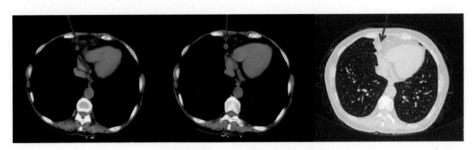

病例19图1　心隔角肿大淋巴结

腹部盆腔核磁示：肝右叶包膜下，肝裂间，脾门，双侧结肠旁沟可见多发结节及肿块，脾门外病变较大大小约为 3.9cm×5.6cm，DWI 明显扩散受限，脾脏增大受邻近肿块侵犯，腹膜后多发肿大淋巴结，上至胰腺水平，较大者 1.6cm×2.6cm，DWI 明显扩散受限。（病例 19 图 2）盆腔：可见囊实性混合性肿块，范围约 13.4cm×7cm×13.1cm，病变与邻近小肠及结肠关系密切。膀胱子宫陷凹及直肠子宫陷凹可见多发结节及肿块，直肠子宫陷凹病灶 5.3cm×3.6cm×5.4cm，右侧髂总，左侧髂外，及右侧闭孔区可见多发肿大淋巴结，较大者大小约 1.4cm×2.6cm（病例 19 图 3）。

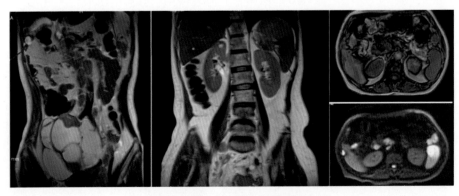

病例19图2　核磁上腹部病灶

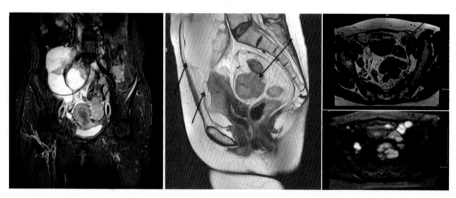

病例19图3　核磁盆腔病灶

（3）其他检查：血常规、肝肾功能、生化常规、凝血功能、传染病系列、心电图等其他检查未见异常。肿瘤标志物示：CA125 1664U/ml，HE4 360.1pmol/L，CEA 2.45ng/ml，CA199 20.72U/ml。

2. 治疗

（1）新辅助化疗：行"CD"方案全身化疗3程，用药：脂质体盐酸多柔比星40mg×3、卡铂600mg×3，过程顺利，末次化疗时间为2022年4月28日。肿瘤标志物如病例19表1所示。

病例19表1　患者新辅助化疗期间肿瘤标志物变化情况

肿瘤标志物	第1次NACT前	第2次NACT前	第3次NACT前
CA125（IU/ml）	1664.0	456.2	107.3
HE4（pmol/L）	363.3	82	57

注：新辅助化疗（neoadjuvant chemotherapy，NACT）。

患者第3程新辅助化疗后2周，复查肿瘤标志物示：CA125 30.5U/ml、HE4 40.1pmol/L。胸部CT示：右侧心隔角区多发肿大淋巴结较前缩小。核磁评估：盆腔肿块较前次检查（2022年2月26日）结果明显缩小。盆腔、腹膜后肿大淋巴结明显缩小。肝右叶包膜下，双侧结肠旁沟局部信号欠均匀，范围较前缩小。前片示膈下间隙、脾门区，肝裂间隙病变本次检查未见显示。

（2）卵巢癌中间型细胞减灭术：患者于2022年5月16日全麻下行"卵巢癌中间型细胞减灭术（R0）——'卷地毯式'全子宫＋双附件切除＋卵巢动静脉高位结扎术＋大网膜＋阑尾切除术＋腹膜后淋巴结清扫术＋肝脏病损电灼术＋脾脏切除＋直肠前切除术＋直肠－乙状结肠端端吻合术。

术中探查情况：腹腔内无腹水，依次探查，盆腹腔腹膜光滑，肝表面可触及大小 0.5 ～ 1.0cm 灰白色结节，质略硬；右叶表面可触及 2.0cm 囊肿。胰、双肾、胃、小肠、阑尾及其系膜表面均光滑，未见明显肿瘤肿瘤结节，大网膜近右侧结肠脾曲处可见散在 1.0 ～ 1.5cm 实性肿瘤，脾门处质地较硬与胃大弯间粘连明显，膈肌及盆腹腔腹膜表面光。直乙交界下 3.5cm 乙状结肠后壁可触及大小约 0.5cm 实性结节，与后腹膜粘连固定。子宫体常大，右侧附件囊实性增大，大小约 10cm×8cm，表面光，与周围组织无粘连，左侧卵巢萎缩，表面可见淡黄色质硬结节，道格拉斯腔表面腹膜可见 0.5 ～ 1.0cm 淡黄色薄片结节，膀胱腹膜光。腹主动脉旁及盆腔淋巴结可触及多发肿大淋巴结。

术后病理示：右侧卵巢内见淋巴细胞、泡沫细胞浸润、钙化、胆固醇结晶形成及大片坏死，局灶见小灶癌残留（浆液性癌，高级别），符合治疗后改变；左侧卵巢内见淋巴细胞、泡沫细胞浸润，局灶见小灶癌残留，符合治疗后改变；"腹主动脉旁"淋巴结 0/28 枚癌转移，其中 6 枚呈高度反应性增生，以淋巴滤泡增生为主，局灶伴纤维组织增生及泡沫细胞浸润；"左肾门旁"淋巴结 0/7 枚癌转移，其中 2 枚伴纤维组织增生及泡沫细胞浸润；"左侧盆腔"淋巴结 0/15 枚癌转移，其中 1 枚淋巴结反应性增生伴纤维组织增生；"右侧盆腔"淋巴结 0/12 枚癌转移，其中 4 枚呈高度反应性增生，以淋巴滤泡增生为主，局灶伴纤维组织增生及泡沫细胞浸润；"骶前"淋巴结 0/4 枚癌转移；"左髂总"纤维脂肪组织，未见癌浸润；"左侧结肠旁沟"未见癌浸润；"直肠"管状腺瘤伴上皮内瘤变低级别；直肠浆膜面纤维组织增生、玻变伴坏死、灶状泡沫细胞浸润，未见癌残留；手术切缘未见癌浸润；肠周淋巴结 0/7 枚癌转移；"大网膜"内见灶状淋巴细胞、泡沫细胞浸润；脾脏局限性纤维组织增生、玻变及黏液变性伴坏死、灶状泡沫细胞浸润，未见癌残留。慢性宫颈炎伴鳞化及纳氏囊肿形成；萎缩性子宫内膜；双侧输卵管组织。免疫组化：（卵巢）PAX8（+）、WT–1（+）、P16（+）、P53（3+）、ER（3+）、PR（–）、CerbB–2（–）、Ki–67（5%）；（淋巴结）CD3（T 区 +）、CD20（B 区 +）、CD21（+）、Ki–67（生发中心 +）、BCL–2（生发中心 –）、Bcl–6（生发中心 +）、CD10（生发中心 +）、CyclinD1（–）、IgD（套区 +）。

（3）术后辅助化疗：行"CD"方案全身化疗 3 程。用药：脂质体盐酸多柔比星 40mg×3、卡铂 600mg×3，过程顺利，末次化疗时间 2022 年 8 月 4 日。

（4）一线维持治疗：奥拉帕利 300mg，2 次 / 天，维持至今未减量。监测肿瘤标志物如表病例 19 表 2 所示。最近一次影像学复查，2023 年 2 月腹部及盆腔核磁：CR 状态。

病例19表2 患者结束化疗后监测肿瘤标志物变化情况

肿瘤标志物	2022 年 9 月	2022 年 12 月	2023 年 2 月
CA125（IU/ml）	11.2	9.3	10.8
HE4（pmol/L）	43.1	40.6	45.4

三、病例分析

1. 关于新辅助化疗

（1）新辅助化疗的背景：手术治疗是卵巢癌初始治疗中的主要手段，其主要目的为切除肿瘤、明确诊断、准确分期、判断预后和指导治疗。术前或术中评估存在卵巢外转移的中晚期卵巢癌患者应接受肿瘤细胞减灭术，最大程度切除肉眼可见肿瘤，降低肿瘤负荷，提高化疗疗效，改善预后。肿瘤细胞减灭术是否满意是影响卵巢癌预后的重要因素。初始肿瘤细胞减灭术（primary debulking surgery，PDS）辅以紫杉醇类和铂类的联合化疗是晚期卵巢癌的标准治疗方案。然而，卵巢癌患者的治疗管理在过去的 10 年间已经发生了巨大的变化，因为并非所有晚期卵巢癌患者都具备完成理想的初始减瘤手术的条件。一部分晚期卵巢癌患者肿瘤负荷巨大，病灶已广泛转移及种植至盆腹腔，合并大量胸腹水，难以切除干净，或者患者高龄且一般状况较差，手术相对禁忌证较多，不适宜直接进行手术治疗。在这种情况下，新辅助化疗（neoadjuvant chemotherapy，NACT）联合间歇性肿瘤细胞减灭术（interval debulking surgery，IDS）应运而生，成为晚期卵巢癌患者的一种新的治疗策略。近年两项多中心的大型随机对照试验 EORTC 55971 和 CHORUS 一致认为，针对晚期卵巢癌患者选择新辅助化疗 – 间歇性减瘤术（NACT–IDS）的疗效并不劣于 PDS，且围术期的并发症发生率和病死率均更低。目前包括美国妇科肿瘤学会（Society of Gynecologic Oncology，SGO）、美国临床肿瘤协会（the American Society of Clinical Oncology，ASCO）、美国国立综合癌症网络（National Comprehensive Cancer Network，NCCN）指南 2023 年版以及我国晚期上皮性卵巢癌新辅助化疗指征的快速指南（2021 年版），均推荐对于术前评估难以实现满意细胞减灭术的患者可以行 NACT–IDS。

（2）新辅助化疗前的确诊：对临床诊断为晚期卵巢癌拟行 NACT 者，首选肿瘤病灶活体组织检查（活检）以获得组织病理学确诊。获取活检标本的途径有腹腔镜手术、开腹手术、超声引导下穿刺活检（core-needle biopsy，CNB），其中超声引导下的 CNB 是目前临床应用最为普及与实用的组织取材方法。SGO、ASCO 及 NCCN 指南也指出，在特殊情况下（如无法进行活检时），需抽取腹水进行细胞学检查，如果在腹水中查到形态学特点明确符合的腺癌细胞，并结合 CA125/CEA 比值＞ 25，基于获益大于伤害的原则，可用于 NACT 前的卵巢癌诊断。

（3）该患者新辅助化疗前已取得组织学证据：外院肠黏膜隆起病变我院病理会诊示："肠"符合浆液性癌，高级别。免疫组化结果：CK7（灶 +），CK20（-），Villin（-），Syn（-），CD56（-），Ki67（80%），P53（3+），p16（+），WT-1（+）。

（4）如何筛选适合新辅助化疗的患者：Suidan 等对Ⅲ~Ⅳ期卵巢癌、输卵管癌和原发性腹膜癌进行 PDS 的回顾性、非随机、多中心试验结果表明，下述因素与 PDS 能否达到满意的肿瘤细胞减灭术密切相关：年龄 ≥ 60 岁、CA125 ≥ 500kU/L、美国麻醉医师协会（American Society of Anesthesiologists，ASA）评分 3 ~ 4 分、肾门上腹膜后淋巴结直径 > 1cm、弥漫性小肠粘连或增厚、小肠系膜病变直径 > 1cm、肠系膜上动脉根部病变直径 > 1cm、脾周区域病变直径 > 1cm 和网膜囊病变直径 > 1cm，基于临床因素和 CT 影像学特征构建了 Suidan 多因素评估量表（病例 19 表 3）。该模型预判实施 PDS 的准确率为 72.0%，当评分 ≥ 3 分时，推荐 NACT-IDS。

病例19表3　Suidand多因素评估量表

项目	分值（分）
临床因素（3个）	
年龄 ≥ 60 岁	1
CA125 ≥ 500kU/L	1
ASA 评分 3 ~ 4 分	1
CT 影像学特征（8 个）	
脾周区域病变直径 > 1cm	1
肝门 / 肝十二指肠韧带病变	1
肾门上腹膜后淋巴结直径 > 1cm	1
弥漫性小肠粘连或增厚	1
中重度腹水	2
胆囊窝 / 肝叶间裂病变	2
网膜囊病变直径 > 1cm	2
肠系膜上动脉根部病变直径 > 1cm	4

（5）腹腔镜探查进行分级评估（Fagootti 评分）：既可获取组织学证据用以明确组织病理学诊断，又可直观评估疾病累及范围。Fagootti 评分以 7 个相关参数进行赋值累加计算预测值（病例 19 表 4）。对病例 19 表 4 中各项评分进行累加计算腹腔镜预测值（laparoscopic predictive index value，PIV）。当 PIV < 8 分时考虑 PDS；

PIV ≥ 8 分建议先行 3 ~ 4 个周期 NACT，依据实体瘤治疗反应评价标准（RECIST）再次进行评估。NACT 后疾病进展者，考虑更换二线化疗；对 NACT 治疗反应良好者则进行 IDS；无反应或仅呈部分反应者，建议再次行腹腔镜评估，Fagootti 评分结果 PIV < 4 分方可选择 IDS，若再次评估结果 PIV ≥ 4 分，推荐继续标准化疗或更换二线化疗。

病例19表4　腹腔镜探查分级评估（Fagootti评分）赋值

参考因素	赋值（分）
大面积腹膜受累和（或）呈粟粒状分布的腹膜癌	2
广泛浸润转移和（或）侵及大部分膈肌表面的融合结节	2
多节段肠管受累、肠系膜血管根部受累	2
大网膜受累与胃大弯紧密粘连	2
极大可能进行肠切除吻合或造瘘（但不包括直肠、乙状结肠切除术）	2
肿瘤明显累及的胃壁	2
肝表面病变直径＞ 2cm	2

本病例中，患者无腹水，已行腹部及盆腔核磁，Suidan 评分如下：年龄 ≥ 60 岁（1 分），CA125 ≥ 500kU/L（1 分），脾周区域病变直径＞ 1cm（1 分），肾门上腹膜后淋巴结直径＞ 1cm（1 分），胆囊窝 / 肝叶间裂病变（2 分），累计 6 分，该患者直接行 PDS，R0 切除率低，故选用 NACT 模式。

2. 新辅助化疗方案的选择　目前 NCCN 指南建议任何用于 Ⅱ ~ Ⅳ 期的化疗方案都可用于 NACT。紫杉醇联合铂类药物间隔 3 周给药是晚期卵巢癌一线化疗方案。若化疗联合贝伐珠单抗，需要注意贝伐珠单抗影响术后切口愈合，因此建议需停药至少 6 周才能行 IDS。具体：首选的方案是紫杉醇 / 卡铂 3 周化疗和紫杉醇 / 卡铂 / 贝伐单抗加贝伐单抗维持；其他推荐的方案是紫杉醇周疗 / 卡铂周疗、多西他赛 / 卡铂、卡铂 / 脂质体阿霉素和紫杉醇周疗 / 卡铂 3 周。

该患者 NACT 选用卡铂 / 脂质体阿霉素方案，原因如下：①该患者糖尿病 10 年，已经出现糖尿病继发神经病变，考虑紫杉醇类神经毒性较大故更换为神经毒性较小的脂质体阿霉素；②患者 BRCA1 突变，有多项研究显示 BRCA 突变的卵巢癌多柔比星化疗更为敏感。

（1）新辅助化疗疗程数：最新 NCCN 指南推荐 NACT 疗程为 3 ~ 4 周期，主要是基于先前的临床试验中 NACT 都是 3 ~ 4 周期，Bogani 等研究证实接受 ≥ 4 周期 NACT 的患者，OS 呈下降趋势。也有研究指出新辅助化疗后 CA125 恢复到正常水平行中间型细胞减灭术可预测更高的 R0 切除率以及更好的无进展生存期（PFS）。在该病例中，患者行 3 周期 CD 方案（脂质体盐酸多柔比星＋卡铂）后 CA125 < 35U/ml，达到 R0 切除病灶。

（2）关于辅助化疗是否联合贝伐珠单抗：国际上有关贝伐珠单抗用于初治卵巢癌的大型临床试验主要为 GOG-0218 试验和 ICON-7 试验，这两项临床试验均证实对于晚期卵巢癌，紫杉醇联合卡铂及贝伐珠单抗同时化疗结束后贝伐维持治疗，相对于传统单纯化疗模式，延长了患者无进展生存期（PFS），总生存期（OS）没有获益。对于有残余肿瘤的Ⅲ～Ⅳ期患者为具有高进展风险的高危亚组患者，PFS 改善更为明显。本案例中患者行 NACT-IDS，所为初始诊断为Ⅳ期患者，但手术实现满意细胞减灭术，术后病理提示经新辅助化疗后仅仅灶状癌残留，接近病理完全缓解（pCR），故辅助化疗仍选用脂质体盐酸多柔比星＋卡铂化疗，没有联合贝伐株单抗。

（3）维持治疗的用药选择：本案例中患者 BRCA1 突变，术后辅助化疗中未联合贝伐珠单抗，一线维持治疗选择奥利帕利。主要依据 SOLO1 临床试验。SOLO1 是一项随机，双盲，安慰剂对照，多中心、Ⅲ期临床研究，用于评估与安慰剂相比，奥拉帕利（300mg 2 次 / 天）作为一线单药维持治疗在 BRCA1/2m 突变的新诊断的高级别浆液性或子宫内膜样卵巢癌患者中的疗效和安全性。研究纳入 391 例（2 : 1 随机分组：260 名奥拉帕利组和 131 名安慰剂组）含铂化疗后达到完全或部分缓解的，合并有害或疑似有害 BRCA1/2 突变的患者。一线含铂化疗缓解后的患者随机接受奥拉帕利 300mg 2 次 / 天治疗或安慰剂直至 2 年或疾病进展。结果显示，维持治疗组 mPFS 达 56 个月，较安慰剂组组延长 mPFS 42.2 个月，降低死亡风险 67%。亚组分析显示，无论手术方式、手术效果及对化疗应答如何，奥拉帕利维持均可显著改善患者的 PFS，而且长期随访显示奥拉帕利维持治疗的 PFS 获益在高、低风险亚组中一致。同时，中国队列的疗效结果与全球 SOLO1 研究结果一致。

在 OS 数据方面：在 7 年的随访后，奥拉帕利治疗组患者 OS 仍未达到，较安慰剂组的 75.2 个月展现出显著优势。相较于安慰剂组，奥拉帕利维持治疗组患者死亡风险下降了 45%（奥拉帕利组 mOS 未达到 vs 对照组 75.2 个月 HR 0.55；95% CI 0.40 ～ 0.76；$P = 0.0004$）。

四、主编点评

该病例是一例Ⅳ期卵巢癌患者，接受新辅助化疗后行中间型细胞减灭术，手术实现 R0 切除，术后行规范化辅助化疗，因患者 BRCA1 突变，采用奥利帕利一线维持治疗，体现了规范治疗的要点。我们注意到该患者术后病理中绝大部分术前评估的癌灶，经新辅助化疗后已演变为泡沫细胞浸润，接近实现 pCR，也提醒我们实施新辅助化疗前一定要取得组织病理，如果仅仅细胞学联合肿瘤标志物判断，如出现该病例这种情况，将无法再取得组织行基因检测。另外，该患者是因初次诊断时肠黏膜取得癌灶分期为Ⅳ期，临床上还有很多Ⅳ期卵巢癌表现为胸内病灶，既往我们的诊治观念是实现腹腔内最大程度减瘤即可，最新 MSKCC，Chi DS 团队指出在卵巢癌初次细胞减灭术中，胸腔内病灶实现满意细胞减灭是安全可行的，并且能显著提高患者 PFS 及 OS。在该病例中患者初治时 CT 评估心隔角淋巴结肿大，新辅助化疗后该淋巴结减小，转移的可能性大，国外研究团队指出胸腔镜行隔角淋巴结切除安全可行无重大并发症。因此对于合适的胸腔转移的晚期卵巢癌病例，可尝试腹腔联合胸腔手术，以期实现最大程度减瘤。

（吴 涛 王国庆）

参考文献

[1]Schorge JO，Clark RM，Lee SI，et al.Primary debulking surgery for advanced ovarian cancer: are you a believer or a dissenter? [J].Gynecol Oncol，2014，135（3）：595-605．doi：10.1016/j.ygyno.2014.10.007.

[2]Hudry D，Bécourt S，Scambia G，et al.Primary or Interval Debulking Surgery in Advanced Ovarian Cancer：a Personalized Decision-a Literature Review[J].Curr Oncol Rep，2022，24（12）：1661-1668．doi：10.1007/s11912-022-01318-9.

[3]Vergote I，Tropé CG，Amant F，et al.Neoadjuvant chemotherapy or primary surgery in stage ⅢC or Ⅳ ovarian cancer[J].N Engl J Med，2010，363（10）：943-953．doi：10.1056/NEJMoa0908806.

[4]Kehoe S，Hook J，Nankivell M，et al.Primary chemotherapy versus primary surgery for newly diagnosed advanced ovarian cancer（CHORUS）：an open-label，randomised，controlled，non-inferiority trial[J].Lancet，2015，386（9990）：249-257．doi：10.1016/S0140-6736（14）62223-62226.

[5]Wright AA，Bohlke K，Armstrong DK，et al.Neoadjuvant chemotherapy for newly diagnosed，advanced ovarian cancer：Society of Gynecologic Oncology and American Society of Clinical Oncology Clinical Practice Guideline[J].Gynecol Oncol，2016，143（1）：3-15．doi：10.1016/j.ygyno.2016.05.022.

[6]Armstrong DK，Alvarez RD，Backes FJ，et al.NCCN Guidelines® Insights：Ovarian Cancer，Version 3[J].2022．J Natl Compr Canc Netw，2022，20（9）：972-980．doi：10.6004/jnccn.2022.0047.

[7]袁航，张师前，李小平，等.晚期上皮性卵巢癌新辅助化疗指征的快速指南（2021年版）[J].中国实用妇科与产科杂志，2021，37（04），444-448．doi：10.19538/j.fk2021040110.

[8]Penna R，Poder L，Jha P，et al.Transvaginal Ultrasound-Guided Fine-Needle Aspiration Biopsy of Pelvic Lesions[J].J Ultrasound Med，2022，41（3）：653-661．doi：10.1002/jum.15746.

[9]Suidan RS，Ramirez PT，Sarasohn DM，et al.A multicenter assessment of the ability of preoperative computed tomography scan and CA125 to predict gross residual disease at primary debulking for advanced epithelial ovarian cancer[J].Gynecol Oncol，2017，145（1）：27-31．doi：10.1016/j.ygyno.2017.02.020.

[10]Fagotti A，Ferrandina G，Fanfani F，et al.A laparoscopy-based score to predict surgical outcome in patients with advanced ovarian carcinoma：a pilot study[J].Ann Surg Oncol，2006，13（8）：1156-1161．doi：10.1245/ASO.2006.08.021.

[11]Vizzielli G，Costantini B，Tortorella L，et al.Influence of intraperitoneal dissemination assessed by laparoscopy on prognosis of advanced ovarian cancer：an exploratory analysis of a single-institution experience[J].Ann Surg Oncol，2014，21（12）：3970-3977．doi：10.1245/s10434-014-3783-6.

[12]Park J，Eoh KJ，Nam EJ，et al.A Single-Center，Retrospective Study of Bevacizumab-Containing Neoadjuvant Chemotherapy followed by Interval Debulking Surgery for Ovarian Cancer[J].Yonsei Med J，2020，61（4）：284-290.doi：10.3349/ymj.2020.61.4.284.

[13]Al-Mahayri ZN，AlAhmad MM，Ali BR.Current opinion on the pharmacogenomics of paclitaxel-induced toxicity[J].Expert Opin Drug Metab Toxicol，2021，17（7）：785-801．doi：10.1080/17425255.2021.1943358.

[14]Safra T，Borgato L，Nicoletto MO，et al.BRCA mutation status and determinant of outcome in women with recurrent epithelial ovarian cancer treated with pegylated liposomal doxorubicin[J].Mol Cancer Ther，2011，10（10）：2000-2007．doi：10.1158/1535-7163．MCT-11-0272.

[15]Safra Tamar，Rogowski Ori，Muggia Franco M.The effect of germ-line BRCA mutations on response to chemotherapy and outcome of recurrent ovarian cancer[J].Int J

Gynecol Cancer, 2014, 24（3）, 488-95. doi: 10.1097/IGC.0000000000000086

[16]Bogani G, Matteucci L, Tamberi S, et al.The Impact of Number of Cycles of Neoadjuvant Chemotherapy on Survival of Patients Undergoing Interval Debulking Surgery for Stage ⅢC ~ Ⅳ Unresectable Ovarian Cancer: Results From a Multi-Institutional Study[J].Int J Gynecol Cancer, 2017, 27（9）: 1856-1862. doi: 10.1097/IGC.0000000000001108.

[17]Fleming ND, Westin SN, Rauh-Hain JA, et al.Factors associated with response to neoadjuvant chemotherapy in advanced stage ovarian cancer[J].Gynecol Oncol, 2021, 162（1）: 65-71. doi: 10.1016/j.ygyno.2021.04.002.

[18]Burger RA, Brady MF, Bookman MA, et al.Incorporation of bevacizumab in the primary treatment of ovarian cancer[J].N Engl J Med, 2011, 365（26）: 2473-2483. doi: 10.1056/NEJMoa1104390.

[19]Perren TJ, Swart AM, Pfisterer J, et al.A phase 3 trial of bevacizumab in ovarian cancer[published correction appears in N Engl J Med, 2012, 366（3）: 284][J].N Engl J Med, 2011, 365（26）: 2484-2496. doi: 10.1056/NEJMoa1103799.

[20]Tewari KS, Burger RA, Enserro D, et al.Final Overall Survival of a Randomized Trial of Bevacizumab for Primary Treatment of Ovarian Cancer[J].J Clin Oncol, 2019, 37（26）: 2317-2328. doi: 10.1200/JCO.19.01009.

[21]Moore K, Colombo N, Scambia G, et al.Maintenance Olaparib in Patients with Newly Diagnosed Advanced Ovarian Cancer[J].N Engl J Med, 2018, 379（26）: 2495-2505. doi: 10.1056/NEJMoa1810858.

[22]Wu L, Zhu J, Yin R, et al.Olaparib maintenance therapy in patients with newly diagnosed advanced ovarian cancer and a BRCA1 and/or BRCA2 mutation: SOLO1 China cohort[J].Gynecol Oncol, 2021, 160（1）: 175-181. doi: 10.1016/j.ygyno.2020.10.005.

[23]DiSilvestro P, Banerjee S, Colombo N, et al.Overall Survival With Maintenance Olaparib at a 7-Year Follow-Up in Patients With Newly Diagnosed Advanced Ovarian Cancer and a BRCA Mutation: The SOLO1/GOG 3004 Trial[J].J Clin Oncol, 2023, 41（3）: 609-617. doi: 10.1200/JCO.22.01549.

[24]Kahn RM, McMinn E, Yeoshoua E, et al.Intrathoracic surgery as part of primary cytoreduction for advanced ovarian cancer: Going to the next level-A Memorial Sloan Kettering Cancer Center study[published online ahead of print, 2023 Jan 6][J].Gynecol Oncol, 2023, 170: 46-53. doi: 10.1016/j.ygyno.2022.12.023.

[25]Acs M，Piso P，Prader S.Current Status of Metastatic Cardiophrenic Lymph Nodes （CPLNs）in Patients With Ovarian Cancer：A Review[J].Anticancer Res，2022，42 （1）：13–24. doi：10.21873/anticanres.15452.

病例20

BRCA1胚系突变卵巢癌

一、病例摘要

一般资料：患者彭××，女，46岁。2022年4月首诊。

主诉：发现右侧腹股沟结节10个月，腹痛1周，发现盆腔包块3天。

现病史：10个月前无明显诱因发现右侧腹股沟结节膨出，无红肿触痛等不适，未在意未诊治。1周前因"腹痛"就诊于当地。行腹部B超提示：盆腔包块，具体性质不明。食纳睡眠可，二便可，体重近期未见明显变化。

既往史：无特殊。

家族史：姑姑2年前因"卵巢癌"于我院治疗。基因检查结果：BRCA1突变，（c.3770P_3771delAG（p.E1257Gfs*9））63.66%，有较强临床意义，已完成手术治疗、全身化疗，现随访中。

查体：T 37℃，P 88次/分，R 20次/分，BP 120/70mmHg，ECOG 0分，身高155cm，体重55kg，体表面积1.56m^2。

妇科检查：右侧腹股沟近中线约5cm处可触及大小约5cm×4cm×3cm肿块，质硬，边界尚清，活动度差。外阴：已婚已产式。阴道：畅，黏膜光滑。宫颈：直径4cm，表面尚光滑，质硬，触血（－）。盆腔：正中可触及大小约10cm×10cm包块，边界欠清，质硬，活动度差，与子宫、附件关系密切，压痛（＋）。三合诊：直肠黏膜光，距肛门口约8cm处直肠呈外压性改变，指套无血染。

入院前检查：

血尿粪常规、生化、凝血功能、心肌酶谱、心电图、心脏彩超等常规检查均未及异常。

辅助检查：

实验室检查：妇科肿瘤标志物：CA125 4315.00U/ml↑，HE4 729.3pmol/L↑。

影像学检查：全腹盆腔增强CT（病例20图1）：患者腹盆腔CT冠状位和轴位图自上而下如上所示（2022年4月）：①肝包膜下、肝内、肝圆韧带旁多发占位，膈肌周围结节影，脾脏内多发稍低密度结节影；②腹腔及双侧结肠旁沟区多发结节及肿块影，双侧腹股沟区条索软组织影；③双侧附件区及子宫直肠间隙多发囊实性占位，与邻近直肠、宫体及肠管分界不清。

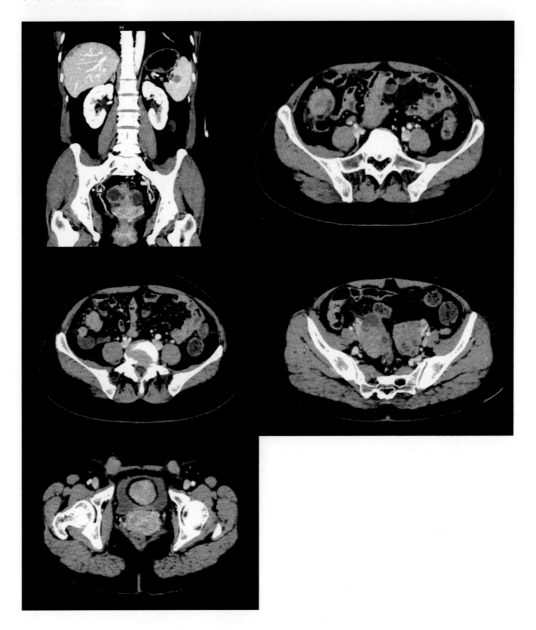

病例20图1　全腹盆腔增强CT提示多发占位病灶

病理检查：腹股沟结节穿刺活检回报（我院，202202922）："腹股沟结节"浸润性低分化腺癌，结合免疫组化符合浆液性癌，高级别。免疫组化：CK7（+）、CK20（-）、Villin（-）、PAX8（+）、WT-1（+）、ER（2+）、PR（1+）、CerbB-2（0）、

Ki-67（60%）、P53（2+）、P16（+）。

BRCA 基因检测：BRCA1 胚系致病性变异。

诊断：双侧卵巢高级别浆液性癌Ⅳ B 期（腹股沟结节转移）。

二、诊疗经过

1. MDT 讨论　患者经穿刺活检后病理诊断明确，结合影像学检查，系双侧卵巢高级别浆液性癌Ⅳ B 期。病灶侵犯范围广泛，影像评估后目前无法行满意的根治性手术，建议新辅助化疗，待转移病灶缩小后评估能否手术。同时患者 CA125 值高，结合 Suidan 评分标准：CA125 ≥ 600，1 分；脾门病灶，1 分；腹膜增厚，1 分；肝叶间裂病灶，2 分；总分：5 分；可考虑新辅助化疗后再手术。

（1）新辅助化疗：依据 2022 年卵巢癌 NCCN 指南，经 MDT 讨论后给予患者新辅助化疗 AC 方案 3 程，具体用药及剂量：脂质体阿霉素（25mg/m^2）40mg×3，卡铂（AUC = 5）600mg×3，q4w，末次新辅助化疗时间 2022 年 6 月 27 日。

（2）治疗评估：如下折线图所示，经过 3 次新辅助化疗后 CA125 和 HE4 的数值均出现显著下降，接近或者低于正常值（病例 20 图 2）。

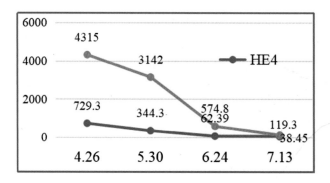

病例20图2　新辅助化疗后CA125和HE4进行性下降

复查全腹盆腔增强 CT 提示（2022 年 7 月）（病例 20 图 3）：①肝包膜下、肝内、肝圆韧带旁多发占位，膈肌周围结节影，脾脏内多发稍低密度结节影，范围均较前缩小好转；②原腹腔及双侧结肠旁沟区多发结节及肿块影较前缩小显示不清。双侧腹股沟区条索软组织影较前缩小；③双侧附件区及子宫直肠间隙多发囊实性占位，与邻近直肠、宫体及肠管分界不清，范围较前 2022 年 4 月 26 日片缩小好转，部分显示不清，腹膜增厚，宫颈区肿大范围较前缩小。

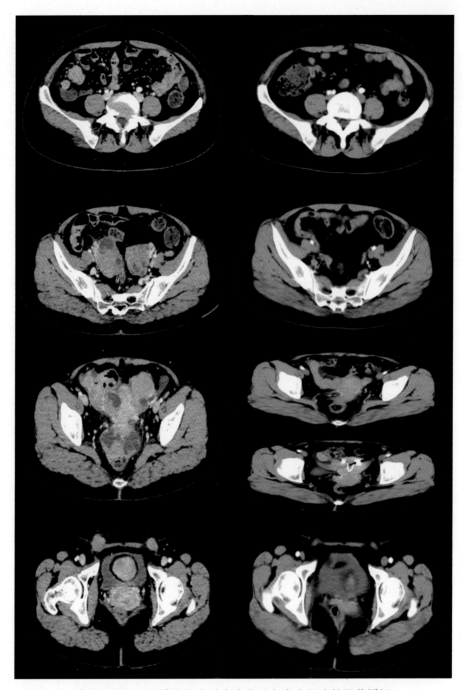

病例20图3　新辅助化疗后全腹盆腔多发占位病灶显著缓解

2. 二次 MDT 讨论　对比患者 2022 年 4 月初发初治和 7 月新辅助化疗后腹盆腔 CT，既往膈肌表面多发小结节影，新辅助化疗后膈肌表面仍较厚，但较前影像好转。沿脾胃韧带侵犯脾门病灶明显缩小，既往胆囊病灶、肝脏包膜病灶均缩小。

大网膜仍有片絮影残留，回盲部区域肠壁稍增厚，浆膜面仍有强化小结节，均较初发时缩小但仍存在小病灶。寻找显著增粗的卵巢静脉可观察到发生病变的双侧卵巢结构，CT提示双侧卵巢肿瘤较初发时显著缩小，直肠子宫陷凹结节影较前缩小，未见明显肌层受侵，与乙状结肠的关系尚可，与输尿管未见粘连。右侧的腹股沟肿大淋巴结是否系转移淋巴结仍存疑，考虑肿瘤疝可能性大，腹膜肿瘤沿腹股管下行疝出。患者行新辅助化疗3程后肿瘤负荷降低，CA125和HE4显著下降，提示对新辅助化疗敏感，评估后可行手术治疗。现术前新辅助化疗已完成，积极准备行中间型卵巢肿瘤细胞减灭术。

（1）手术治疗：术中探查：腹腔内有少许淡黄色清亮腹水，量约30ml，依次探查肝圆韧带根部可见黄豆大小灰白色结节，肝脏Ⅶ段与膈肌粘连紧密，粘连之膈肌结节状增厚，膈肌及肝脏表面可见散在粟粒样种植病灶，余膈肌、肝脏表面均光滑，脾下级可见一直径约0.5cm副脾，脾下级及副脾表面可见纤维组织样物质附着，脾门处组织略厚、稍硬，胰腺形态大小正常，胰尾深入脾门区，胆、双肾、胃、小肠、阑尾及其系膜表面均光滑，未见明显肿瘤结节，大网膜游离端组织略厚，余大网膜组织表面光滑，未见明显肿瘤结节，横结肠系膜表面可见一直径约0.5cm灰白色结节。子宫体常大，左侧卵巢结节状增大，约5cm×5cm×4cm，包膜完整，与周围组织无明显粘连，右侧卵巢结节状增大，约5cm×5cm×4cm，部分粘连于子宫下段，输卵管外观未见明显异常，子宫直肠陷凹腹膜封闭，子宫与直肠前壁致密粘连，表面可见散在癌结节，腹主动脉旁及盆腔淋巴结未触及明显肿大。

遂行"中间型卵巢癌肿瘤细胞减灭术（R0切除）——大网膜切除＋脾脏切除＋膈肌部分切除＋肝脏转移病灶切除＋横结肠系膜肿瘤切除＋次广泛子宫＋双侧卵巢输卵管切除＋盆底腹膜切除＋右侧盆腔淋巴结清扫术＋肠粘连松解术"。

术后病理结果示：双侧卵巢浆液性癌，高级别；双侧输卵管见癌浸润；"右髂总，右盆腔"淋巴结0/9枚癌转移；"肠系膜、脾脏、大网膜、膈肌"见癌浸润；"子宫直肠腹膜反折，子宫直肠陷窝，横结肠系膜，肝脏Ⅶ段"未见癌浸润，可见组织细胞浸润；阑尾组织；子宫内膜局灶非典型增生；子宫浆膜面平滑肌瘤；宫颈黏膜慢性炎。免疫组化：CK7（＋）、PAX8（＋）、WT-1（灶＋）、P53（2+）、P16（＋）、Ki-67（70%）、ER（灶3+）、PR（－）、Her2（0）。

（2）术后辅助治疗：术后监测CA125降至正常水平，继续完成AC方案3程，末次化疗时间2022年10月28日。复查腹盆腔影像系术后改变，未见残留病灶。目前患者口服尼拉帕利200mg qd，维持治疗并密切随访中。

三、病案分析

1. 患者初始治疗方案的抉择。大约有 10% 的上皮性卵巢癌患者存在 BRCA 基因突变（BRCA1 和 BRCA2），然而与非 BRCA 突变的卵巢癌患者相比，BRCA 突变卵巢癌患者对于以铂类为主的化疗具有更高的敏感性。此外，BRCA 突变导致 DNA 同源重组修复缺陷，因此对于主要作用于抑制 DNA 拓扑异构酶Ⅱ的脂质体阿霉素等化疗药物具有更高的敏感性。研究者进一步证实脂质体阿霉素即便对于铂耐药的 BRCA 突变卵巢癌患者也具有良好的治疗效果，而且脂质体阿霉素激活 BRCA1 突变组织中的免疫细胞，增强联合治疗效果。

该患者系 BRCA1 胚系突变的初发初治卵巢癌，告知病情及治疗方案后对于化疗药物紫杉醇导致的脱发等不良反应强烈抗拒。结合患者的实际要求和 NCCN 指南、文献证据推荐，在心功能评估无异常后，我们给予患者初始治疗 AC 方案新辅助化疗。化疗过程中 CA125 呈指数级下降，达到预期治疗效果，为手术 R0 切除创造条件。

2. 手术时机、术式和无瘤原则。对于接受新辅助治疗后的卵巢癌患者手术时机选择至关重要，该患者以"发现右侧腹股沟结节"之主诉入院，初诊 CT 提示"双侧腹股沟条索软组织影"，同时穿刺病理提示："腹股沟结节"浸润性低分化腺癌，结合免疫组化符合浆液性癌，高级别。以上检查均高度怀疑患者系双侧腹股沟淋巴结转移可能，但是在新辅助化疗后复查 CT：双侧腹股沟区条索软组织影较前缩小。此时得益于 MDT 团队的集思广益，影像科专家提出结合腹股沟软组织的解剖位置、新辅助化疗前后的显著变化以及淋巴结的影像学特征性表现，排除其系腹股沟淋巴结转移可能，高度怀疑肿瘤疝，腹膜肿瘤沿腹股管下行疝出。

术中探查及术后病理（右侧髂总、盆腔淋巴结均未见癌转移）均证实该推测，避免了大范围淋巴清扫，全面的术前评估对于初治的卵巢癌患者极其重要。此外，初治时术中探查时遵循由远至近的原则：先从远隔部位的器官组织开始探查，最后探查肿瘤所在的器官灶，探查结束后，手术操作应从肿瘤的四周向中心解剖游离，最后在不接触肿瘤的情况下切除肿瘤。

3. 术后辅助治疗、维持治疗的选择，随访及宣教的重要性。患者术后继续 AC 方案 3 程后结束治疗，期间 CA125 均处于正常水平。对于未曾应用贝伐珠单抗的该患者，PARP 抑制剂适用于其化疗后的一线维持治疗。但是国内外卵巢癌患者的 PARP 抑制剂疗效不完全一致，需要更多中国卵巢癌患者的研究数据指导治疗方案的选择。目前在中国开展的 PRIME 研究证实尼拉帕利针对中国卵巢癌患者的个体化起始剂量治疗在疗效和安全性评价中均取得良好的数据，因此综合考虑建议该患者行口服尼拉帕利 200mg qd，维持治疗。

最后，需要在卵巢癌人群重视科普宣教的作用。该患者的姑姑因"卵巢癌"既往曾于我院治疗，并且基因检测提示 BRCA1 胚系突变。医生告知病情，提醒家族成员尤其成年女性成员需密切体检，必要时可以行基因检测提前预知。但囿于对疾病的认识程度不足和经济原因，该家族成员并未遵医嘱积极体检，未行基因检测，以致该患者错过了早期发现干预的机会和最佳治疗时期。因此医生再次充分告知患者直系亲属尤其女性亲属的患病风险，积极行基因检测、遗传学咨询评估和定期随访监测等。随着基础研究的不断进步，越来越多的肿瘤家族史被发现和认识，对于特定人群的筛查和科普宣教必将是临床工作中不可或缺的一部分。

四、主编点评

该卵巢癌患者治疗规范有序，达到了良好治疗效果，目前维持治疗密切随访中。值得注意的是，该患者并没有常规选择紫杉类药物作为一线化疗用药，鉴于该患者的 BRCA1 突变和对于紫杉类药物不良反应的强烈抗拒，脂质体阿霉素联合卡铂的治疗方案取得了良好治疗效果。

同样的，对于维持治疗的选择，考虑到中国卵巢癌患者系亚洲女性身材偏瘦弱，并不能机械照搬欧美患者的药物和剂量。PRIME 研究为中国卵巢癌患者的维持治疗带来了更理想的选择方案，兼顾疗效和安全。目前患者口服尼拉帕利一般反应良好，未诉特殊不适。这也提示临床医生，患者不能耐受的维持治疗就不是真正的维持治疗。维持治疗并不是一味追求高剂量和疗效，必须在患者能够耐受的前提下才能达到长期维持的目的，疗效和安全缺一不可。

（席儒兴 王国庆）

参考文献

[1]Foulkes WD.BRCA1 and BRCA2：chemosensitivity，treatment outcomes and prognosis[J].Fam Cancer，2006，5（2）：135-142.

[2]Cass I，Baldwin RL，Varkey T，et al.Improved survival in women with BRCA-associated ovarian carcinoma[J].Cancer，2003，97（9）：2187-2195.

[3]Safra T，Borgato L，Nicoletto MO，et al.BRCA mutation status and determinant of outcome in women with recurrent epithelial ovarian cancer treated with pegylated

liposomal doxorubicin[J].Mol Cancer Ther，2011，10（10）：2000-2007.

[4]Mantia-Smaldone G，Ronner L，Blair A，et al.The immunomodulatory effects of pegylated liposomal doxorubicin are amplified in BRCA1——deficient ovarian tumors and can be exploited to improve treatment response in a mouse model[J].Gynecol Oncol，2014，133（3）：584-590.

[5]Banerjee S，Moore KN，Colombo N，et al.Maintenance olaparib for patients with newly diagnosed advanced ovarian cancer and a BRCA mutation（SOLO1/GOG 3004）：5-year follow-up of a randomised，double-blind，placebo-controlled，phase 3 trial[J].Lancet Oncol，2021，22（12）：1721-1731.

病例21

肛提肌受侵的Ⅳ期卵巢癌

一、病例摘要

一般资料：患者项××，女，56岁。2019年3月首诊。

主诉：发现盆腔包块2年，下腹痛1个月。

现病史：1年前自觉腹胀，无腹痛、纳差等不适，就诊于当地行B超提示：盆腔包块3cm×3cm，未在意未诊治，未遵医嘱未定期复查B超等。1个月前自觉下腹部疼痛，当地行B超提示：脐下方实性包块11cm×10cm。食纳睡眠可，二便可，体重近期未见明显变化。

既往史：无特殊。

家族史：无特殊。

查体：T 36.7℃，P 84次/分，R 21次/分，BP 118/78mmHg，ECOG 0分，身高150cm，体重55kg，体表面积1.53m²。

妇科检查：外阴：已婚经产式；阴道：右侧壁大小约1.5cm包块，后壁中下段阴道直肠隔可触及约3.5cm×4.0cm×1.5cm包块，质硬边界清晰；宫颈：光，萎缩；宫体：触诊不清，盆腔触及大小约为10.0cm×8.0cm×13.0cm不规则硬包块，边界清，活动可，与子宫分界不清。三合诊：直肠黏膜光，指套无血迹。

辅助检查：

实验室检查：血尿粪常规、生化、凝血功能、心电图等常规检查均未及异常。CA125 177.5IU/ml、CEA 7.3ng/ml。

影像学检查：2019年3月全腹盆腔CT示：①盆腔约为10.9cm×6.9cm肿块，与子宫及右侧附件关系密切；②腹膜后及肠系膜间、双侧髂血管旁、腹股沟多发小淋巴结。

盆腔MRI（病例21图1）：①右附件浆液性腺癌，盆腔内肿块，子宫、右侧阔韧带、邻近肠管受侵；②阴道后壁肿块，侵及外阴、直肠及肛管、邻近肛提肌。如下图盆腔DWI所示，右侧肛提肌受侵。

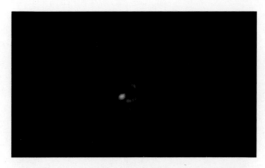

病例21图1　影像检查发现右侧肛提肌受侵

病理检查：阴道后壁组织活检病理：阴道壁低分化腺癌，符合卵巢浆液性癌转移。免疫组化：P40（-），CK5/6（-），Ki67（50%），Uro（-），CKL（+），CK7（+），GATA3（弱+），Pax-8（-），CK20（-），Villin（-），WT1（+），ER（+），PR（+）。

诊断：卵巢浆液性癌Ⅳ B 期（阴道、肛管、肛提肌受侵）。

二、诊疗经过

1. MDT 讨论　结合患者妇科检查、影像学检查，阴道后壁组织活检病理示阴道壁低分化腺癌，符合卵巢浆液性癌转移。提示其系卵巢浆液性癌，且病灶大多局限在盆腔，CA125 值不高，无腹水，符合通过 PDS 达到 R0 切除的标准。但是盆腔 MRI 提示阴道后壁肿块侵及外阴、直肠及肛管、邻近肛提肌。若行 PDS 达到 R0 切除，存在切除肠管、不能保留肛门、需行造瘘的可能。告知病情及治疗方案后，患者强烈拒绝腹壁造瘘，对造瘘后续的护理等强烈抵触。因此拟行新辅助化疗，待评估疗效后再决定行 IDS 和后续治疗策略。

治疗方案：在尊重患者治疗意愿的前提下，遂予以其行新辅助化疗，予以紫杉醇（白蛋白结合型）400mg，卡铂 500mg，共计 4 程，末次新辅助化疗时间：2019 年 6 月。

2019 年 7 月复查全腹盆腔 CT：①卵巢癌化疗后，右附件区囊实性肿块，同子宫关系密切，同前对照略缩小（病例 21 图 2）；②肝内小囊肿，左肾上腺区脂性结节、良性变。盆腔 MRI 示：①盆腔内肿块，体积较前减小，但仍侵犯子宫、右侧阔韧带、邻近肠管受侵；②阴道后壁中下段稍增厚，较前明显好转。

（1）手术：患者行 4 程新辅助化疗后盆腔病灶显著缩小，排除手术禁忌证后于 2019 年 7 月 4 日行中间型卵巢肿瘤细胞减灭术——"全子宫＋双附件＋大网膜、阑尾切除术＋直肠前病灶电灼术"。术中探查见：腹腔内约 50ml 淡黄色清亮腹水，大网膜广泛紧密粘连与右前腹壁及肝下缘。分离粘连后，探查肝胆胰脾双肾胃小肠阑尾及系膜光滑，直肠子宫腹膜反折表面可见约 0.5cm 大小结节。子宫常大，表面光，

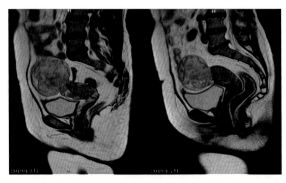

2019年3月   2019年7月

病例21图2 新辅助化疗后局部肿块缩小

可活动。右侧卵巢增大约7.0cm×6.0cm×6.0cm灰白色结节，表面光滑，左侧卵巢外观无明显异常。输卵管表面可见粟粒状结节。腹主动脉旁及盆腔未触及明显肿大淋巴结。因患者强烈拒绝造瘘，阴道、直肠、肛管病灶未切除。术后评价：不满意减瘤术，未达到R0切除。

术后病检：右卵巢浆液性癌，高级别伴神经内分泌分化（脉管内见癌栓），肿瘤组织大片坏死伴组织细胞反应，右侧输卵管见癌浸润，萎缩性子宫内膜，子宫肌壁平滑肌瘤，慢性宫颈炎大网膜未见癌浸润，慢性阑尾炎，直肠前壁玻变钙化。免疫组化：ER（+），PR（−），C−erbB−2（2+），Ki67（60%），Pax8（−），P53（−），P16（+），CK20（−），Villin（−），CDX−2（−），syn（−），CgA（少数细胞+），CD56（−）。

BRCA基因检测：BRAC1/2未见变异。

（2）术后辅助治疗：患者术后继续予以紫杉醇（白蛋白结合型）400mg、卡铂500mg，共计4程，末次化疗时间2019年9月。治疗期间监测CA125、HE4均正常，复查盆腔MRI及全腹盆腔CT均未见明显异常。

患者于2019年10月开始口服尼拉帕利200mg qd，维持治疗，期间不良反应可，并于门诊定期随访复查。

（3）复发：患者门诊于2020年4月复查发现阴道顶端可见约0.8cm质硬小结节，阴道后壁中下段明显增厚，质硬。查妇科肿瘤标志物：CA125 117.50IU/ml，CEA 7.30ng/ml。胸全腹CT示：未及异常。盆腔MRI示：阴道残端增厚，约3.0cm×1.0cm×0.5cm肿块，与直肠关系密切。复发阴道结节活检病理："阴道"符合浸润转移性低分化腺癌。免疫组化：CK7（+），CK20（−），Villin（−），ER（1+），WT−1（+），PAX−8（−），P40（−），P63（−），Ki67（70%）。

2. 二次MDT　患者末次化疗时间2019年9月19日，距今6个月余——系铂部分敏感复发。2020 年卵巢癌 NCCN 指南指出，PARP 抑制剂维持治疗停止之后，此时铂部分敏感复发需以铂类化疗加贝伐珠单抗为主。患者既往曾以紫杉醇类药物化疗为主，建议此次复发后更换为多柔比星脂质体。盆腔 MRI、阴道结节活检病理，提示仅为阴道局部复发，其余部位阴性。患者对于人工造瘘强烈拒绝，现复发部位局限于阴道残端等，可考虑予以局部放疗，达到根治性治疗效果。

复发后治疗：患者于 2020 年 4 月开始予以 AC ＋贝伐珠单抗方案全身化疗共计 6 程，单次用药：多柔比星脂质体 40mg，卡铂 500mg，贝伐单抗 400mg（7.5mg/kg），末次化疗时间 2020 年 8 月。

同期于 2020 年 6 月开始行 CT 引导下的三维适行后装近距离放疗，共计 8 次，1 次 / 周。单次放疗方式和剂量：上阴道塞子单次处方剂量 600cGy，HR-CTV 的 D90 5.5Gy/EQD2 7.1Gy。末次放疗时间 2020 年 8 月，8 次后装近距离放疗的累积总剂量 56.8Gy。

治疗及复发期间患者的 CA125、HE4 和 CEA 等肿瘤标志物变化如图病例 21 图 3 所示，完成全部治疗后 3 个月于门诊复查：CA125、HE4 正常，复查全腹部 CT 盆腔 MRI 均正常。患者现每 3 个月门诊复查，复查内容包括妇科检查，肿瘤标志物及影像学检查，未见有复发征象。

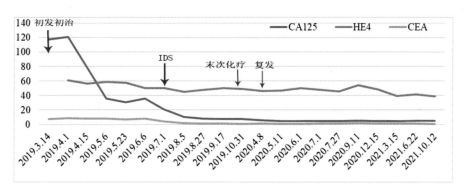

病例21图3　患者治疗期间肿瘤标志物的变化

三、病案分析

1. 盆腔放疗在卵巢癌综合治疗中的价值和地位探讨。既往的研究已经证实辅助全盆腔放疗 ± 化疗预后的优越性方面均未优于铂类，且辅助全盆腔放疗带来的胃肠道不良反应高（21% vs 2%），其应用受限。因此盆腔放疗多应用于复发卵巢癌患者治疗，且以对症治疗为主。总剂量 30 ~ 35Gy 的三维适形放疗适用于盆腔广泛复发，总剂量达到 46 ~ 50Gy 的调强放疗可以减轻卵巢癌复发伴随的阴道出血量、疼痛、肠梗阻等症状。但是对于局部孤立复发灶的卵巢癌患者来说，一些非常规放疗方式可以达到良好的治疗效果。研究发现，伴有腹主动脉旁、盆腔淋巴结引流区或者腹膜后复发的孤立病灶瘤床，肺、肝、乳腺等寡转移灶等，应用单次大剂量的立体定向放疗技术（34Gy/5 次）可以将局部控制率提升至 80% ~ 90%。同样的，单次大剂量后装近距离放疗也对于局部病灶有良好的控制效果。

由于患者对于造瘘的强烈拒绝和心理抗拒，该患者的复发部位与初发初治时手术未对阴道及直肠、肛提肌病灶完成 R0 彻底切除密切相关。患者在末次化疗后的 7 个月复查时发现阴道及阴道直肠间隙病灶复发，我院 MDT 团队结合患者实际情况，采用后装近距离放疗并取得了良好的局部控制率和治疗效果。在卵巢癌复发患者中采用 CT 引导下的三维适形后装治疗，目前未见相关报道，我院 MDT 团队治疗的该例患者尚属首例，当前已取得良好治疗效果。

2. 晚期卵巢癌患者的治疗策略需综合考虑。该患者初诊时即已经发生阴道、肛管、肛提肌转移，因患者坚决拒绝造瘘，后行新辅助化疗 4 程后再行手术治疗。在行中间型肿瘤细胞减灭术过程中仍未对阴道、肛管、肛提肌病灶进行 R0 切除，患者在继续行术后辅助化疗、口服尼拉帕利维持治疗后 7 个月即出现阴道、阴道直肠间隔病灶复发。所有这些都表明患者的局部病灶未行根治性切除是复发的根源，而复发后针对局部复发病灶的后装近距离放疗取得了良好的局部控制效果。

目前，CT 引导下的三维腔内后装近距离放疗设备及放疗计划系统被广泛应用于临床治疗中，与传统的后装近距离放疗相比，前者具有病灶局部剂量高、危及器官损伤小的特点。此外该患者复发时如果能选择 PET-CT，则证实孤立病灶复发的证据更为充分，且对 CT 引导下病灶靶区的勾画，更具有指导作用。而且还可以对后装近距离放疗做进一步的优化，诸如患者初诊时即发现肛提肌受侵，复发时如果能选择组织间插植近距离放疗，可对肛提肌进行预防性照射，达到更高的组织间插植剂量，对复发肿瘤的控制和危及器官的保护均更为有利。

四、主编点评

放射治疗在妇科肿瘤中的应用主要集中于宫颈癌和子宫内膜癌，卵巢癌的放射治疗较少见，也因此被很多医生尤其是普通妇科医生所忽视。该患者初发初治时即属于局部晚期，伴有肛管、肛提肌受侵，且复发时的部位也与未能行 R0 根治性切除相关。局部晚期、局部复发，即便该患者系对于放疗不敏感的浆液性癌，也可以考虑一些非常规放疗方式行局部治疗。

近距离治疗的剂量衰减与距离的平方成反比，因此在达到预定处方剂量的同时，其中心部位的剂量已远超出处方剂量数十近百倍，能够达到根治性治疗效果。得益于 MDT 团队的协作，该患者系我院首例 CT 引导下三维适形后装近距离治疗卵巢癌局部复发患者，且目前仍在随访中，取得了良好的局部控制效果。

　　此外，该患者肛提肌受侵，按照 FIGO 分期系卵巢癌Ⅳ B 期，但肛提肌受侵很明显是由于局部肿瘤晚期进展导致，并不存在全身其他器官组织多发转移情况。该患者后期综合治疗效果良好，也与Ⅳ B 期的治疗预期不符。这均表明卵巢癌患者的分期仍有值得商榷之处。

（席儒兴　王静　王国庆）

参考文献

[1]Siegel RL，Miller KD，Jemal A[J].Cancer statistics，2019. CA Cancer J Clin，2019，69（1）：7-34.

[2]Deng K，et al.Sites of distant metastases and overall survival in ovarian cancer：A study of 1481 patients[J]. Gynecol Oncol，2018，150（3）：460-465.

[3]Thomakos N，et al.Rare Distant Metastatic Disease of Ovarian and Peritoneal Carcinomatosis：A Review of the Literature[J]. Cancers（Basel），2019，11（8）.

[4]Shi T，et al.Secondary cytoreduction followed by chemotherapy versus chemotherapy alone in platinum-sensitive relapsed ovarian cancer（SOC-1）：a multicentre, open-label，randomised，phase 3 trial[J].Lancet Oncol，2021，22（4）：439-449.

[5]Ruffini E，et al.The significance of associated pre-invasive lesions in patients resected for primary lung neoplasms[J].Eur J Cardiothorac Surg，2004，26（1）：165-172.

[6]Ledermann JA，et al.Newly diagnosed and relapsed epithelial ovarian carcinoma：ESMO Clinical Practice Guidelines for diagnosis，treatment and follow-up[J].Ann Oncol，2018，29（Suppl 4）：iv259.

[7]Lheureux S，et al.Epithelial ovarian cancer[J].Lancet，2019，393（10177）：1240-1253.

[8]Mesko S，et al.Clinical Outcomes for Stereotactic Ablative Radiotherapy in Oligometastatic and Oligoprogressive Gynecological Malignancies[J].Int J Gynecol Cancer，2017，27（2）：403-408.

[9]Palma DA，et al.Stereotactic ablative radiotherapy versus standard of care palliative treatment in patients with oligometastatic cancers（SABR-COMET）：a randomised，phase 2，open-label trial[J].Lancet，2019，393（10185）：2051-2058.

病例22

复发性卵巢癌胸壁转移

一、病例摘要

一般资料：患者张 ××，女，49 岁。

主诉：下腹部坠痛 2 个月余，发现盆腔肿物 3 天，2019 年 8 月 8 日入院。

现病史：2 个月余前无明显诱因自觉下腹部坠痛，未治疗。3 天前加重，于当地医院就诊，B 超发现盆腔肿物。

既往史：无特殊。

妇科检查：外阴：已婚已产式。阴道：畅，黏膜光滑，穹窿存在。宫颈：直径 3cm，表面光滑，触血（﹣）。盆腔：直肠子宫陷窝可触及一肿物，固定，大小约为 4cm×4cm×5cm，似左侧卵巢，余未触及明显异常。宫体：触诊不满意。肛诊：直肠黏膜光，指套无血染。

辅助检查：生化检查：肝功电解质、血常规：大致正常；CA125 11 730U/ml，CA199 743.8U/ml，HE4 2851.1。

CT（病例 22 图 1）：①双附件区肿块，考虑卵巢上皮来源恶性肿瘤，浆液性腺癌可能性大，腹盆腔广泛转移；②右膈下多发结节，肝右叶后下段结节，邻近腹膜及胆囊窝多发结节，考虑肝病变压迫肝脏，局部直接侵犯可能性大，肝内血行转移不除外。

其他：心电图等检查均正常。

诊断：盆腔包块，性质待定：卵巢癌？

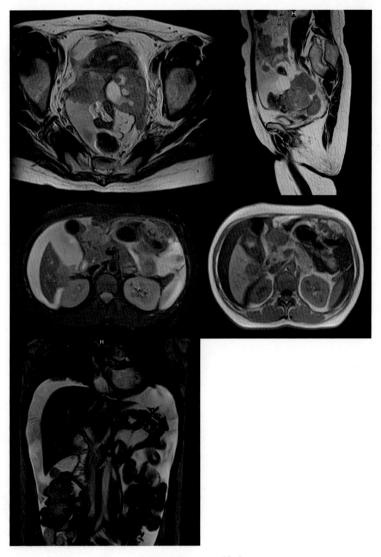

病例22图1　CT检查

二、诊疗过程

1. 初治卵巢癌 NCCN 指南推荐　FIGO 评分（病例22表1）≥ 3分，应行新辅助化疗。

病例22表1　FIGO评分

影响因素	OR	95%CI	预测评分
年龄 ≥ 60 岁	1.49	1.14 ~ 1.93	1
CA125 ≥ 600U/ML	1.29	1.15 ~ 1.43	1

续表

影响因素	OR	95%CI	预测评分
美国麻醉医师协会（ASA）分级 ≥ 3	1.60	1.55 ~ 1.66	1
脾周病变	1.36	1.13 ~ 1.64	1
胃肠道韧带 / 肝门病变	1.44	1.24 ~ 1.67	1
肾门上腹膜后淋巴结（包括膈肌上）	1.31	1.11 ~ 1.55	1
弥漫性小肠粘连 / 增厚	1.12	1.10 ~ 1.14	1
中重度腹水	2.21	1.72 ~ 2.83	2
胆囊窝 / 肝段间裂隙病变	2.00	1.72 ~ 2.33	2
小网膜囊病灶 > 1cm	2.24	1.51 ~ 3.31	2
肠系膜上动脉根部病变	4.06	3.12 ~ 5.29	4

　　MDT 讨论：影像科：①双附件区肿块，考虑卵巢上皮来源恶性肿瘤，浆液性腺癌可能性大，腹盆腔广泛转移；②右膈下多发结节，肝右叶后下段结节，邻近腹膜及胆囊窝多发结节，考虑肝病变压迫肝脏，局部直接侵犯可能性大，肝内血行转移不除外。FIGO 评分 7 分。普外科：肿瘤广泛转移，不能 R0 切除。妇瘤科：拟行新辅助化疗。总结意见：肿瘤穿刺，行新辅助化疗 IDS。

　　盆腔包块穿刺病理（病例 22 图 2）："盆腔"符合浆液性癌，高级别。免疫组化结果：CK7（＋），P53（－），P16（＋），Ki-67（40%），PAX-8（＋），ER（2+），PR（散在），C-erbB-2（－），WT-1（＋），NapsinA（－）。

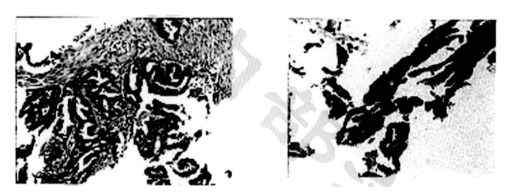

病例22图2　穿刺病理

　　化疗 2 程（紫杉醇脂质体 240mg、洛铂 50mg ＋恩度 15mg×5 支，腹腔灌注给药）。复查磁共振（病例 22 图 3）：肿瘤较前明显缩小。

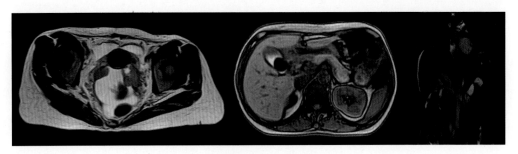

病例22图3　MRI

首次手术：2019 年 9 月 24 日。

探查见：①腹腔内有约 500ml 淡红色清亮腹水；②膈肌表面光滑，肝、胆、胰、脾、双肾、胃、小肠表面均光滑；③阑尾未见，局部粘连明显；④肠系膜散在 0.1 ~ 0.3cm 实性癌结节；⑤大网膜上散在 3 个明显增厚的结节癌灶 4.0cm×3.0cm×1.0cm；⑥腹主动脉旁及盆腔两侧淋巴结均未触及明显异常；⑦子宫常大，固定，与膀胱后壁、直肠前壁、双侧附件肿瘤粘连紧密，形成肿块固定于盆腔正中，解剖层次不清。钝锐性分离粘连后见双侧卵巢均实性增大且无包膜，右侧尤著约 5.0cm×4.5cm×4.0cm，左侧 4.0cm×3.0cm×3.0cm，双侧输卵管均明显增粗。满意的卷地毯式卵巢癌肿瘤细胞减灭术 R0.3（残留肠系膜散在 0.1 ~ 0.3cm 实性癌结节）——盆腔粘连分解＋全子宫、双侧附件切除＋大网膜切除＋盆腔多发癌灶切除术。

术后病理（病例 22 图 4）：双侧卵巢及左侧输卵管浆液性癌、高级别；直肠前壁，腹膜肿物，横结肠表面，大网膜见癌浸润。萎缩性子宫内膜；慢性宫颈炎；右侧输卵管组织。免疫组化结果：ER（2+），PR（－），CerbB-2（1+），Ki67（70%），PAX-8（＋），p53（－），WT-1（－），P16（＋）。BRCA 基因：阴性。

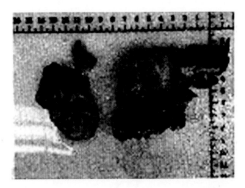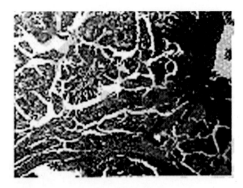

病例22图4　术后病理

术后 TP 化疗 6 程，紫杉醇脂质体 240mg ＋白蛋白结合型紫杉醇 350mg×5，奈达铂 100mg×6，末次化疗时间：2020 年 1 月 15 日。化疗过程中建议联合贝伐珠单抗，患者拒绝。后口服尼拉帕利维持治疗 200mg（2 个月）—100mg。

2. 首次复发　2020 年 8 月 18 日（PFI：7 个月）。复查：CA125 134.7U/ml，CA199 39.77pmol/L。行 PET-CT（病例 22 图 5）：腹膜后肿大淋巴结，葡萄糖代谢增高，考虑淋巴结转移。

根据 DESKTOP Ⅲ 研究结果，NCCN 指南推荐：满足以下条件：①铂敏感复发（间隔 7 个月）；②孤立病灶能完整切除——腹主动脉旁淋巴结转移；③无腹水，可行卵巢癌二次肿瘤细胞减灭术。

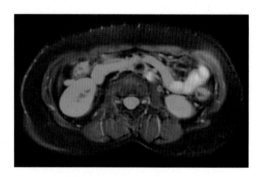

病例22图5　PET-CT

MDT：影像科：局灶复发。普外科：可完整切除。妇瘤科：建议手术。总结意见：行卵巢癌二次肿瘤细胞减灭术。

2020 年 8 月 25 日行卵巢癌二次肿瘤细胞减灭术——腹主动脉旁淋巴结清扫术（肾血管水平）。探查见：腹主动脉旁左侧可触及直径 1.5～2.0cm 肿大淋巴结 2 枚，质硬。二次术后病理（病例 22 图 6）："腹主动脉旁" 淋巴结 1/14 枚癌转移（浆液性癌，高级别）。免疫组化结果：ER（个别 +），PR（小灶 +），C-erbB-2（小灶 1+），Ki-67（50%），P53（－），P16（+），CK7（+），PAX-8），WT-1（+）。

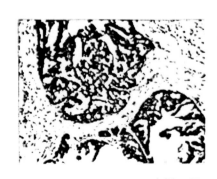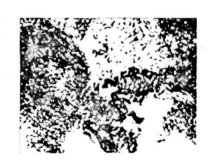

病例22图6　二次术后病理

　　2020 年 9 月 10 日行"TC"方案化疗，用药：脂质体紫杉醇 175mg/m²；卡铂 AUC 5，第 2 程加用：贝伐珠单抗 7.5mg/m²，4 程。

　　治疗中（2021 年 1 月）复查：CA125 22.84U/ml，CA199 27.77pmol/L。复查 MRI（病例 22 图 7）：腹主动脉旁肿大淋巴结，考虑复发转移。

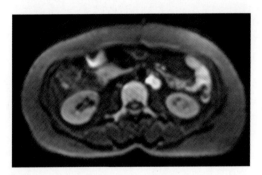

病例22图7　MRI

　　MDT：影像科：腹主动脉左侧，新发肿物，高度怀疑转移。放疗科：可行腹主动脉旁转移病灶精确放疗，如若未控，或再次复发则失去手术机会。建议：如化疗不能控制，手术不能切除，再选择放疗。肿瘤内科：TC 方案耐药，出现铂抵抗，可更换方案继续尝试化疗，为风险最小、最安全的治疗方案，选用脂质体多柔比星＋贝伐珠单抗，期间评估病灶，如未控再选择手术或放疗。妇瘤科：已行腹主动脉旁淋巴结清扫术，此次术野内复发，为残留淋巴结转移？或纤维结缔组织转移？腹主动脉旁二次手术难度极大，风险极大，无既往经验可循。可能无法切除，可能大出血。建议先更换化疗方案，如未控，再尝试手术，充分与家属沟通手术风险，如不能切除，则选择放疗。

　　行多柔比星脂质体 40mg×2 ＋贝伐贝伐珠单抗 360mg×1，化疗 2 程。复查 MRI（病例 22 图 8）：肿瘤较前增大。

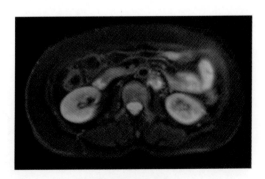

病例22图8　MRI

三次手术：2021年3月11日。

术中探查：①腹腔无腹水；②肝、胆、胰、脾、双肾、胃表面均光滑；③阑尾及大网膜未见，局部粘连明显；④小肠间广泛粘连，并与后腹膜粘连；⑤子宫及双附件术后缺如，盆腔两侧淋巴结均未触及明显异常；⑥高位腹主动脉左侧（肾血管水平上2cm）可触及直径约2.5cm肿大淋巴结1枚，质硬，固定。周围组织粘连，暴露困难，手术困难。完整切除转移病灶。行卵巢癌减灭术（R 0.3，瘤区上极仍可触及2～3枚0.2～0.3cm质硬小结节）——腹腔镜胆囊切除＋腹主动脉旁肿大淋巴结切除术。三次术后病理（病例22图9）：腹主动脉旁浸润转移性浆液性癌高级别，慢性胆囊炎，胆囊结石。免疫组化结果示：PAX–8(＋)，WT–1(＋)，ER(2＋)，PR（－），Ki67（70%），P53（－），P16（＋），CK7（＋），Vim（灶＋）。

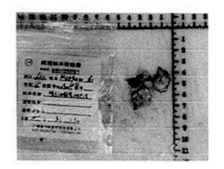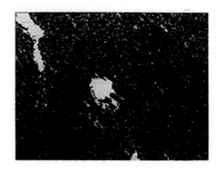

病例22图9　三次术后病理

后于2021年4月1日、2021年4月22日、2021年5月13日、2021年6月4日行紫杉醇脂质体240mg化疗4程。末次化疗时间：2021年6月4日。同时给予患者行体外放疗，DT 60Gy/25f。后口服安罗替尼维持治疗，定期复查无异常。

3. 三次复发　2022年2月（PFI：6个月）。

MRI（病例22图10）：胰头前、右侧结肠旁沟、心前区，分别可见实性或囊性肿块，新发病灶，考虑复发、转移。左肾门腹膜后淋巴结不排除转移可能。

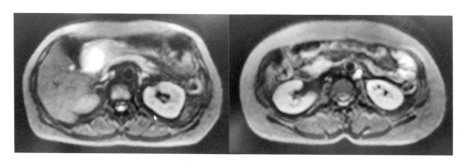

病例22图10　MRI

MDT 意见：三处病灶短期增大，考虑进展，目前 R0 切除困难，建议行全身化疗评估肿瘤大小变化，若缩小明显，可 R0 切除，则考虑后期手术治疗。化疗方案建议：多柔比星脂质体＋奈达铂＋抗血管靶向治疗。

2022 年 2 月 25 日、2021 年 3 月 25 日行"AP＋口服安罗替尼"方案全身化疗 2 程。用药：多柔比星脂质体 40mg×2，奈达铂 110mg×2，口服安罗替尼胶囊 10mg×14d×2。2 程化疗后肿瘤缩小明显，评估 R0 切除。

四次手术：2022 年 4 月 26 日行"胸腔镜下纵隔肿瘤切除＋盆腹腔病损切除术"。术后病理结果：右结肠旁沟转移性浆液性癌，高级别。免疫组化：CK7（＋）、PAX8（＋）、WT-1（＋）、P16（＋）、P53（－）、Ki-67（60%），前纵隔、胰头前方低分化癌伴肉瘤样分化，符合卵巢癌转移。免疫组化：CKpan（上皮＋）、Vimentin（间质＋）、P40（灶＋）、P63（＋）、CD5（灶＋）、Ki-67（40%）、CK7（＋）、PAX8（－）、WT-1（－）、Desmin（－）、ALK（－）、CD34（血管＋）、S-100（－）。

2022 年 5 月 19 日行 AP 方案全身化疗 1 程。用药：多柔比星脂质体 40mg、奈达铂 110mg。因患者体弱，无法耐受，拒绝继续化疗，后口服安罗替尼维持治疗 3 程。

4. 四次复发　2022 年 11 月 21 日（PFI：4 个月余）。

CT（病例 22 图 11）：①右肺下叶条索灶较前增多，另右肺下叶背段肺大疱，双肺少许条索灶，右肺上叶点状钙化，同前无显著变化；②左肺下叶部分膨胀不良。左侧少量胸腔积液；③新增左侧胸壁皮下软组织肿块，转移？邻近肋骨骨质结构未见明显异常，建议活检；④右侧部分肋骨形态不规整，同前无显著变化。

盆腹腔 MRI：①阴道残端稍增厚，DWI 未见明显扩散受限；②腹膜后多发淋巴结；③肝内多发微小囊病变，小囊肿可能；④右肾囊肿。以上同前无显著变化；⑤左乳尾部胸壁皮下肿块，较前明显增大。

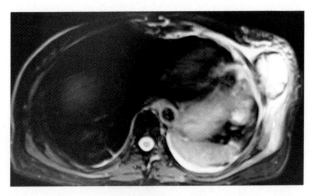

病例22图11　CT

穿刺病理（病例 22 图 12）：低分化癌伴肉瘤样分化，结合临床病史，首先考虑卵巢癌转移。

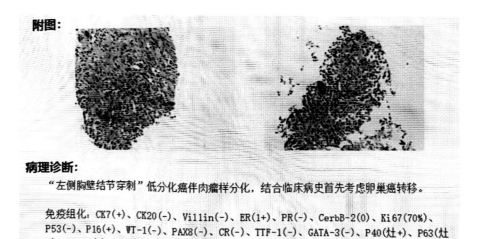

附图：

病理诊断：

"左侧胸壁结节穿刺"低分化癌伴肉瘤样分化，结合临床病史首先考虑卵巢癌转移。

免疫组化：CK7(+)、CK20(-)、Villin(-)、ER(1+)、PR(-)、CerbB-2(0)、Ki67(70%)、P53(-)、P16(+)、WT-1(-)、PAX8(-)、CR(-)、TTF-1(-)、GATA-3(-)、P40(灶+)、P63(灶+)、CD117(+)、CD5(-)、Syn(-)、TdT(-)、Vimentin(灶+)

病例22图12　病理

MDT：胸外科：不排除戳卡种植可能，排除其他部位转移，孤立病灶可手术切除。放疗科：孤立病灶建议先手术切除，术后可辅助放疗，如多发病灶不能手术切除，建议全身化疗，联合局部姑息性放疗。内科：病理为低分化癌伴肉瘤样分化，化疗方案建议多柔比星脂质体＋异环磷酰胺。总结：新辅助化疗缩小病灶后手术切除。

行多柔比星脂质体 40mg＋异环磷酰胺 2g，化疗 1 程。复查磁共振示肿瘤较前缩小，提示化疗敏感，但患者拒绝继续化疗，要求积极手术治疗。

五次手术：2023 年 1 月 5 日行左侧胸壁肿瘤扩大切除术——左侧胸壁肿瘤切除＋部分肋骨切除＋肺楔形切除＋膈肌修补＋胸膜粘连松解术。术后病理（病例 22 图 13）：左侧胸壁低分化癌伴局灶肉瘤样分化，病变形态结合免疫组化及病史提示与原纵隔肿块为同一组织来源；肋骨见肿瘤累及；手术切缘及基底未见肿瘤组织；横纹肌表面未见肿瘤组织。免疫组化：CKpan（＋）、Vimentin（部分＋）、PAX8（－）、WT-1（－）、P53（－）、P16（＋）、ER（灶＋）、PR（－）、Her2（－）、Ki-67（热点 40%）、P40(部分＋)、P63(部分＋)、CK7(＋)、CK20(－)、Villin(－)、TTF-1(－)、SATB-2（－）、NapsinA（－）、P504S（－）、S-100（－）、HMB45（－）、Melan-A（－）、SMARCA4/BRG1（＋）、SALL4（－）。

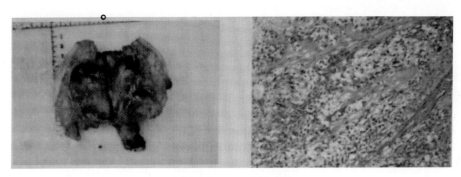

病例22图13 术后病理

三、病例分析

1. 初治患者需多学科会诊，争取手术。该患者初次治疗时肿瘤负荷重，评分高，不能直接手术，新辅助化疗后手术治疗。

2. 初次手术需达到 R0 切除。该患者初次手术未达到 R0 切除，残留 0.3，为满意的肿瘤细胞减灭术。

3. 维持治疗至关重要，可延迟复发。该患者多次复发，PFI 勉强超过 6 个月，多为维持治疗延迟复发，再次使用铂类药物争取机会。

4. 复发后如有手术机会，争取完整切除，多为多学科协作治疗。最早的三次细胞减灭术由 Angioli 等于 2004 年报道，残余灶 < 0.5cm 生存时间可达 36 个月。该研究得出，进一步的细胞减灭手术可以在继发性细胞减灭后复发的患者中提供生存获益。四次细胞减灭术最早由 Shih 等于 2010 年评估，认为可延长生存期，且单个局限复发病灶的预后要明显优于多复发灶。多次细胞减灭术带来的生存获益是否可以补偿其并发症和生活质量的损害，仍需要未来大型前瞻性研究来证实。临床上是否要实施三次乃至多次细胞减灭术，还要具体考虑收益是否大于风险、患者身体状况、意愿和经济状况等实际问题。该患者一般状况良好，手术意愿强烈，家属理解并支持手术，经济条件良好，历经多次手术，均为多学科会诊后制订治疗方案，新辅助化疗缩小肿瘤后，多学科协作手术完整切除复发肿瘤。多学科协作贯穿该患者治疗的全过程。

5. 卵巢癌放射治疗。2006 年 WHO 提出恶性肿瘤属于慢性病，对复发患者应综合治疗，提高晚期生存质量，延长生存期。随着精确放疗的进展，三维适形放疗能最大限度提高肿瘤放疗剂量，同时最大限度减少周围正常组织的受量，从而提高治疗增益比。放射治疗有效控制肿瘤病灶，延长生命。中山大学肿瘤防治中心放射治疗中心统计 2002 年 1 月—2014 年 9 月收治的复发性卵巢癌 23 例进行放射治疗的病例进行分析。65.4% 的患者经过两次和（或）两次以上手术，69.5% 患者经过超过 10 次的化疗，体质差，病灶局限，仅给予放射姑息治疗。患者仅有少部分出现轻微并发症，经处理后症状缓解，未造成严重后遗症，提高了生存质量。卵巢上皮癌对放射治疗中度敏感，放射治疗对于局限于盆腔的残瘤病灶效果好于有盆腔外复发的患者。该患者术后少量残留，放射治疗有效。

四、主编点评

1. 在这个病例中充分体现了 MDT 多学科诊治＋个体化治疗对于多次多部位复发的卵巢癌治疗的重要性。

2. 对于复发后要不要再次行肿瘤细胞减灭术，术前需要明确相关的手术指征：复发灶为单发且孤立、病灶边界清晰、实性、不伴有肠梗阻、对化疗敏感等。2022 年新版 NCCN 指南也推荐采用有效的评分手段评估是否适合进行二次肿瘤细胞减灭术。

3. 根据 PFI 时间、多次多部位复发灶肿瘤细胞减灭术后的病理，再结合患者自身的条件，进行维持药物的合理选择，对于卵巢癌的治疗是非常关键的。

4. 在这份病例中肯定了现代放疗技术在卵巢癌寡转移/复发治疗中的优势，腹主动脉左旁的转移灶二次术后经辅助放射治疗后未再复发。目前仍需大规模、多中心的临床研究来验证现代放疗技术在卵巢癌整体治疗中的作用，需要新的证据重新确定放疗在卵巢癌中的治疗前景。

（张　靖　穆允凤）

参考文献

[1]卢淮武，霍楚莹，林仲秋.2019NCCN卵巢癌包括输卵管癌及原发性腹膜癌临床实践指南（第1版）解读[J].中国实用妇科与产科杂志，2019，v.35（05）：52-62.

[2]Andreas du Bois，Jalid Sehouli，Ignace Vergote，et al.Randomized phase III study to evaluate the impact of secondary cytoreductive surgery in recurrent ovarian cancer：Final analysis of AGO DESKTOP III/ENGOT-ov20[J].Journal of Clinical Oncology，2020，38（15_suppl）：6000-6000

[3]卢淮武，霍楚莹.2020 NCCN卵巢癌包括输卵管癌及原发性腹膜癌临床实践指南（第1版）》解读[J].中国实用妇科与产科杂志，2020，37（4）：10.

[4]卢淮武，许妙纯，张钰豪，等.2021 NCCN卵巢癌包括输卵管癌及原发性腹膜癌临

床实践指南解读[J].中国实用妇科与产科杂志，2021，37（04）：457-466.

[5]Armstrong DK，Alvarez RD，Backes FJ，et al.NCCN Guidelines Insights：Ovarian Cancer，Version 3.2022[J]. J Natl Compr Canc Netw，2022，20（9）：972-980. doi：10.6004/jnccn.2022.0047.

[6]Tseng Jill H，Cowan Renee A，Zhou Qin et al. Continuous improvement in primary Debulking surgery for advanced ovarian cancer：Do increased complete gross resection rates independently lead to increased progression-free and overall survival?[J] .Gynecol Oncol，2018，151：24-31.

[7]Angioli R，Palaia I，Zullo MA，et al. Diagnostic open laparoscopy in the management of advanced ovarian cancer[J]. Digest of the World Core Medical Journals，2006，100（3）：455.

[8]Shih KK，Chi DS，Barakat RR，et al. Beyond tertiary cytoreduction in patients with recurrent epithelial ovarian，fallopian tube，or primary peritoneal cancer[J]. Gynecologic Oncology，2010，116（3）：364.

[9]Lee SW，Park SM，Kim YM，et al.Radiation therapy is a treatment to be considered for recurrent epithelial ovarian cancer after chemotherapy[J]. Tumori，2011，97（5）：590-595.

[10]Macrie BD，Strauss JB，Helenowski IB，et al.Patterns of recurrence and role of pelvic radiotherapy in ovarian clear cell adenocarcinoma[J]. Int J Gynecol Cancer，2014，24（9）：1597-1602.

[11]夏巧清，曹新平，麦苗青.23例复发性卵巢癌放射治疗临床分析[J].广州医药，2015，46（4）：60-62.

[12]Beaujean AA，Parker S，Qiu X.The relationship between cognitive ability and depression：a longitudinal data analysis[J]. Social psychiatry and psychiatric epidemiology，2013，48（12）：1983-1992.

[13]Morimoto SS，Alexopoulos GS.Immunity，aging，and geriatric depression[J]. The Psychiatric clinics of North America，2011，34（2）：437-449.

病例23

铂敏感复发性卵巢癌的治疗

一、病例摘要

一般资料：患者贾××，女，62岁。

主诉：腹胀2个月余，加重2周，2016年11月7日入院。

现病史：2个月前无明显诱因自觉腹胀，未在意，未治疗。2周前腹胀加重，于当地医院就诊，发现盆腔包块。

既往史：无特殊。

妇科检查：阴道：穹窿消失，道格拉斯窝凹凸不平。宫颈：萎缩，直径2.5cm。盆腹腔大量积液，触诊不清。

辅助检查：

生化检查：肝功电解质、血常规：大致正常。CA125 326.2U/ml，HE4 958.6pmol/L。全腹盆CT：肝脏低密度影，子宫上部低密度影，盆腹腔大量积液，左胸微量积液。

盆腔MRI（病例23图1）：子宫上方近直肠前方多发肿块，病变紧贴子宫、直肠前壁及双侧盆壁；大量盆腹水，左侧髂腰肌前方见团块状异常信号。

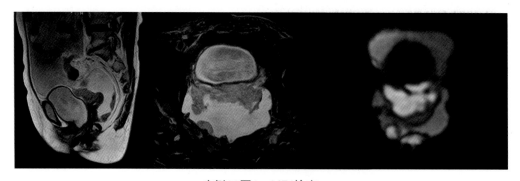

病例23图1　MRI检查

其他：心电图等检查均正常。

诊断：盆腔包块，性质待定：卵巢癌？

二、诊疗过程

1. 初治卵巢癌 NCCN 指南推荐：Suidan 评分 0 ~ 2 分（表 1）；PDS ≥ 3 分：NACT + IDS（病例 23 表 1）。

病例23表1 Suidan 评分

影响因素	OR	95%CI	预测评分
年龄 ≥	1.49	1.14 ~ 1.93	1
CA125 ≥ 600U/ML	1.29	1.15 ~ 1.43	1
美国麻醉医师协会（ASA）分级 ≥ 3	1.60	1.55 ~ 1.66	1
脾周病变	1.36	1.13 ~ 1.64	1
胃肠道韧带 / 肝门病变	1.44	1.24 ~ 1.67	1
肾门上腹膜后淋巴结（包括膈肌上）	1.31	1.11 ~ 1.55	1
弥漫性小肠粘连 / 增厚	1.12	1.10 ~ 1.14	1
中重度腹水	2.21	1.72 ~ 2.83	2
胆囊窝 / 肝段间裂隙病变	2.00	1.72 ~ 2.33	2
小网膜囊病灶 > 1cm	2.24	1.51 ~ 3.31	2
肠系膜上动脉根部病变	4.06	3.12 ~ 5.29	4

该患者影像学 Suidan 评分：

62 岁（≥ 60）——1 分？

中 - 大量腹水——2 分

CA125 326U/ml（< 600）——0 分

其余上腹部影像未见明显病灶，评 0 分。

2016 年 11 月 15 日行初始肿瘤细胞减灭术，卵巢癌肿瘤细胞减灭术 R0：全子宫 + 双附件 + 大网膜 + 阑尾 + 盆腹腔癌灶切除术。术后病理：双侧卵巢高级别浆液性癌，道格拉斯窝、直肠前壁、膀胱后壁、乙状结肠、子宫浆膜面肌壁间、大网膜，见癌浸润。

术后诊断：双侧卵巢高级别浆液性癌Ⅲc期。

行 TP 方案全身化疗 8 程。用药：多西他赛 120mg，顺铂 120mg。末次化疗时间：2017 年 4 月 21 日。

治疗结束后，复查肿瘤标志物及盆腔 MRI 未见显著异常，后定期复查随访（病例 23 图 2）。

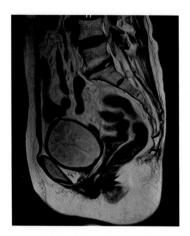

病例23图2　MRI检查

2．首次复发　2018年12月（PFI：20个月）

2018年12月随访时发现，肿瘤标志物CA125 225U/ml，HE4 262pmol/L，全腹＋盆腔MRI（病例23图3）：腹盆腔多发结节及肿块，考虑复发转移。

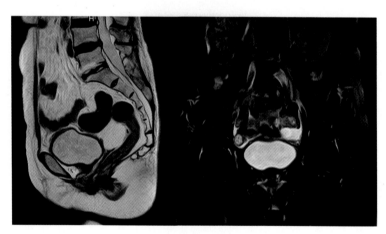

病例23图3·MRI

此时PFI：20个月，系铂敏感复发。因病灶广泛，难以切除，于2018年12月17日开始行TP方案全身化疗6程。用药：白蛋白紫杉醇400mg，顺铂120mg。末次化疗时间：2019年4月18日。治疗结束复查肿瘤标志物及MRI未见显著异常。后定期复查随访。

3．二次复发　2019年11月（PFI：6个月）。2019年11月门诊随访，再次发现肿瘤标志物上升：CA125 102.4U/ml，HE4 153.8pmol/L。MRI（病例23图4）：腹腔及盆腔内腹膜及网膜增厚，并多发结节影，肝包膜增厚，肝脾包膜下积液；盆腔积液合并积血，转移可能性大。

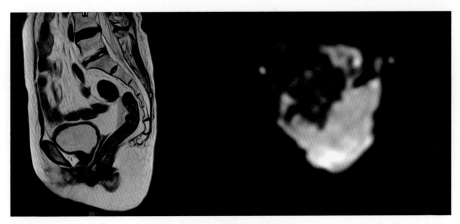

病例23图4　MRI

距末次治疗时间（2019 年 4 日）仅 6 个月，系二次复发。BRCA 基因检测：BRCA1 阳性。于 2019 年 12 月 3 日开始行 TP 方案全身化疗。用药：白蛋白紫杉醇 400mg，顺铂 120mg，共 4 程。复查肿瘤标志物及 MRI，未见显著异常。末次化疗时间：2020 年 3 月 2 日。自 2020 年 4 月起口服奥拉帕利 300mg bid，维持治疗。后定期复查随访。

4. 三次复发　2021 年 6 月（PFI：15 个月余）。2021 年 6 月门诊随访，肿瘤标志物上升：CA125 141.5U/ml，HE4 113.2pmol/L。MRI（病例 23 图 5）：右肾门水平右侧腹腔内结节影，肝多发结节，考虑转移。

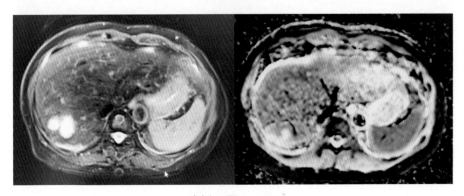

病例23图5　MRI

于 2021 年 7 月 9 日开始行 "TP ＋贝伐珠单抗" 全身化疗。用药：白蛋白紫杉醇 400mg，顺铂 120mg，贝伐珠单抗 400mg。2 程化疗后肿瘤标志物正常。3 程化疗后复查全腹＋盆腔 MRI（病例 23 图 6）：肝右后叶转移病灶缩小（2.8cm×3.9cm 缩小至 2.5cm×1.1cm）。末次化疗时间：2021 年 10 月 22 日。

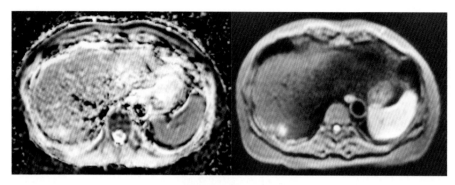

病例23图6　MRI

2021 年 11 月 19 日经皮肝脏射频消融。

因疫情未复查治疗。

2022 年 4 月 25 日复查 MRI（病例 23 图 7）：肝内多发结节，其中右叶后下段两枚较前范围增大，考虑病变进展。

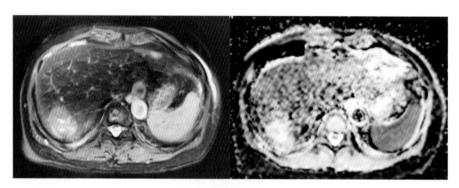

病例23图7　MRI

患者拒绝治疗，要求院外调理，择期再行化疗，未再返院，失访。

三、病例分析

本病例初治为晚期，行初始肿瘤细胞减灭术达 R0，术后辅助 TP 化疗 8 程。随访过程中肿瘤标志物敏感，上升即出现复发病灶；多次复发均为铂敏感，再次治疗对 TP 方案化疗仍然有效；BRCA1 阳性，维持治疗有效。该患者初治以腹胀为首发症状，妇科检查阴道穹窿消失，道格拉斯窝凹凸不平；盆腹腔大量积液。后多次复发，均为随访发现，无自觉症状，无明显阳性体征。临床发现初治有腹水，肿瘤局限于盆腔及大网膜，上腹部未见明显病灶。首次复发为腹盆腔多发结节；二次复发腹盆腔腹膜、小网膜及肝包膜多发转移；三次复发右肾门水平腹腔内转移结节，肝多发转移。总体规律，复发部位从盆腔向上腹部转移。目前诊断：双侧卵巢高级别浆液性癌Ⅲc期多次复发治疗后。我们从本病例得到的经验：①初次手术 R0 切除至关重要；②维持治疗可延长复发时间，争取铂敏感机会；③TP 方案疗效确切，复发后再治疗仍能达到满意疗效。

1. BRCA 基因与卵巢癌　研究表明，在浆液性卵巢癌中 20% ~ 25% 发生与遗传因素相关，乳腺癌 – 卵巢癌易感基因Ⅰ/Ⅱ（BRCA1/2）是与卵巢癌发生发展最相关的肿瘤基因。BRCA1 突变携带者罹患卵巢癌的概率达 63%，BRCA2 突变携带者罹患卵巢癌的概率达 27%。BRCA 突变的卵巢癌患者预后较好，无进展生存期较长。BRCA 蛋白失能时，铂类药物对 DNA 双链结构的破坏性增强。当 BRCA 缺失突变时，浆液性卵巢癌的基因组不稳定，无法进行 HR 修复，这会导致对破坏 DNA 的化学治疗剂（铂类药物）的敏感性增加，这被称为合成杀伤力。41% ~ 50% 的上皮性卵巢癌患者存在同源重组缺陷（HRD），其中 BRCA1/2 胚系或体系突变是导致 HRD 的主要原因。推荐卵巢癌患者行 HRD 基因检测，这对上皮性卵巢癌的精准靶向治疗具有重要意义。综上所述，BRCA1/2 基因突变卵巢癌患者对铂类化疗药敏感，PFS 更长，预后较好。具有家族史的卵巢癌患者更有可能接受 BRCA 检测，积极推行对有卵巢癌 – 乳腺癌家族史人群的 BRCA1/2 基因突变检测，这对卵巢癌的早期预测和治疗具有重要意义。同时积极向卵巢癌患者推行 HRD 基因检测，以个体化、精准化的治疗方式造福于更多卵巢癌患者。该患者系 BRCA 阳性，因此复发后对铂类治疗敏感有效，短期预后较好。

（2）PARP 抑制剂（PARPi）：卵巢癌容易复发，随着复发次数的增多，无铂治疗间隔（platinum-free interval，PFI）逐渐缩短。该患者首次复发 PFI：20 个月，系铂敏感复发。二次复发 PFI 仅 6 个月，按照疾病规律，三次复发时，患者将从铂敏感变成铂耐药，而铂耐药是导致治疗失败的关键因素，迄今无理想的治疗手段，成为棘手的难题，卵巢癌复发后患者的生存预后极差。虽然目前疾病的复发仍然难以避免，PARPi 在卵巢癌维持治疗中延长了部分患者的无进展生存期（PFS）或延迟了复发。

该患者既往因经济原因未检测基因，二次复发后建议检测，结果 BRCA1 阳性，治疗后达完全缓解，口服奥拉帕利维持，PFI 由二次复发的 6 个月延长至三次复发的 15 个月，成功将第三次的铂耐药复发延缓为铂敏感复发。

（3）抗血管生成药物：对化疗的抵抗力是卵巢癌治疗中最重要的问题之一，过多的异常血管形成在肿瘤的进展中起着关键作用。因此，抗血管生成药物在治疗癌症中的前景广泛，目前也有相关药物应用于卵巢癌的治疗。血管生成的途径主要包括血小板源性生长因子、成纤维细胞生长因子、表皮生长因子等。

贝伐珠单抗是抗血管生成药物中最具代表性的，用于晚期卵巢癌的一线治疗和复发性卵巢癌的治疗。

多项研究表明，对于复发性卵巢癌在化疗基础上加用贝伐珠单抗，结束后继续应用贝伐珠单抗维持治疗，均有显著的生存获益。

四、主编点评

该例系 BRCA1 阳性的卵巢癌患者，虽然历经 6 年复发 3 次，但是整体显示有化疗敏感，每次复发均为铂敏感型，直至肝实质多发转移、治疗效果差。如果在一线使用 PARPi 维持治疗，根据 SOLO1、PRIMA 等临床试验的数据，有可能达到更长的生存期。所以，妇科肿瘤医生要有尽早推荐患者做基因检测的意识，尽早使用维持治疗，达到更长的生存期！好药要趁早！

（张 靖 王国庆）

参考文献

[1]杨筱凤，郭艳平.重视与遗传相关的卵巢癌[J].西安交通大学学报（医学版），2017，38（5）：625-632.

[2]刘伟玲.血清CA125联合BRCA在卵巢癌患者中的预后分析[D].郑州：郑州大学，2018.

[3]王瑶，唐慧莉，朱小青.卵巢上皮性癌患者BRCA1/2和KRAS基因突变与预后的相关性研究[J].解放军医药杂志，2017，29（4）：1-4.

[4]Ang J E，Gourley C，Powell C B，et al.Efficacy of chemotherapy in BRCA1/2 mutation carrier ovarian cancer in the setting of PARP inhibitor resistance：a multi-in-stitutional study[J].Clin Cancer Res，2013，19（19）：5485-5493.

[5]Ang J E，Gourley C，Powell C B，et al.Efficacy of chemotherapy in BRCA1/2 mutation carrier ovarian cancer in the setting of PARP inhibitor resistance：a multi-in-stitutional study[J].Clin Cancer Res，2013，19（19）：5485-5493.

[6]Diz MDPE，Fogace RN，Miranda VC，et al.Homologous recombination deficiency in ovarian cancer：a review of its epidemiology and management[J].Clinics（Sao Paulo），2018，73（1）：450.

[7]Dood RL，Zhao Y，Armbruster SD，et al.Defining survivors hiptra-jectorie sacros s patients with solid tumors：an evidence-base dapproach[J].JAMA Oncol，2018，4（11）：1519-1526. DOI：10.1001/jamaonc ol.2018.2761.

[8]Je ong SY，Choi CH，Kim TJ，et al.Interval between second aryc ytore ductive surgery and a djuvant chemothe rapyis not associated with survivals in patients with recurrent ovarian cance r[J].J Ovarian Res，219，13（1）：1. DOI：10.1186/s13048-019-0602-5.

[9]Jászai J，Schmidt MHH.Trends and challenges in tumor antiangiogenic therapies[J]. Cells，2019，8（9）：1102.

[10]Zhang M，Xia B，Xu Y，et al.Circular RNA（hsacirc_0051240）promotes cell proliferation，migration and invasion in ovarian cancer through miR-637/KLK4 axis. Artif Cells Nanomed Biotechnol，2019，47（1）：1224-1233.

[11]中华医学会妇科肿瘤学分会.妇科肿瘤抗血管内皮生长因子单克隆抗体临床应用指南[J].中国医学前沿杂志（电子版），2020，12（1）：27-34.

[12]Aghajanian C，Blank SV，Goff BA，et al.OCEANS：a randomized，double-blind，placebo-controlled phase Ⅲ trial of chemotherapy with or without bevacizumab in patients with platinum-sensitive recurrent epitheial ovarian，primary peritoneal，or fallopian tube cancer[J].J Clin Oncol，2012，30（17）：2039-2045.

[13]Coleman RL，Brady MF，Herzog TJ，et al. Bevacizumab and paclitaxel-carboplatin chemotherapy and secondary cytoreduction in recurrent，platinum-sensitive ovarian cancer（NRG Oncology/Gynecologic Oncology Group study GOG—213）：a multicenter，open-label，randomised，phase 3 trial[J].Lancet Oncol，2017，18（6）：779-791.

[14]Ag haja nia n C，Bla nk SV，Goff BA，et al.OCEANS：a ra nd omize d，d ouble-blind，placebo-controlled phase Ⅲ trial of chemothe rapy with or without be vacizuma binpatients with platinum-sensitive recurrente pithelial ovarian，primary peritoneal，or fallopia n tube cancer[J].J Clin Onc ol，2012，30（17）：2039-2045. DOI：10.1200/JCO.2012.42.0505.

[15]Aghajanian C，Goff B，Nycum LR，et al.Final ove rall s urvival and safety analysis of OCEANS，aphase 3 trial of chemothe rapy with or without be vacizuma binpatients with platinum-sensitivere-current ovarian cancer[J].Gynec ol Onc ol，2015，139（1）：10-16. DOI：10.1016/j.yg yno.2015.08.004.

[16]Coleman RL，Brady MF，Herzog TJ，et al.Bevacizuma band paclitaxel-carb oplatin chemothe rapy and secondary cytoreduc-tionin recurrent，platinum-sensitive ovarian cancer（NRG Oncology/Gynecologic Oncology Group study GOG-0213）：a multicentre，open-label，randomised，phase 3 trial[J].Lancet Oncol，2017，18（6）：779-791. DOI：10.1016/S1470- 2045（17）30279-6.

病例24

铂耐药复发卵巢癌手术治疗

一、病例摘要

一般资料：患者刘××，女，55岁，首次入院2022年4月28日。

主诉：卵巢癌术后化疗后6年余，复发化疗后1个月余。

现病史：6年余前患者因"左侧卵巢癌"，在当地医院行"卵巢肿瘤细胞减灭术＋肠粘连松解术"，术后病理见辅助检查。术后行6周期TP方案全身化疗（末次化疗时间：2016年5月）。2018年6月该院复查CA125 104.3U/ml，影像学提示无明显局部复发及远处转移病灶，患者及家属商议后中药治疗。2020年3月2日复查：CA125 310.80U/ml。腹部增强CT提示：腹主动脉右侧及右侧髂血管分叉处肿大淋巴结。给予6周期TP方案化疗后复查CA125降至正常（末次化疗时间2020年6月）。3个月后于2020年9月复查，CA125 > 1000.0U/ml，给予3周期TP方案全身化疗，过程顺利，化疗后CA125明显下降。患者因经济原因拒绝再应用白蛋白紫杉醇，于2021年1月更换为DC（多西他赛75mg/m^2 d1、卡铂AUC 6 d1），行第4程化疗，后疗效评价：SD。详细告知患者及家属病情，更换［紫杉醇（白蛋白结合型）＋卡铂］全身化疗3周期＋［紫杉醇（白蛋白结合型）＋顺铂］全身化疗1周期，因顺铂及卡铂均出现严重过敏反应（2021年9月），改用紫杉醇（白蛋白结合型）化疗7周期（期间CA125波动于500 ~ 800U/ml）。2022年4月21日复查CA125 > 1000U/ml，盆腔核磁显示盆腔肿瘤较前增大，PD，遂来我院就诊（简要病史如病例24图1）。

既往史：1997年行双侧输卵管结扎术，2014年2月在当地医院因子宫肌瘤行全子宫切除术。

婚育史、个人史、家族史均无特殊。

妇科检查：外阴：未见异常结节，肿块。阴道残端：光滑，残端愈合可。盆腔：可见盆腔直径5cm左右肿物，较为固定。肛诊：通畅，光滑，指套无血迹。

辅助检查：

首次术后病理（2016年1月）示：包裹性囊肿囊壁纤维囊壁组织；左卵巢浆

液性乳头状腺癌（低分化）。左输卵管组织，右侧附件，阑尾组织未见肿瘤组织浸润转移，大网膜未见肿瘤组织浸润转移。

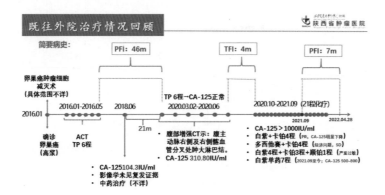

病例24图1　既往外院治疗情况

PET-CT（2022年4月25日）：①右侧卵巢癌术后化疗后：阴道残端及直肠间隙团块状软组织病变，边缘软组织成分呈不均匀环状 FDG 代谢明显异常增高，病变内部低密度呈 FDG 代谢分布缺损，考虑肿瘤复发化疗后内部出现坏死，边缘有较高代谢活性，建议进一步治疗后复查；②双侧髂血管旁多发大小不等淋巴结，呈不同程度 FDG 代谢轻度异常增高，结合病史，考虑为转移性淋巴结治疗有效，转移灶有轻度代谢活性，建议进一步治疗后复查。

入院诊断：①恶性肿瘤二次复发化疗后；②卵巢高级别浆液性癌术后化疗后。

二、诊疗过程

1. 初次治疗（2017年2月—2017年8月）　入院后完善相关检查，妇科肿瘤标志物 CA125 1144 ↑ IU/ml；HE4 78.12pmol/L，绝经前罗马指数23.39% ↑（≤11.65）；绝经后罗马指数81.17 ↑（≤11.65），全腹＋盆腔平扫＋DWI MR 示（病例24图2）：①阴道残端肿块，DWI 呈明显扩散受限，考虑病变复发，盆底腹膜受侵；②腹、盆腔多发小淋巴结，短期复查；③双髂外稍大淋巴结，请结合临床。胸部 CT 未见明显转移征象。全院 MDT 讨论建议：①因患者复发后治疗周期不规律，与传统意义铂耐药不同；②患者目前病灶相对孤立、无腹水且可联合切除，达 R0 可能性极大；③患者多程化疗，现仅依靠化疗难以达到 SD or PR 效果；④手术减瘤可能会给患者一次提高 OS 的机会；⑤术后的化疗方案的选择至关重要，建议选用非铂双药联合方案。详细与患者及家属交代病情、不同治疗方案、手术并发症及相关风险后，其选择手术治疗。于2022年5月5日在全身麻醉下行"剖腹探查术（卵巢癌再次肿瘤细胞减灭术（R0）——盆腔淋巴结清扫＋后盆腔廓清术＋直肠–乙状结肠端端吻合术＋广泛肠粘连分解术）"。术中探查：腹腔内无腹水，依次探查，盆腹腔腹膜光滑，肝表面、胰、双肾、胃、小肠及其系膜表面均光滑，未见明显肿瘤结节。膈肌及盆腹腔腹膜表面光。直肠前壁可触及大小约5cm实性肿物，与阴道残端分界不清。双侧盆腔可触及多发肿大淋巴结。术后病理结果（20220302）示：直肠浆膜转移性浆液性癌，高级别，浸润肠壁深肌层；手术上下切缘未见癌浸润；肠周淋巴结0/19枚癌转移；"左、右髂总"淋巴结0/4枚癌转移；"左、右髂外"淋巴结0/16枚癌转移；"左、右闭孔"淋巴结0/10枚癌转移；"左侧骨盆漏斗韧带"未见癌转移；直肠黏膜管状－绒毛状腺瘤伴上皮内瘤变，高级别。免疫组化：CK7（＋）、PAX8（＋）、WT-1（＋）、P53（3+）、P16（＋）、Ki-67（60%）、ER（3+）、PR（－）、Her2（1+）、Syn（－）、CgA（－）、CD56（散在＋）。sBRCA 1/2基因检测结果未检出有害突变或疑似有害突变。术后给予辅助化疗：多柔比星脂质体30mg/m^{2}静脉滴注；依托泊苷50mg/d口服，共6程，末次化疗时间为2022年10月15日。目前尼拉帕利200mg，每日1次，严密随诊中。患者术后至随访期间肿瘤标志物变化情况（病例24图3）。

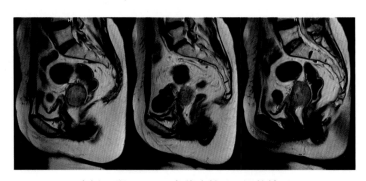

病例24图2　SCS术前病灶MRI评估情况

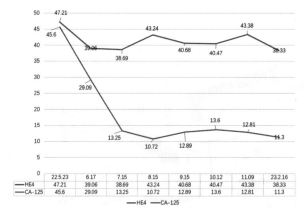

	22.5.23	6.17	7.15	8.15	9.15	10.12	11.09	23.2.16
HE4	47.21	39.06	38.69	43.24	40.68	40.47	43.38	38.33
CA-125	45.6	29.09	13.25	10.72	12.89	13.6	12.81	11.3

病例24图3　肿瘤标志物CA125随访图

三、病例分析

通过这个患者管理，有以下几点经验与大家分享：

1. 化疗规范性与卵巢癌预后　延迟辅助化疗被发现是影响患者生存的重要因素之一。所谓延迟辅助化疗，既往通常是指对于接受术后辅助治疗的患者，从手术后第 1 天到第 1 个周期辅助化疗开始的时间间隔。不同研究对间隔时长界定不同，延迟辅助化疗间隔从 3～6 周，但这种延迟对患者生存的影响已经在卵巢癌等多种实体瘤中被证实。在临床工作中还存在另外一种化疗延迟，即在辅助治疗过程中因为主客观因素的影响如化疗药物的毒性、家庭原因、床位原因等造成的化疗期间治疗延迟。美国麻省总院 Naima Joseph 团队研究发现，其纳入的 184 名，平均年龄 73 岁的高龄上皮性卵巢癌患者。其中，157 例接受了化疗，约 34% 经历了化疗减量，45% 存在至少一次的化疗周期延迟，分析显示，剂量延迟是与 OS 降低相关的独立因素。回顾此患者治疗过程，存在严重化疗延迟现象，这可能是此患者治疗效果欠佳，最终耐药复发的原因之一。这种现象在临床工作中相对常见，此类患者是否为铂耐药复发或进展，或者是否与铂耐药复发或进展类似，仍然需要研究。

2. 铂耐复发型卵巢癌手术治疗　最初用于定义"铂耐药"的 3 项研究是基于"临床症状""临床可检测疾病"和（或）"疾病复发的放射学证据"三个方面来确定复发的。但是，与之前的影像学相比现在发现微小病灶能力更强，因此这些患者在历史上可能被认为是铂敏感，但现在却被归类为铂耐药，铂耐药患者的范围逐渐扩大了。目前复发性卵巢癌患者分为铂难治、铂耐药、潜在铂敏感和完全铂敏感四个亚组，其分类原则是基于无铂间隔（PFI）（其定义为最后一次铂剂用药时间和复发检测日期之间的间隔），早在 20 世纪 90 年代即被提出。在 2010 年在温哥华举行的第四届卵巢癌共识会议（OCCC）上，根据 PFI 长度（< 1 个月，1～6 个月，6～12 个月，> 12 个月）将患者分为上述 4 个亚组。近年对 PFI 的质疑也越来越多，在靶向分子治疗时代它是否恰当，目前对于铂耐药上皮性卵巢癌的二次手术（SCS）治疗研究较少。现有研究结论，SCS 可提高患者的 OS（32m vs 8m，$P = 0.002$；SCS ＋化疗：67m，化疗：24m，$P = 0.035$），尽量选择孤立复发患者。另外一项研究发现，对于弥漫性铂耐药复发患者，SCS 达到 R0 切除其 OS 可达 32 个月，但是未达到 R0 患者，其 OS 仅有 4 个月。对于此患者，我们根据患者特点选择了 SCS，并得到了相对较好的结果。

3. SCS 术后化疗方案选择　对于符合铂耐药复发定义的患者，其标准治疗是连续使用非铂单药。其中包括：以下药物的有效率似乎相似：拓扑替康 20%、吉西他滨 19%、脂质体阿霉素 26%、口服依泊苷 27%、多西他赛 22%、紫杉醇周疗

21%（NCCN 指南 2023）。PFS（3 ~ 4 个月）和 OS（约 12 个月）。但此患者多种药物联合方案均已尝试，未达到满意结果。对于铂耐药卵巢癌术后化疗同样是决定预后的重要因素。蒽环类能嵌入 DNA 双螺旋的相邻碱基对之间，从而抑制 DNA 复制所需的解链过程。而依托泊苷为细胞周期特异性抗肿瘤药物，作用于 DNA 拓扑异构酶 Ⅱ，形成药物 – 酶 –DNA 稳定的复合物，阻碍 DNA 复制。同为作用于 DNA 的药物，理论上可能存在药效增强作用，患者不良反应可控。

四、主编点评

该例患者系复发性卵巢癌多程化疗后 PD（病情进展），在既往的治疗中存在化疗方案不规范、铂类药物过敏、骨髓抑制严重等情况。而针对孤立病灶复发的卵巢患者，手术的决策和有效的化疗方案是改变预后的两个关键因素，缺一不可。医生要跟患者和家属充分沟通，治疗的依从性也很关键。

（张鹏闯 王国庆）

参考文献

[1]吴勇金，薛天慧，颜兵.术后辅助化疗总延迟对合并高危因素 Ⅱ 期或 Ⅲ 期结直肠癌生存的影响[J].消化肿瘤杂志（电子版），2022，（02）：169-174.

[2]Seagle BL，Butler SK，Strohl AE，et al.Chemotherapy delay after primary debulking surgery for ovarian cancer[J].Gynecol Oncol，2017，144（2）：260-265.

[3]Nasioudis D，Mastroyannis SA，Ko EM，et al.Delay in adjuvant chemotherapy administration for patients with FIGO stage I epithelial ovarian carcinoma is associated with worse survival；an analysis of the National Cancer Database[J].Gynecol Oncol，2022，166（2）：263-268.

[4]Joseph N，Clark RM，Dizon DS，et al.Delay in chemotherapy administration impacts survival in elderly patients with epithelial ovarian cancer[J].Gynecol Oncol，2015，137（3）：401-405.

[5]Davis A，Tinker AV，Friedlander M."Platinum resistant" ovarian cancer：what is it，who to treat and how to measure benefit？[J].Gynecol Oncol，2014，133（3）：624-631.

[6]Petrillo M，Pedone Anchora L，Tortorella L，et al.Secondary cytoreductive surgery

in patients with isolated platinum-resistant recurrent ovarian cancer: a retrospective analysis[J]. Gynecol Oncol, 2014, 134（2）: 257-261.

[7]Musella A, Marchetti C, Palaia I, et al.Secondary Cytoreduction in Platinum-Resistant Recurrent Ovarian Cancer: A Single-Institution Experience[J].Ann Surg Oncol, 2015, 22（13）: 4211-4216.

[8]Pujade-Lauraine E, Banerjee S, Pignata S.Management of Platinum-Resistant, Relapsed Epithelial Ovarian Cancer and New Drug Perspectives[J].J Clin Oncol, 2019, 37（27）: 2437-2448.

病例25

难治型复发性卵巢癌

一、病例摘要

一般资料： 患者郭××，女，55岁。

主诉： "卵巢癌术后化疗后28个月，3次复发2程化疗后37天"2022年2月入住我院。

现病史： 28个月前因"绝经后阴道不规则出血伴腹胀"就诊外院，因"盆腔包块"行"全子宫＋双侧附件＋大网膜＋阑尾＋盆腔淋巴结切除术"。术后病理（外院）："双侧卵巢"高级别浆液性癌，肿瘤组织侵犯被膜，累及子宫后壁、右侧输卵管、膀胱表面结节、网膜，右侧宫旁切缘见癌组织浸润，子宫内膜呈增生样改变，宫颈黏膜慢性炎。淋巴结未见转移。免疫组化结果：CA125（＋），CK7（＋），EMA（＋），P53（＋），CDX-2（－），CK20（－），ER（－），PR（－），WT-1（－），CR（－），ki67（+50%）。术后诊断：卵巢恶性肿瘤ⅢB期。分别于2019年6月12日、2019年7月3日、2019年7月24日、2019年8月14日、2019年9月11日、2019年10月10日行术后辅助化疗（紫杉醇240mg＋卡铂400mg）6程。19个月余前复查（外院）：CA125 208.5U/ML，HE4 116.7pmol/L，胸部、腹部＋盆腔CT未见复发征象。考虑生化复发后于2020年8月3日、2020年8月31日、2020年9月24日全身化疗3程（紫杉醇200mg×3＋卡铂400mg×3＋贝伐珠单抗300mg×1），因出现Ⅳ度骨髓抑制（WBC $0.9×10^9$、PLT $26×10^9$），于2020年10月24日行紫杉醇（100mg）单药周疗，13个月余前复查CA125 56.55U/ml，胸部、腹部＋盆腔CT未见转移病灶。后要求观察，拒绝后续治疗。8个月余前复查时发现CA125 130.90U/ml、HE4 127.30U/ml。腹部CT示：①胆囊结石，右肾实质内钙化灶；②腹膜增厚伴渗出，肠系膜走行区多发小结节。B超探查腹水示：腹水形成，于盆腔探及深5.9cm游离液性暗区。考虑复发，于2021年4月26日行全身化疗1程（紫杉醇210mg＋卡铂400mg），又出现骨髓抑制（WBC $0.8×10^9$/L，PLT $30×10^9$/L），后于2021年5月20日、2021年6月12日、2021年7月2日、2021年7月24日减量化疗4程（紫杉醇180mg＋卡铂300mg），过程顺利。3个月余前复查示：CA125

111.70U/ml，胸部、腹部＋盆腔 CT：①左肺下叶及右肺下叶背段考虑纤维结节；②少量腹水，腹膜普遍增厚，肠系膜走行区域见多发小结节；③盆腔积液，双侧腹股沟区稍大淋巴结。考虑复发，无铂间期 4 个月余，于 2021 年 12 月 9 日行紫杉醇 100mg 静脉化疗，2022 年 1 月 15 日行紫杉醇 100mg ＋贝伐珠单抗 350mg，10 天前再次复查示：CA125 154.6U/ml、HE4 109.9pmol/L。2022 年 2 月 22 日就诊于我院。

既往史：乙型肝炎小三阳 7 年。

个人史、婚育史、家族史：无特殊。

妇科检查：外阴：已婚经产型，阴道畅，黏膜光，残端愈合可。指诊：盆腔空虚，未触及明显异常。直肠黏膜光，退指指套无血染。

辅助检查：

生化检验（2022 年 2 月 23 日）：

妇科肿瘤标志物：CA125 147.30 ↑（0 ~ 35U/ml），HE4 113.8 ↑（33.04 ~ 88.67pmol/L）。输血前检查：乙肝 e 抗体（＋）、乙肝核心抗体（＋）、乙肝表面抗原（＋），余生化检查未见明显异常。

影像学检查（2022 年 2 月 23 日）：

胸部 CT：①双肺纹理增重，双肺下叶小结节影，建议随诊复查。右侧胸膜肥厚；②所扫层面腹腔积液，左侧膈下间隙条索影。

腹部 MRI：胰体后方稍大淋巴结，肝周、脾周可见少量液体信号影。腹膜后可见多发小淋巴结。

盆腔 MRI：膀胱后方腹膜增厚，考虑转移病灶可能性大，腰椎病灶提示血管瘤可能，左髂外一枚肿大淋巴结，DWI 呈明显扩散受限，考虑转移可能，余部位未见明显病灶（病例 25 图 1、病例 25 图 2）。

诊断：①双侧卵巢高级别浆液性 Ⅲ C 期术后化疗后三次复发化疗后；②难治型复发性卵巢癌；③乙型肝炎小三阳。

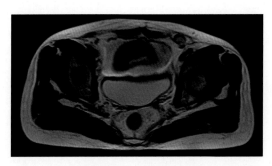

病例25图1 磁共振平扫

注：左髂外一枚肿大淋巴结。

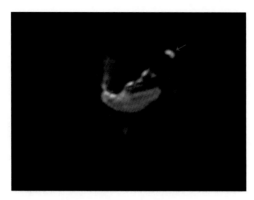

病例25图2　磁共振平扫

注：左髂外一枚肿大淋巴结。

二、诊疗经过

1．MDT 讨论内容

（1）患者系难治型复发性卵巢癌，术后多次复发无手术可能，并且多次紫杉醇＋卡铂＋贝伐珠单抗化疗效果不著，既往化疗方案卡铂骨髓毒性大，目前无铂间期7个月余，建议后续化疗行"多柔比星脂质体（减量10%）＋顺铂（75mg/m^2）＋贝伐珠单抗7.5mg/kg"。

（2）患者既往有乙肝小三阳病史，建议行 DNA 病毒定量并口服恩替卡韦抗病毒治疗。

（3）患者罹患卵巢癌2年余一直未行基因检测，建议先行抽血化验胚系 BRCA 基因检测是否突变，以便下一步治疗方式的选择。

2．执行内容　经过讨论后给予：多柔比星脂质体40mg＋顺铂105mg＋贝伐珠单抗370mg治疗3周期，末次化疗时间2022年5月5日。末次化疗后11天（2022年5月16日），出现Ⅳ度骨髓抑制（WBC 1.44×10^9/L，PLT 16×10^9/L）、贫血（RBC 2.33×10^{12}/L，Hb 80g/L），给予输血、升白、生血小板治疗。患者既往3次复发已行多程化疗，化疗毒副反应严重不能耐受，基因检测结果提示：其gBRCA2阳性。在一项Ⅰ/Ⅱ期研究（NCT03333915）中，发现帕米帕利在铂敏感/耐药晚期卵巢癌 BRCA 1/2 突变患者具有良好的抗肿瘤活性，遂后续给予帕米帕利口服（40mg/次，2次/日）继续治疗。

3．治疗效果

胸部 CT（2022年6月）：双肺下叶小结节影，右侧胸膜局限性略厚，同前（2022年2月23日）无显著变化。

　　盆腔 MRI（2022 年 6 月）：原系 "卵巢癌术后" 现片示：①阴道残端光整，较（2022 年 5 月 20 日）平扫变化不著，增强扫描未见显著异常强化灶，考虑术后改变，短期复查；②膀胱上方腹膜增厚局部呈团块状，增强扫描可见强化，较前稍显缩小，短期复查；③左股深淋巴结较前缩小，短期复查；④ L_4 椎体左部结节，平扫较前变化不著，增强扫描未见强化，短期复查（病例 25 图 3）。

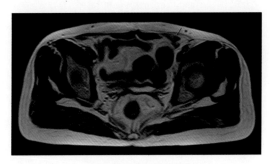

病例25图3　磁共振平扫

注：淋巴结较前缩小。

　　化疗期间肿瘤标志物及影像学变化，如病例 25 图 4 所示。

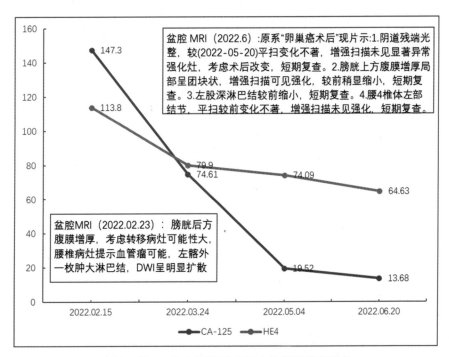

病例25图4　化疗期间肿瘤标志物及影像学变化

三、病例分析

该例卵巢癌患者两年内历经三次复发，使用了多程治疗方案，在此将本院治疗经验总结为以下几点：

1. 许多研究者将卡铂与顺铂作为单药一线治疗或联合化疗进行比较，其两者疗效显示了相同的结果。一项妇科肿瘤组Ⅲ期临床试验研究进行了一项顺铂和紫杉醇与卡铂和紫杉醇的非劣效性试验，其将晚期卵巢癌患者随机分配接受顺铂 $75mg/m^2$ ＋ 24 小时输注紫杉醇 $135mg/m^2$（第Ⅰ组），或卡铂 AUC 7.5 静脉注射＋紫杉醇 $175mg/m^2$ 超过 3 小时（第Ⅱ组），792 名患者被纳入，两组治疗组的预后因素相似。Ⅰ组的中位无进展生存期和总生存期分别为 19.4 个月和 48.7 个月，而Ⅱ组分别为 20.7 个月和 57.4 个月。顺铂和卡铂常表现出不同的毒性特征，其中顺铂与胃肠道不良反应、神经毒性和肾脏毒性问题相关，而卡铂具有骨髓抑制作用，可导致血细胞和血小板急剧减少，因此临床应用时，两者疗效相同的条件下，需考虑患者的耐受性情况，该患者既往卡铂骨髓抑制较重，无法耐受，此次遂考虑用顺铂替代。

2. 随着 PARPi 治疗的发展，BRCA 基因检测也已成为卵巢癌中 PARPi 反应的预测生物标志物。大约 50% 的卵巢癌缺乏同源重组（HR）DNA 修复机制，因此 PARPi 在这类人群中可以显示出明显的疗效。在 BGB-290-102 研究中，应用帕米帕利治疗既往二线及以上含铂化疗的 gBRCA 突变的晚期卵巢癌患者，结果显示：IRC 和研究者评估的 ORR 分别为 64.6% 和 62.2%；RC 评估的中位 PFS 时间为 15.2 个月。中位 OS 时间尚未达到，6 个月和 12 个月 OS 率分别为 93.2% 和 83.5%。并且，中国循证医学指南指出经二线及以上化疗 BRCA 突变的铂敏感复发卵巢癌患者可用帕米帕利单药治疗。一项体内研究结果表明，帕米帕利对 BRCA1 突变小鼠异种移植模型的抗肿瘤活性是奥拉帕尼的 16 倍。贫血是帕米帕利剂量调整的最常见原因，但很少有患者因不良反应导致治疗中断，这表明大多数患者通过剂量调整或支持性治疗可继续接受帕米帕利治疗。该患者系多程化疗毒副反应严重而影响后续化疗，因此结合疗效与患者自身耐受性后，选择帕米帕利作为该患者的治疗。

四、主编点评

1. 对于所有诊断为卵巢癌、输卵管癌或腹膜癌的患者，无论有无肿瘤家族史，都应建议基因检测和遗传咨询。存在 BRCA1 或 BRCA2 基因突变、Lynch 综合征等家族性癌症综合征可能会影响治疗。此例患者如果在初始治疗时进行 BRCA 检测，可能会大大改善她的治疗结局。

2. 肿瘤患者在化疗时出现毒副反应在临床实践中屡见不鲜，专科医师更应做到熟练掌握化疗药物的特性和不良反应，针对不同的患者选择恰当的化疗方案！

（刘茹艳　王国庆）

参考文献

[1]Vermorken JB，Ten Bokkel Huinink WW，Eisenhauer EA，et al.Advanced ovarian cancer.Carboplatin versus cisplatin[J].Ann Oncol，1993，4 Suppl 4：41-48.

[2]Ozols RF，Bundy BN，Greer BE，et al.Phase Ⅲ trial of carboplatin and paclitaxel compared with cisplatin and paclitaxel in patients with optimally resected stage Ⅲ ovarian cancer：a Gynecologic Oncology Group study[J].J Clin Oncol，2003，21（17）：3194-200.

[3]Rossi A，DiMaio M，Chiodini P，et al.Carboplatin-or cisplatin-based chemotherapy in first-line treatment of small-cell lung cancer：the COCIS meta-analysis of individual patient data[J].J Clin Oncol，2012，30（14）：1692-1698.

[4]Canetta R，Rozencweig M，Carter SK.Carboplatin：the clinical spectrum to date[J]. Cancer Treat Rev，1985，12 Suppl A：125-136.

[5]Ledermann J，Harter P，Gourley C，et al.Olaparib maintenance therapy in patients with platinum-sensitive relapsed serous ovarian cancer： a preplanned retrospective analysis of outcomes by BRCA status in a randomised phase 2 trial [J].Lancet Oncol，2014，15（8）：852-861.

[6]Miller RE，Leary A，Scott CL，et al.ESMO recommendations on predictive biomarker testing for homologous recombination deficiency and PARP inhibitor benefit in ovarian cancer[J].Ann Oncol，2020，31（12）：1606-1622.

[7]Wu X，Zhu J，Wang J，et al.Pamiparib Monotherapy for Patients with Germline BRCA1/2-Mutated Ovarian Cancer Previously Treated with at Least Two Lines of Chemotherapy：A Multicenter，Open-Label，Phase Ⅱ Study[J].Clin Cancer Res，2022，28（4）：653-661.

[8]Xiong Y，Guo Y，Liu Y，et al.Pamiparib is a potent and selective PARP inhibitor with unique potential for the treatment of brain tumor[J].Neoplasia，2020，22（9）：431-440.

[9]Coleman RL，Sill MW，Bell-McGuinn K，et al.A phase Ⅱ evaluation of the potent，highly selective PARP inhibitor veliparib in the treatment of persistent or recurrent epithelial ovarian，fallopian tube，or primary peritoneal cancer in patients who carry a germline BRCA1 or BRCA2 mutation-An NRG Oncology/Gynecologic Oncology Group study[J].Gynecol Oncol，2015，137（3）：386-391.

病例26

科学制胜，延长生存——复发性卵巢癌的诊治

一、病例摘要

一般资料：患者龚××，女，54岁，身高1.60m，体重55kg，ECOG评分0分。2022年6月20日就诊于我院。

主诉：卵巢癌术后化疗后4年余，再次复发1个月。

现病史：4年余前患者因"盆腔包块"就诊于西安某院，并于2018年3月1日行卵巢癌细胞减灭术（全子宫＋双附件＋大网膜＋阑尾切除术），术中探查情况不详，有无癌残留不详。术后病理：右侧卵巢高级别浆液性癌，侵及卵巢外表面，右侧输卵管组织有癌浸润，子宫浆膜及左侧输卵管系膜高级别浆液性癌种植转移，大网膜脂肪组织可见癌组织种植转移。术后诊断：卵巢浆液性癌高级别Ⅲ期，于该院行术后化疗6程，应用紫杉醇脂质体210mg×6＋奥沙利铂50mg×6，末次化疗时间为2018年9月5日，末次化疗CA125 11.23U/ml。后未规律复查。1年余前（2020年2月26日）复查提示CA125增高至49.6U/ml。B超示：盆腔内见5.4cm×6.4cm肿物，考虑复发。后于该院行紫杉醇240mg×8＋卡铂500mg×8周期＋贝伐珠单抗400mg×4周期，共8周期化疗，末次化疗时间为2020年9月3日。末次化疗后评估盆腔核磁示：盆腔内见3.1cm×3.7cm肿物，CA125 18U/ml，考虑PR状态后给予奥拉帕利300mg，每天2次，维持治疗（2020年10月开始服药），期间于2021年8月复查核磁显示腹盆腔未见复发病灶（疗效评估CR），患者于2021年11月患者自行停药。1个月前患者出现腹胀，复查CA125增高至2607U/ml，患者为求进一步治疗就诊于我院，门诊以"卵巢癌术后化疗后复发"之诊断收住，自发病以来，患者神志清，精神可，饮食、睡眠差，小便正常，消瘦明显，近2个月体重下降约5kg。

既往史：患者20年前因"阑尾炎"在当地医院行阑尾切除术，余无特殊。

个人史及家族史：患者于4年前自然绝经。既往月经规律，周期30天，经期

5～6天，量中，无痛经，G2P2，2女体健。姐姐因"卵巢癌"去世。

辅助检查：术后病理同上；基因检测：胚系 *BRCA1*［c.4013delA（p.Lys133Argfs*28）］致病突变。

查体：左侧锁骨上窝可触及 1 枚肿大淋巴结，直径约 1.5cm，活动度差，无触痛，余浅表部位未触及肿大淋巴结，腹部膨隆，移动浊音阳性。妇科检查：外阴：已婚经产式，表面无异常结节或溃疡。阴道：光滑，残端未触及肿块。盆腔：未触及异常结节或肿块。肛诊：直肠黏膜光滑，指套无血迹。

入院诊断：卵巢高级别浆液性癌术后化疗后复发。

二、诊疗过程

1. 完善检查

（1）PET-CT 示：左侧锁骨上窝、腹主动旁周围及肠系膜间隙多发淋巴结转移，腹膜、网膜、肠系膜转移，腹盆腔积液。

（2）血常规、肝肾功电解质、传染指标、凝血功能、尿粪常规检查正常。肿瘤标志物：CA125 3494U/ml，HE4 836pmol/L。

2. 治疗

（1）B 超引导下腹腔穿刺放腹水，并给予恩度（重组人血管内皮抑制素）60mg d1、d4、d7 腹腔灌注；累积放腹水约 4000ml。

（2）脂质体盐酸多柔比星 40mg ＋卡铂 500mg ＋贝伐株单抗 500mg 化疗 6 周期，患者第 4 周期肿瘤标志物 CA125 为 30.5U/ml，已达正常，末次化疗时间为 2022 年 9 月 27 日。末次化疗 CA125 21.3U/ml，末次化疗核磁评估：双侧结肠旁沟，肠系膜间多发结节及斑片状异常信号；双侧膈下间隙、肝矢状裂片状异常信号，较前明显缩小，建议短期复查。阴道残端、腹膜旁及邻近肠管周围见条片状异常信号，较前范围缩小，短期复查。目前奥拉帕利 300mg bid 口服，维持治疗 5 个月。

三、病例分析

1. 卵巢癌腹水的管理　有研究显示超过三成的卵巢癌患者在确诊疾病的时候便伴有腹水，且几乎大多数的复发卵巢癌患者都会伴有腹水，腹水成为很多卵巢癌患者最棘手的难题。当任何病理状态下导致腹腔内液体量超过 200ml，可定义为腹水。腹水产生的原因主要为：肿瘤细胞使淋巴管阻塞，严重阻碍静脉回流，造成液体聚集；腹膜微血管通透性提升，造成大量渗出；肿瘤细胞产生血管内皮生长因子增加血管通透性。目前对于卵巢癌腹水的治疗可分为一般性治疗和抗肿瘤治疗。前者主要包括利尿药物治疗、补充蛋白及腹腔穿刺放腹水。后者主要包括腹腔内化疗、全身静脉化疗及分子靶向药物治疗等方法。

本案例中患者给予腹腔穿刺放腹水及腹腔灌注重组人血管内皮抑制素（恩度）控制腹水，在第二程化疗前评估，腹水已明显减少，取得不错效果。恩度发挥抗血管生成的作用，对于肿瘤血管生成相关的多条信号通路均有显著的调节作用。（重组人血管内皮抑制素治疗恶性浆膜腔积液临床应用专家共识），该共识指出恩度常规推荐剂量为 60mg/ 次（恶性腹腔积液），先尽可能抽尽或引流减少腹腔积液，然后用 20 ~ 50ml 生理盐水稀释恩度，进行胸、腹腔内灌注。可于第 1 天、第 4 天和第 7 天给药，连续给药 3 次作为 1 个周期。

2. 患者就诊我院后治疗方案的选择 该患者 4 年余初诊时系卵巢癌晚期，行初次卵巢癌细胞减灭术，术中有无癌残留未知，术后行辅助化疗 6 周期，末次评估 CA125 达到正常水平，有无实现影像学 CR 未知，初次治疗后 2 年患者复发，复发病灶位于盆腔，当地医院选择行再次化疗，末次化疗评估病灶 PR 状态，CA125 达正常，考虑患者 BRCA1 胚系突变选择奥拉帕利 300mg bid 维持治疗，目前患者以卵巢癌再次复发就诊我院。

（1）复发性卵巢癌的定义：卵巢癌患者经过满意的肿瘤细胞减灭术及正规足量的化疗后出现以下两项或以上的情况即可诊断为复发性卵巢癌：①肿瘤标志物水平升高；②影像学检查发现肿物；③体检触及包块；④出现胸腹腔积液；⑤出现不明原因的肠梗阻。复发性卵巢癌的诊断最好有细胞学及组织学报告的支持。NCCN 指南将复发性卵巢癌分为：①铂敏感性复发：规范治疗后达到临床完全缓解，停止化疗时间与复发时间间隔大于 6 个月者；②铂耐药性复发：规范治疗后达到临床完全缓解，停止化疗时间与复发时间间隔 < 6 个月者；若患者仅有 CA125 升高，而没有肿瘤复发的症状体征及影像学异常者称为生化复发。

（2）铂复发性卵巢癌的治疗：铂敏感复发性卵巢癌治疗的原则，是根据患者的体能状态以及复发肿瘤的多少和医疗机构的临床能力而定。如果患者的肿瘤的病灶少、孤立，不伴有腹水，且病人的体能状态良好，能够耐受手术的话，铂类敏感性复发性卵巢癌的治疗的原则应该是手术治疗。对于多发病灶伴有腹水或体能状态差的这部分患者，尽管是铂敏感复发，治疗的原则仍然是选择以铂类为主的联合化疗。本案例中患者就诊属于第二次复发，无铂间期 > 6 个月，归属于铂敏感复发，复发病灶位于盆腔及上腹壁以及锁骨上淋巴结区域，合并大量腹水，这些病情特点不适合手术治疗，故选择化疗。

（3）该患者化疗方案选择的依据：NCCN 指南提出：铂敏感复发性卵巢癌首选以铂类为基础的联合化疗，化疗方案包括卡铂 / 紫杉醇、卡铂 / 多柔比星脂质体（PLD）、卡铂 / 多西他赛、卡铂 / 吉西他滨等。

Eric Pujade-Lauraine 等设计了 CALYPSO 临床试验中（全球 16 个国家Ⅳ期非劣效性 RCT 研究），对 976 例复发性卵巢癌患者，采用以 PLD 为基础的 CD 方案（卡铂联合 PLD）对比 CP 方案（卡铂联合紫杉醇），PFS 分别为 11.3 个月、9.4 个月（HR = 0.82，$P < 0.001$），CD 组较 CP 组复发风险降低了 18%。Gladieff L 等对部分铂类敏感卵巢癌患者，CD 组与 CP 组 PFS 分别为 9.4 个月、8.8 个月（HR = 0.73，$P < 0.001$），CD 组较 CP 组复发风险降低了 27%。Brundage M 等健康相关生活质量的数据，CD 组在疼痛、失眠、神经毒性和形体改变上都优于 CP 组。

另外，AGO-OVAR 2.21/ENGOT-ov 18 研究，是一项头对头研究，比较 CD 方案联合贝伐珠单抗（beva-cizumab，BEV）与卡铂＋吉西他滨（CG）方案联合 BEV 在铂敏感复发卵巢癌患者中的应用价值。结果显示：与 CG-BEV 组相比，CD-BEV 组患者中位 PFS 时间延长 1.7 个月（13.3 个月：11.6 个月），复发或死亡风险降低 19%（HR = 0.81，95% CI：0.68 ~ 0.96，$P = 0.012$）；与 CG-BEV 组相比，CD-BEV 组患者中位 OS 时间延长 4.1 个月（31.9 个月：27.8 个月），死亡风险降低 19%（HR = 0.81，95% CI：0.67 ~ 0.98，$P = 0.032$）。两组患者与既往化疗和 BEV 治疗的不良反应相似，CG-BEV 组患者 3 级及以上不良反应发生率较高。

台湾 Weng 等回顾性研究显示，对于无铂间期 > 12 个月，第二次复发的卵巢癌 CD 方案（卡铂联合 PLD）优于 CP 方案（卡铂联合紫杉醇），获得更长的 PFS。多程化疗后，过敏反应明显增加，在分析 CALYPSO 研究中化疗超敏反应的发生率，结果显示 CD 方案明显低于 CP 方案。日本学者 Shimada K 等回顾性分析 414 例卵巢癌化疗情况。结果显示，随着化疗周期数增加，卡铂过敏的概率增加，但脂质体盐酸多柔比星联合卡铂可明显降低超敏反应的发生率。多项研究还显示，对于 BRCA 突变的患者对脂质体盐酸多柔比星具有更高的反应率。

本案例中患者为第二次铂敏感复发，复发部位广泛，无铂间期为 1 ~ 2 年，存在 BRCA1 胚系突变。结合以上临床试验分析，该患者选用"脂质体盐酸多柔比星＋卡铂＋贝伐株单抗"的化疗方案。

3. 患者三线维持治疗方案的选择　维持治疗是指卵巢癌完成既定的手术或化疗后达到最大限度临床缓解（完全或部分缓解）后，继续应用化疗药物或靶向药物进行的治疗，治疗的目的是延缓复发，延长无进展生存期（PFS）和总生存期（OS）。维持治疗分为一线维持（初始治疗后）和二线及以上维持（铂敏感复发治疗后）。该患者初诊术后化疗后未采用一线维持治疗，第一次复发经系统治疗后采用奥拉帕利二线维持治疗，本次患者就诊我院属于第三次复发，考虑患者 BRCA 突变，建议患者仍采用奥拉帕利维持治疗，主要依据是 OReO/ENGOT Ov-38 临床试验：既往接受 PARP 抑制剂（PARPi）治疗的卵巢癌（OC）患者再次接受奥拉帕利维持治疗。

研究结果显示，在 BRCAm 队列中观察到奥拉帕利 PFS 获益（4.3 个月 vs.2.8 个月，HR：0.57（95% CI 0.37 ~ 0.87，$P = 0.022$），随访 6 个月时，接受奥拉帕利治疗的患者无进展的数量是安慰剂组的两倍多（35%vs.13%）。在非 BRCAm 队列中同样观察到奥拉帕利具有统计学意义的 PFS 获益 [5.3 个月 vs.2.8 个月，HR 0.43（95% CI 0.26 ~ 0.71），$P = 0.0023$]。给予此研究建议患者继续口服奥拉帕利维持治疗。

四、主编点评

本案例中患者符合卵巢癌的自然病程，多次复发且无铂间期缩短，患者 2018 年初诊并接受手术及辅助化疗，彼时 PARPi 可及性差，相关药物未纳入医保，该患者采取随访观察的策略，未行一线 PARPi 或贝伐株单抗的维持治疗。在辅助化疗后 17 个月患者检测 CA125 增高，再次复发，病灶位于盆腔，当地医院给予再次含铂化疗，基因检测示 BRCA1 胚系突变，化疗后给予奥拉帕利二线维持治疗。该患者第一次复发时，按无铂间期评估属于铂敏感复发，病灶局限可评估再次细胞减灭术的可能，若能实现 R0 切除治疗效果优于单纯化疗。有意思的是该病人在复发化疗接受后 CA125 虽已达正常，但盆腔仍有病灶处于 PR 状态，在患者口服奥拉帕利维持治疗期间，患者核磁评估病灶消失，也说明奥拉帕利对癌灶有较强的治疗作用。

患者就诊我院处于第二次复发，仍为铂敏感复发，但复发病灶广泛合并大量腹水，不适合手术，故采用含铂联合贝伐珠单抗继续化疗。基于回顾性研究及 CALYPSO 临床试验及 AGO-OVAR 2.21/ENGOT-ov18 研究显示对于 BRCA 突变亚型，二次复发。治疗间期较短的铂敏感复发性卵巢癌患者，相比卡铂/紫杉醇、卡铂/吉西他滨方案，卡铂/多柔比星脂质体更有优势。

另外，患者本次复发属于"PARPi after PARPi"问题，目前对于既往接受过 PARPi 再次复发，治疗后维持治疗的选择问题，相关循证医学证据较少，OReO/ENGOT Ov-38 临床试验显示对于此类病人可以再次使用奥拉帕利进行维持治疗，期望未来更多研究聚焦这方面。

（陈建兵　吴　涛　王国庆）

参考文献

[1]Kipps E，Tan DS，Kaye SB.Meeting the challenge of ascites in ovarian cancer：new avenues for therapy and research[J].Nat Rev Cancer，2013，13（4）：273-282.

doi：10.1038/nrc3432.

[2]Smolle E，Taucher V，Haybaeck J.Malignant ascites in ovarian cancer and the role of targeted therapeutics[J].Anticancer Res，2014，34（4）：1553-1561.

[3]秦叔逵，李进，韩宝惠，等.重组人血管内皮抑制素治疗恶性浆膜腔积液临床应用专家共识[J].临床肿瘤学杂志，2020，25（9）：849-856.

[4]晁娇娇，秦叔逵.重组人血管内皮抑制素腔内注射治疗恶性腹腔积液的研究进展[J].临床肿瘤学杂志，2019，24（09），856-861.

[5]罗丹，孔为民.复发性卵巢癌治疗的研究进展[J].癌症进展，2019，17（17），2003-2006.

[6] Armstrong DK，Alvarez RD，Backes FJ，et al.NCCN Guidelines® Insights：Ovarian Cancer，Version 3.2022. J Natl Compr Canc Netw，2022，20（9）：972-980.doi：10.6004/jnccn.2022.0047.

[7]Kuroki L，Guntupalli SR.Treatment of epithelial ovarian cancer[J].BMJ，2020，371：m3773. Published 2020 Nov 9. doi：10.1136/bmj.m3773.

[8]Pujade-Lauraine E，Wagner U，Aavall-Lundqvist E，et al.Pegylated liposomal Doxorubicin and Carboplatin compared with Paclitaxel and Carboplatin for patients with platinum-sensitive ovarian cancer in late relapse[J].J Clin Oncol，2010，28（20）：3323-3329. doi：10.1200/JCO.2009.25.7519.

[9]Gladieff L，Ferrero A，De Rauglaudre G，et al.Carboplatin and pegylated liposomal doxorubicin versus carboplatin and paclitaxel in partially platinum-sensitive ovarian cancer patients：results from a subset analysis of the CALYPSO phase Ⅲ trial[J].Ann Oncol，2012，23（5）：1185-1189. doi：10.1093/annonc/mdr441.

[10]Brundage M，Gropp M，Mefti F，et al.Health-related quality of life in recurrent platinum-sensitive ovarian cancer——results from the CALYPSO trial[J].Ann Oncol，2012，23（8）：2020-2027. doi：10.1093/annonc/mdr583.

[11]Pfisterer J，Shannon CM，Baumann K，et al.Bevacizumab and platinum-based combinations for recurrent ovarian cancer：a randomised，open-label，phase 3 trial [published correction appears in Lancet Oncol，2022，23（6）：e248][J].Lancet Oncol，2020，21（5）：699-709. doi：10.1016/S1470-2045（20）30142-X.

[12]Weng CS，Wu CC，Chen TC，et al.Retrospective Analysis Of Comparative Outcomes In Recurrent Platinum-Sensitive Ovarian Cancer Treated With Pegylated Liposomal Doxorubicin（Lipo-Dox）And Carboplatin Versus Paclitaxel And Carboplatin.Cancer Manag Res，2019，11：9899-9905[J]. Published 2019 Nov 21. doi：10.2147/

CMAR.S217329.

[13]Joly F，Ray-Coquard I，Fabbro M，et al.Decreased hypersensitivity reactions with carboplatin-pegylated liposomal doxorubicin compared to carboplatin-paclitaxel combination：analysis from the GCIG CALYPSO relapsing ovarian cancer trial[J].Gynecol Oncol，2011，122（2）：226-232.doi：10.1016/j.ygyno.2011.04.019.

[14]Shimada K，Nagao S，Suzuki K，et al.Suppressive effect upon carboplatin hypersensitivity reaction via pegylated liposomal doxorubicin combination therapy[J].Int J Clin Oncol，2020，25（9）：1718-1725.doi：10.1007/s10147-020-01706-w.

[15]Safra T，Rogowski O，Muggia FM.The effect of germ-line BRCA mutations on response to chemotherapy and outcome of recurrent ovarian cancer[J].Int J Gynecol Cancer，2014，24（3）：488-495.doi：10.1097/IGC.0000000000000086.

[16]Safra T，Borgato L，Nicoletto MO，et al.BRCA mutation status and determinant of outcome in women with recurrent epithelial ovarian cancer treated with pegylated liposomal doxorubicin[J].Mol Cancer Ther，2011，10（10）：2000-2007.doi：10.1158/1535-7163.MCT-11-0272.

[17]Lheureux S，Braunstein M，Oza AM.Epithelial ovarian cancer：Evolution of management in the era of precision medicine[J].CA Cancer J Clin，2019，69（4）：280-304.doi：10.3322/caac.21559.

病例27

卵巢癌肝转移的治疗

一、病例摘要

一般资料：患者周××，女，43岁。

主诉：卵巢癌、子宫内膜癌术后2个月余，肿瘤标志物上升1个月，于2021年1月20日入院。

现病史：2个月余前（2020年10月21日）以"子宫内膜癌"之诊断于当地医院行全麻下"全子宫＋双附件＋大网膜＋阑尾切除术＋盆腔淋巴结清扫术"。术后病理：左侧卵巢子宫内膜样腺癌，FIGO分级1级，肿瘤周围查见散在子宫内膜样腺体，考虑肿瘤为子宫内膜异位症腺上皮恶变所致，输卵管组织未见著变。免疫组化结果肿瘤细胞：ER（90%，+++）、PR（70%，++～+++）、Pax-8（+）、P53（60%+）、P16（斑驳+）、WT1（-）、CD10（-）、MSH6（98%，+）、MSH2（98%，+）、MLH1（98%.+）、PMS2（98%，+）、Ki67（约80%）。判定为：微卫星稳定。子宫腔局限型子宫内膜样腺癌，FIGO1级，肿瘤大小为2.8cm×2.0cm×0.5cm，癌组织侵及子宫浅肌层（<1/2层），累及宫颈管，未见脉管内癌栓及神经侵犯，（右侧）卵巢查见少许子宫内膜样腺癌组织，镜下估计病灶约为0.5cm×0.3cm×0.3cm，未见明确子宫内膜异位症。宫颈及左右宫旁组织均未见癌组织。另送检（左、右侧盆腔淋巴结）均未查见转移癌（0/2、0/4）。慢性宫颈炎伴潴留囊肿形成。（右侧）输卵管组织未见著变，另见大网膜组织内未见癌组织浸润。纤维化的阑尾组织。术后行全身化疗2程，用药：紫杉醇220mg＋奈达铂110mg，过程顺利。因肿瘤标志物持续上升，遂来我院。

既往史：13年前因"胆结石"行"胆囊切除术"，余无特殊。

妇科检查：外阴：已婚经产式。阴道：通畅，黏膜光滑，残端愈合良好。盆腔：空虚，弹性良好，未触及明显包块。肛诊：直肠黏膜光，指套无血迹。

辅助检查：

1. 肿瘤标志物

妇科肿瘤标志物（2020年10月20日）：CA199 450.1U/ml，CA125 84.84U/ml。

妇科肿瘤标志物（2020 年 11 月 20 日）：CA199 93.94U/ml，CA125 27.85U/ml。

妇科肿瘤标志物（2020 年 12 月 15 日）：CA199 115.5U/ml，CA125 117.1U/ml。

妇科肿瘤标志物（2021 年 1 月 12 日）：CA199 161.2U/ml，CA125 224.61U/ml。

肿瘤标志物（2021 年 1 月 20 日）：糖类抗原 CA199 163.1U/ml，CA125 169.3U/ml。

2. PET-CT 检查结果示：①"卵巢癌＋子宫内膜癌"术后，盆腔内及阴道残端未见明确高代谢肿瘤复发征象；②肝 S6、7 段团块状及结节状低密度病灶，FDG 代谢不均匀增高，考虑为肝多发转移瘤；③腹膜后多发小淋巴结，FDG 代谢未见明显异常增高，考虑为炎性淋巴结，建议定期复查；④双侧胸膜下陈旧性炎症；⑤双侧肺门及纵隔多发淋巴结炎性增生。

3. MRI 原系"卵巢癌术后"现片示：①阴道残端两缘增厚，DWI 呈轻度扩散受限，请结合妇检，短期复查；②肝右叶后下段结节影，DWI 呈明显扩散受限，考虑转移可能（病例 27 图 1）；肝包膜下结节，考虑腹膜转移，短期复查。

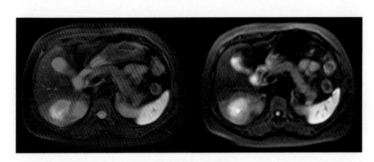

病例27图1 MRI

其他：心电图等检查均正常。

诊断：①卵巢子宫内膜样腺癌ⅡA期术后化疗后未控；②子宫内膜样腺癌ⅠA期。

二、诊疗过程

1. MDT 讨论 影像科：根据患者提供的当地影像学资料，初次手术前肝脏未见明显病灶。根据目前影像学资料所示，肝脏转移可能性极大。普外科：肝脏病灶明显，结合肿瘤标志物及影像学，转移病灶可能，可手术切除，建议手术。妇瘤科：初次手术前影像学评估是否准确，术中探查是否全面，切除范围是否足够，无法明确，患者术后化疗中肿瘤标志物 CA99、CA125 逐渐上升，AFP 正常，发现肝脏病灶，结合病史，考虑肝转移癌，病灶可切除，争取手术 R0 切除。总结意见：卵巢癌二次减灭术。

卵巢癌二次减灭术：于 2021 年 1 月 26 日在全麻下行卵巢癌二次减灭术，术中探查：无腹水。膈肌表面光滑，肝顶包膜可及大小约 1.1cm×0.9cm 大小结节，肝脏右后叶可及多个病灶，最大者位于右后叶上段，大小约 2.8cm×3.9cm。胆、胰、脾、双肾、胃、肠管及其系膜表面均光滑。阑尾未见，局部粘连明显。部分残留大网膜粘连于腹壁。盆腔空虚，腹主动脉旁及盆腔未触及肿大淋巴结。子宫及双侧附件缺如。阴道残端与盆底腹膜粘连。遂行"肝脏Ⅵ段切除术＋肝包膜下病灶切除＋部分大网膜切除术＋盆腔探查粘连分解术＋活检术"。

术后病理："肝脏"根据片内结构结合免疫组化符合浸润转移性子宫内膜样腺癌Ⅱ～Ⅲ级伴鳞状分化；大网膜局灶丝线性异物肉芽肿改变；"阴道残端"纤维脂肪组织伴玻变、坏死、钙化及异物巨细胞反应；"盆壁腹膜"纤维脂肪组织伴异物巨细胞反应。免疫组化结果：CKpan（部分＋），CK7（＋），Pax-8（＋），WT-1（－），P40（灶＋），Ki67（70%），SALL4（－），Napsin A（－），Syn（－），Ck8/18（＋），hepatocyte（－），inhibin（－）。BRCA2 阳性。

2. 术后化疗　考虑患者为铂难治，根据 NCCN 指南更换方案为"多柔比星脂质体"。用药：多柔比星脂质体 60mg。根据 AURELIA、OCEANS、GOG0213 研究，术后第 2 程联合贝伐珠单抗，2 程化疗后肿瘤标志物正常，共化疗 4 程，末次化疗时间：2021 年 5 月 30 日，过程顺利。复查肿瘤标志物、磁共振正常。后定期复查。

3. 射频消融　1 个月后复查，肿瘤标志物正常。上腹部增强 CT 回报（病例 27 图 2）：肝顶及肝右叶后包膜下低密度结节，转移不除外。

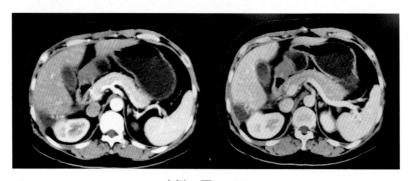

病例27图2　CT

2021 年 7 月 8 日于 CT 引导下行"肝脏射频消融治疗"，过程顺利。

4. 术后化疗　射频消融治疗后 1 个月余，肿瘤标志物正常。2021 年 8 日复查 MRI（病例 27 图 3）：肝顶及肝右叶后包膜下结节，较前增大，增强扫描未见明显强化，考虑治疗后改变。

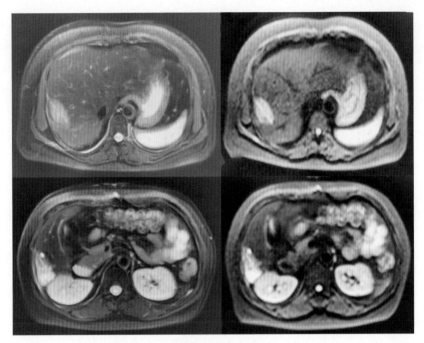

病例27图3　MRI

介入科会诊，考虑系术后炎性反应，继续化疗。因无铂间期超过 6 个月，行"AP"全身化疗 6 程。用药：多柔比星脂质体 40mg、奈达铂 120mg，末次化疗时间：2021 年 12 月 21 日，过程顺利。

治疗后复查 MRI（病例 27 图 4）：治疗后改变，未见明显异常。

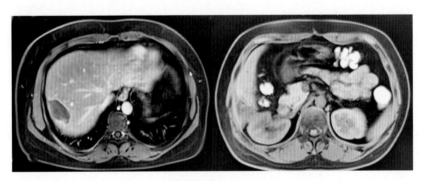

病例27图4　MRI

治疗结束后，口服奥拉帕利维持治疗。

5. 随访　定期复查肿瘤标志物正常。2023 年 1 月复查 MRI（病例 27 图 5）：肝顶及肝右叶包膜下低密度影，较前缩小。

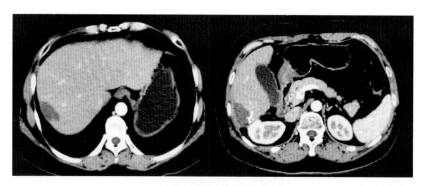

病例27图5 CT

三、病例分析

本病例为双原发肿瘤，行初始肿瘤细胞减灭术，术后辅助"紫杉醇＋奈达铂"化疗2程。化疗过程中，肿瘤标志物持续上升，影像学提示肝转移。二次肿瘤细胞减灭术达R0，更换为"多柔比星脂质体＋贝伐珠单抗"方案，化疗2程后，肿瘤标志物正常，4程治疗后定期复查。1个月后复查，肝脏再次转移。行射频消融后，无铂间期＞6个月，更换方案为"多柔比星脂质体＋奈达铂"，6程治疗后病情稳定。后口服奥拉帕利维持治疗。我们从本病例得到的经验：①子宫内膜合并卵巢双原发癌的诊断；②肿瘤标志物与病情紧密关联；③肝脏转移癌的治疗选择；④ BRCA阳性患者，奥拉帕利维持治疗效果好。

1. 子宫内膜合并卵巢双原发癌的诊断 在女性生殖系统中，双原发癌的发生概率在1%～2%，子宫内膜和卵巢是原发癌共存的常见部位，占所有女性生殖系统双原发癌的50%～70%。据报道，女性发病年龄普遍在41～52岁，年龄＜50岁的子宫内膜和卵巢双原发癌的比率较高。大多数大型系列病例报告的子宫内膜肿瘤和卵巢肿瘤都属于子宫内膜样病变，占50%～70%。

Selvaggi等提出了诊断子宫内膜和卵巢双原发性癌的特点：①两癌病灶无直接联系；②通常无子宫肌层浸润或仅有浅表的肌层浸润；③无淋巴脉管间隙浸润；④肿瘤主要存在于卵巢和子宫内膜；⑤两个肿瘤常局限于原发灶；⑥常伴有子宫内膜不典型增生；⑦卵巢内有时伴有子宫内膜异位症；⑧两个癌灶的组织学类型可以相同，也可以不同。Solmaz等研究指出，手术是否达到满意的肿瘤细胞减灭是此双发癌患者的独立预后因素，故应在首次手术时尽量达到满意减灭。

2. 肿瘤标志物与卵巢癌 CA125一直广泛应用于卵巢癌的诊断、随访及预后评价。一般临床将CA125的正常参考范围定位为0～35U/ml，这个数据是基于健康人的大数据研究所得，而且缓解期患者血清CA125浓度在正常范围内的低水平升高也是疾病复发的一个独立预测因素，如果在 35U/ml 内连续 3 次升高，应及时进行影像学评价，可能对部分患者早期诊断复发有意义。如果 CA125 升高，应该及时行影像学检查，评估是否复发。

CA199 主要由子宫内膜、胆管、胰腺细胞分泌，CA199 水平异常升高，可在一定程度上反映机体发生癌症的进展。临床上多作为胰腺癌和胆管癌的肿瘤标志物，来源于人结肠癌细胞株。但有研究报道，在卵巢癌的患者中，CA199 可作为其诊断的肿瘤标志物。

3. 肝转移癌治疗　随着肿瘤疾病谱的改变，肝转移癌的发病率逐年上升，而肝转移癌的治疗往往需要联合肝脏外科制订个体化综合治疗方案，目前对于肝转移癌患者联合治疗亦获得了不错的治疗效果。

手术治疗是可切除肝转移癌可能治愈的有效手段。据文献报道，结直肠癌肝转移手术治疗后 5 年、10 年、20 年生存率分别达 37.0%、28.0% 和 24.0%，而未经治疗的患者中位生存期不足 12 个月。肝转移癌的外科治疗重要的关注点在于肝转移灶是否需要新辅助化疗以及新辅助化疗的疗程等，决定于化疗方案有效率、个体状况等因素。

射频消融术（RFA）是肝转移癌手术治疗的有力补充，适用于病灶位置深和转移灶数目多的患者。到目前为止，射频消融作为局部辅助治疗卵巢癌肝转移的治疗手段是可行和有效的。术后无出血、肝脓肿、胆漏等并发症，尤其针对小病灶有效率为 88% ~ 99%，具有较高的治疗价值。然而，射频消融的疗效是否相等还有待于大规模前瞻性随机对照试验的验证。

射频消融术和手术切除肝转移癌的疗效对比是人们关注点之一。Abdalla 等对 418 例结直肠癌肝转移患者分为单纯肝切除手术组、手术联合射频组、单纯射频组和单纯化疗组，研究显示，4 年总生存率，化疗组最低，单纯手术最高。单纯手术组、手术联合射频组以及单纯射频组 4 年总体生存率分别为 65.0%、36.0% 和 22.0%。

该患者首次治疗选择手术切除肝脏，短期复发后，考虑再次手术风险较大，选择射频消融术，并取得了良好的疗效。

4. PARP 抑制剂（PARPi）　铂耐药是导致卵巢癌治疗失败的关键因素，卵巢癌复发后患者的生存预后极差。虽然目前疾病的复发仍然难以避免，PARPi 在卵巢癌维持治疗中延长了部分患者的无进展生存期（PFS）或延迟了复发。该患者完成治疗后，口服奥拉帕利维持治疗，是迄今未再复发的一个重要因素。

四、主编点评

1. 该病历是少见的双原发癌，在诊治过程中充分体现了 MDT 多学科协作的重要性。尽管患者初次手术治疗后未控很快出现肝转移，在 MDT 讨论团队的协作下患者经历了手术切除联合局部毁损治疗（射频消融术），同时配合及时调整的全身系统治疗，最终取得了较好的治疗疗效。

2. 在该病例中发现，尽管系铂耐药复发，短时间内 CA125 仍出现了明显的升高，进而提示临床尽快行影像学评价。所以，该患者及时发现复发并进行有效的后续治疗有赖于临床对血清学标志物的密切检测。

3. 这份病例充分验证了卵巢二次减瘤术只有达到 R0 切除患者的 OS 才会获益，即使是铂耐药型复发性卵巢癌。这提示我们再次手术治疗前的评估非常重要，对于估计可耐受手术、并能达到 R0 切除的患者，应实施二次减瘤术，否则应选择继续化疗。

4. 用于复发性卵巢癌维持治疗的药物不多，贝伐珠单抗维持治疗的疗效持续时间较短，而 PARP 抑制剂用于此类铂敏感复发后达到 CR 或 PR 患者的维持治疗可以明显改善患者的 PFS。它的出现改变了卵巢癌的治疗模式，使维持治疗成为卵巢癌全程管理的重要组成部分。

（张 靖 张 竑 穆允凤）

参考文献

[1]卢淮武，霍楚莹.2020 NCCN卵巢癌包括输卵管癌及原发性腹膜癌临床实践指南（第1版）》解读[J].中国实用妇科与产科杂志，2020，37（4）：10.

[2]Gilks CB，Kommoss F.Synchronous tumours of the female repro——ductive tract[J]. Pathology，2018，50（2）：214.

[3]Zaino R，Whitney C，Brady MF，et al.Simultaneously de—tected endometrial and ovarian carcinomas Va prospective clinico—pathologic study of 74 cases：a gynecologic oncology group study[J].Gynecol Oncol，2001，83（2）：355.

[4]Vandana J，Rupinder S，Sunil P，et al.Clinicopathological characteristics and prognostic factors of synchronous endometrial and ovarian cancers–A single–institute review of 43 cases[J].Int J Gynecol Cancer，2017，27（5）：938.

[5]Selvaggi SM.Tumors of the ovary，maldeveloped gonads，fallopi——an tube，and broad ligament[J].Arch Pathol Lab Med，2000，124（3）：477.

[6]Solmaz U，Karatasli V，Mat E，et al.Synchronous primary endometrial and ovarian cancers：a multicenter review of 63 cases[J].Tumori，2016，102（5）：508.

[7]Prat A，Parera M，Adamo B，et al.Risk of recurrence during follow-up for optimally treated advanced epithelial ovarian cancer（EOC）with a low-level increase of serum CA125 levels[J].Annals of Oncology，2008，20（2）：294-297.

[8]秦雪，刘鑫丽，王欣彦，等.血清CA125变化与上皮性卵巢癌预后及复发关系研究[J].中国实用妇科与产科杂志，2016，（5）：473-476.

[9]刘坤，李英，齐红双，等.血清 CEA、HE4、CA199、CA153、CA125水平联合检测在妇科恶性肿瘤诊断中的临床意义[J].实验与检验医学，2020，38（2）：326-328.

[10]Kelly PJ，Archbold P，Price JH，et al.Serum CA19.9 levels are commonly elevated in primary ovarian mucinous tumours but cannot be used to predict the histological subtype[J].J Clin Pathol，2010，63（2）：169-173.

[11]Scheele J，Altendorf-Hofmann A，Grube T，et al. Resection of colorectal liver metastases. What prognostic factors determine patient selection[J]? Chirurg，2001，72（5）：547-560.

[12]Scartozzi M，Siquini W，Galizia E，et al. The timing of surgery for resectable metachronous liver metastases from colorectal cancer：Better sooner than later? A retrospective analysis[J]. Dig Liver Dis，2011，43（3）：194-198.

[13]Wu Chun-Xue，Chen Miao-Ling，Zhang Hao et al.Percutaneous Radiofrequency Ablation Combined With Chemotherapy Versus Chemotherapy Only for Ovarian Cancer Liver Metastasis[J].Front Oncol，2021，11：793024.

[14]Liu Baoxian，Huang Guangliang，Jiang Chunlin，et al.Ultrasound-Guided Percutaneous Radiofrequency Ablation of Liver Metastasis From Ovarian Cancer：A Single-Center Initial Experience[J].Int J Gynecol Cancer，2017，27：1261-1267.

[15]Liu M，Ma X，Shen F，et al.MRI-based radiomics nomogram to predict synchronous liver metastasis in primary rectal cancer patients[J].Cancer Med，2020，9（14）：5155-5163.

[16]Dood RL，Zhao Y，Armbruster SD，et al.Defining survivors hiptra-jectorie sacros s patients with solid tumors：an evidence-base dapproach[J].JAMA Oncol，2018，4（11）：1519-1526. DOI：10.1001/jamaonc ol.2018.2761.

[17]Je ong SY，Choi CH，Kim TJ，et al.Interval between second aryc ytore ductive surgery and a djuvant chemothe rapyis not associated with survivals in patients with recurrent ovarian cancer[J].J Ovarian Res，219，13（1）：1. DOI：10.1186/s13048-019-0602-5.

真假美猴王——MSH6胚系突变卵巢癌的探寻之路

一、病例摘要

一般资料：患者张××，女，43岁。首诊时间：2021年3月。

主诉：双侧卵巢高级别浆液性癌Ⅲc期术后化疗后1年。

现病史：患者2年余前因"下腹部进行性腹胀1个月，发现盆腔包块3天"，就诊于西北某医院，入院完善相关检查化验，CA125和HE4显著升高（具体数值不详），影像学检查提示：盆腔包块。无明显手术禁忌后于2019年12月3日在全身麻醉下行"经腹双附件切除＋全子宫切除术＋盆腔淋巴结切除术＋大网膜切除术＋盆腔多发转移病灶切除术＋腹主动脉旁淋巴结清扫术"，术中冰冻病理结果示：左侧附件恶性肿瘤，腹水查见癌细胞。

术后病理结果示：①左侧卵巢高级别浆液性癌，（左）输卵管表面及肌层查见癌细胞，（右侧卵巢）高级别浆液性癌；②（右侧）输卵管见游离破碎癌组织条，黏膜未见显著；③（结肠肝区结节、结肠系膜结节、右前腹壁腹膜、大网膜、结肠脾区、结肠系膜）均见癌组织；④（阑尾）周围脂肪组织查见癌组织；⑤子宫平滑肌瘤，晚期增殖期子宫内膜；⑥骶前淋巴结：（2枚）其中1枚见癌转移；腹主动脉旁：（8枚）均未见癌转移；⑦左侧盆腔淋巴结：（15）枚；右侧盆腔淋巴结：（16枚）均未见癌转移。

术后继续于该院行全身化疗，单次用药：紫杉醇脂质体240mg＋卡铂500mg，共计化疗6程，末次化疗时间：2020年4月。术后辅助化疗期间CA125和HE4等指标患者自诉均在正常值范围内，治疗结束后定期于门诊随访。

此次因复查发现CA125（77.05IU/ml）和HE4（171.8pmol/L）升高，遂就诊于我院，全身PET-CT提示：①原系"卵巢癌术后"复查，子宫及卵巢术后缺如，盆腔内多发等低密度、高代谢结节影，肝周缘包膜高代谢结节影，脾门旁等密度高代谢结节影，结合临床，考虑：转移性病变；②左肺下叶多发小磨玻璃结节灶，核素无摄取，建议密切随诊复查。

食纳睡眠可，二便可，体重近期未见明显变化。

既往史：无特殊。

家族史：无特殊。

查体：T 37℃，P 86 次 / 分，R 18 次 / 分，BP 112/70mmHg，ECOG 0 分，身高 155cm，体重 46kg，体表面积 1.44m^2。

妇科检查：外阴：已婚经产式。阴道：通畅，黏膜光滑，残端愈合可。宫颈、宫体：术后缺如，盆腔空虚、弹性良好。肛诊：直肠黏膜光，指套无血迹。

入院前检查：血尿粪常规、生化、凝血功能、心肌酶谱、心电图、心脏彩超等常规检查均未及异常。CA125 和 HE4、PET-CT 检查结果如前，提示卵巢癌复发可能。

辅助检查：

实验室检查：入院复查血常规：HGB 57g/L ↓，WBC 3.73×10^9/L ↓。复查妇科肿瘤标志物：CA125 59.08U/ml ↑，HE4 208.8pmol/L ↑。其余生化检查未见明显异常。

影像学检查：全腹盆腔 MRI：①腹盆腔腹膜不规则增厚，腹腔肠系膜增厚，右膈下间隙、肝矢状裂内、肝肾隐窝多发异常信号，脾胃韧带结节，考虑转移。腹膜后及肠系膜间多发淋巴结，转移可疑，请结合临床；②双侧腹股沟区多发淋巴结肿大，请结合临床；③盆腔少量积液，右侧少量胸腔积液。

诊断：双侧卵巢高级别浆液性癌Ⅲc期复发：腹膜转移、脾胃韧带转移、肝肾隐窝转移、腹膜肠系膜间多发淋巴结转移、双侧腹股沟多发淋巴结转移。

二、诊疗经过

1. MDT 讨论　影像科：患者右膈下间隙、肝矢状裂内、肝肾隐窝多发异常信号，脾胃韧带结节，考虑转移；腹膜后及肠系膜间多发淋巴结；双侧腹股沟区多发淋巴结肿大。结合患者实验室检查结果，考虑患者系卵巢癌复发伴全身多处转移灶。普外科：影像提示盆腹腔多发散在转移灶，手术范围广、难度大，且需后续辅助化疗，不具备二次手术指征。病理科：患者系高级别浆液性卵巢癌，建议行 BRCA 基因检测，必要时可行全基因组检测指导下一步治疗方案制订。妇瘤科综合结论：患者距离末次含铂化疗时间 11 个月，系铂敏感复发。NCCN 2020 版本对于卵巢癌复发患者二次减瘤术的指征：①初次化疗结束后 ≥ 6 个月；②病灶孤立可完全切除；③无腹水；④参与相关的临床试验。目前实验室和影像学检查提示盆腹腔多发散在转移灶，结合目前探讨有关卵巢癌复发后手术治疗的临床研究 DESKTOP Ⅱ、SOC1 和 GOG0213，该患者不符合复发后二次减瘤术指征，拟行全身化疗并积极行基因检测。

（1）治疗方案：入院后患者检查结果提示骨髓抑制、重度贫血，予以其积极升白、输血等对症支持治疗，无化疗禁忌后于 2021 年 3 月 9 日至 2021 年 8 月 11 日行 TC ＋贝伐珠单抗方案全身化疗共计 6 程，用药：紫杉醇（白蛋白结合型）400mg ＋卡铂 500mg ＋贝伐珠单抗 400mg，化疗过程顺利。

患者末次化疗后于 2021 年 8 月 18 日采样行全基因组检测，检测结果如病例 28 图 1 所示（北京迈基诺公司提供的外显子靶向捕获测序技术）：HRD（＋），HRD 基因组不稳定；BRCA（－）；DNA 损伤修复（HRR 通路）：检测 TP53，ATR，RAD51C 体系突变和 SLX4，FANCE，NBN 胚系突变。错配修复基因：MSH6 胚系突变。

BRCA1/BRCA2 基因

胚系突变

基因	染色体位置	转录本编号/外显子	核苷酸变异/氨基酸变异	纯合杂合	正常人频率	致病性分析	疾病及遗传方式
BRCA1			未检出				
BRCA2			未检出				

体细胞突变

基因	转录本	外显子	核苷酸变异	氨基酸变异	变异类型	突变丰度
BRCA1			未检出			
BRCA2			未检出			

胚系突变

基因	染色体位置	转录本编号/外显子	核苷酸变异/氨基酸变异	纯合杂合	正常人频率	致病性分析	疾病及遗传方式
BRCA1			未检出				
BRCA2			未检出				

体细胞突变

基因	转录本	外显子	核苷酸变异	氨基酸变异	变异类型	突变丰度
BRCA1			未检出			
BRCA2			未检出			

MMR 基因

胚系突变

基因	染色体位置	转录本编号/外显子	核苷酸变异/氨基酸变异	纯合杂合	正常人频率	致病性分析	疾病及遗传方式
MSH2			未检出				
PMS2			未检出				
MSH6	chr2_480 30630	NM_000179 exon5	c.3244C>T p.P1082S	het	0.00154	Uncertain	错配修复症综合征 3 型(AR)|遗传性非息肉性结直肠癌 5 型(AD)|家族性子宫内膜癌(SMu,AD)
EPCAM			未检出				
MLH1			未检出				

体细胞突变

基因	转录本	外显子	核苷酸变异	氨基酸变异	变异类型	突变丰度
MSH2			未检出			
PMS2			未检出			
MSH6			未检出			
EPCAM			未检出			
MLH1			未检出			

临床指导意义：错配修复基因突变导致的 dMMR 患者接受免疫治疗获益更明显。dMMR 或 MSI-H 的 II 期患者可能预后较好，且不会从单药 5-FU 的辅助化疗中获益。

病例28图1　全基因组检测结果提示患者系BRCA（－），HRD（＋），伴有MSH6胚系突变患者基因检测结果系 BRCA（－），HRD（＋），同时患者系铂敏感复发，提示后续可选择口服尼拉帕利维持治疗。遂于化疗完成后一个月即 2021 年 9 月开始口服尼拉帕利 200mg qd 维持治疗，期间密切监测血常规、妇科肿瘤标志物等，未诉Ⅲ～Ⅳ度骨髓抑制、恶心呕吐等严重治疗不良反应，并定期于门诊随访。

（2）二次复发：2022 年 9 月 23 日患者于门诊复查妇科肿瘤标志物：CA125 39.43IU/mL↑，HE4 163.7pmol/L↑。提示复发可能，遂嘱停止口服尼拉帕利。

复查全腹盆腔 MRI 示：①肝肾隐窝结节，较前（2021 年 6 月 28 日）明显增大，病变侵及肝实质；②盆腔腹及右侧髂血管区软组织膜较前增厚；③腹腔肠系膜增厚，右膈下间隙、肝矢状裂内、肝肾隐窝斑点状异常信号；脾胃韧带间隙浑浊，同前无显著变化；腹膜后及肠系膜间多发淋巴结，较前缩小；④双侧腹股沟区多发稍大淋巴结，同前显著变化。

2. 二次 MDT 讨论　影像科：肝肾隐窝结节，较前（2021 年 6 月 28 日）明显增大，病变侵及肝实质，盆腔腹及右侧髂血管区软组织膜较前增厚，提示复发且病灶广泛散在。病理科：患者既往病理高级别浆液性卵巢癌，BRCA（－），HRD（＋），dMMR（MSH6 胚系突变），考虑患者可能系遗传相关性卵巢癌。内科：盆腹腔多发散在转移灶，手术范围广难度大，建议可行含铂化疗。虽然卵巢癌免疫治疗获益有限，但患者系 dMMR（MSH6 胚系突变），可联合免疫治疗。妇瘤科综合结论：患者基因检测结果系 MSH6 胚系突变，提示其微卫星不稳定，对于免疫治疗敏感。同时患者系卵巢癌术后化疗后复发化疗维持治疗后二次复发，需行全身化疗控制疾病进展。患者二次复发距离前次复发的末次含铂化疗时间达 13 个月（PFI＝13 个月），可继续行含铂化疗。

二次复发后治疗：患者于 2022 年 10 月 1 日开始行"TC"＋免疫治疗方案全身化疗 6 程，单次用药：紫杉醇脂质体 240mg（175mg/m²）＋卡铂 500mg（AUC＝5）＋替雷利珠单抗 200mg，末次联合治疗时间 2023 年 1 月 21 日。自 2023 年 2 月 11 日起开始行替雷利珠单抗 200mg 单药免疫维持治疗，拟维持时间 2 年，现密切随访中。

患者自复发后至今的 CA125 和 HE4 数值变化趋势曲线如病例 28 图 2 所示，CA125 和 HE4 的升高和降低均反映了患者当时复发和治疗后的缓解情况。考虑患者系 dMMR（MSH6 胚系突变），随访期间密切关注胃肠道症状和检查，现肠镜检查未见异常（病例 28 图 3）。

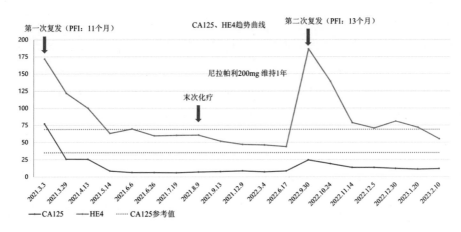

病例28图2　复发期间CA125和HE4的变化情况

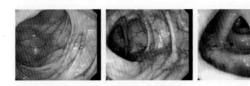

西安交通大学医学院附属陕西省肿瘤医院
电子肠镜检查报告单

姓名：		性　别：	女	年　龄：	49岁	检查号：	C-23020066
科别：		门诊号：		住院号：	2021001477	床　号：	
检查类别：	肠镜		临床诊断：	临床诊断			

肠镜所见： 循腔进镜，进镜至 回肠末端 。肠道准备 差 ，波士顿评分5分。肠腔见成形粪便残留，影响 部分黏膜观察。
回肠末端黏膜光软，未见明显隆起及凹陷性改变。回盲瓣呈 唇型，阑尾开口未见异常。所见盲肠、升、横、降及乙状结肠黏膜光软，无充血糜烂，无凹陷及异常隆起。直肠 黏膜未见明显异常。

内镜诊断： 所见大肠黏膜未见明显异常

病例28图3　肠镜检查未见异常

三、病案分析

1. 卵巢癌初始治疗规范化、复发及多次复发的治疗个体化。卵巢癌患者在接受了满意的初次肿瘤细胞减灭术及含铂化疗后仍有 70% ~ 80% 的患者出现复发，统计数据显示卵巢癌复发患者 PFS 仅 1 ~ 2 年。因此，规范的手术分期初始治疗、术后辅助治疗对于延长卵巢癌患者的复发具有重要意义。

对于卵巢癌复发患者可以按照距末次含铂化疗时间的长短分为铂敏感（≥ 6 个月）和铂耐药（< 6 个月）等，因此目前对于复发卵巢癌仍以个体化治疗为主。该患者在复发后依照医生建议接受基因检测，找到有效的治疗靶点，为制定个体化治疗方案提供了有力的依据。

2. 林奇综合征相关卵巢癌与散发卵巢癌，免疫治疗在复发卵巢癌中的治疗价值探讨。林奇综合征又称遗传性非息肉性结直肠癌综合征，是由 DNA 错配修复基因突变引起的遗传性疾病，最常表现为结直肠癌的遗传形式，在妇科肿瘤中最常见的是子宫内膜癌，其次是卵巢癌。在林奇综合征家族中，子宫内膜癌和卵巢癌等妇科肿瘤常被视为"前哨"癌，提示患者存在后期并发第二肿瘤甚至多种肿瘤的可能性。因此医生重点交代该患者在后期随访过程中密切监测胃肠道症状，定期行肠镜检查。

5% ~ 15% 的卵巢癌患者有遗传易感性，其中又有 65% ~ 85% 是由于 BRCA（BRCA1 和 BRCA2）突变引起的，其余则多由于林奇综合征相关的错配修复基因突变引起。与散发卵巢癌相比，林奇综合征相关卵巢癌患者发病年纪较小，多在 43 ~ 45 岁，III 期和 IV 期患者 5 年生存率 59%；而散发卵巢癌发病年龄约为 59 岁，III 期和 IV 期患者 5 年生存率 28%。综合来说，林奇综合征相关卵巢癌经过积极干预和治疗均能取得良好的治疗效果，选择有效治疗方案延长患者无铂间期，为患者争取更多治疗机会。

然而对于该患者而言，再次仔细阅读基因检测报告，发现虽然报告中提到了 MSH6 胚系突变，但是图 1 中对此致病性的分析是 Uncertain。进一步查看突变位点，提示位于 c.3244C > T p.P1082S，该位点系杂合突变且在目前的研究中并未有明确意义，并不存在明确的致病可能性。综合分析该患者并不属于典型的林奇综合征，而应该是林奇样综合征（Lynch-Like Sydrome）。那么林奇样综合征与典型的林奇综合征有何差异？日本研究者在大样本亚洲女性子宫内膜癌等人群中的研究发现，如病例 28 图 4 所示林奇综合征和林奇样综合征均具备林奇综合征相关的癌症家族史。如病例 28 图 5 所示，虽然林奇样综合征人群的患癌风险较常人更高，但是低于林奇综合征人群。

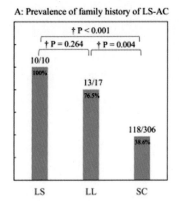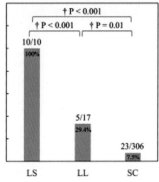

病例28图4　林奇综合征（LS）和林奇样综合征（LL）均有子宫内膜癌和结直肠癌家族史

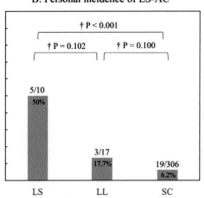

病例28图5　林奇样综合征人群的患癌风险较常人更高，但是低于林奇综合征人群

　　妇科恶性肿瘤中子宫内膜癌和宫颈癌的免疫治疗证据充分，应用广泛且单用或者联合靶向治疗等均取得良好治疗效果。但是卵巢癌向来被认为是免疫治疗的"冷肿瘤"，对于免疫治疗的反应差，常不作为首选治疗方案。但是该患者系 MSH6 突变，属于 dMMR 肿瘤，具有免疫治疗潜在获益可能，联合化疗以及后期替雷利珠单抗单药维持治疗在该患者的治疗过程中表现出良好的治疗效果。因此，免疫治疗在卵巢癌综合治疗中的价值值得重新重视和探讨。

四、主编点评

　　该卵巢癌患者系遗传相关卵巢癌，虽然该人群患病风险高，但是对于治疗的反应性好，需要在制订治疗方案时充分考虑到此类人群的特殊性。患者在首次复发后及时接受含铂化疗，随后维持治疗口服尼拉帕利将无铂间期延长至 13 个月，为二次复发后化疗带来更多的选择。

值得注意的是，患者在首次复发结束后行全基因组检测结果提示 BRCA（−），但是 HRD（＋），同时伴有 MSH6 胚系突变。此时患者病情稳定达到完全缓解，维持治疗只选择口服尼拉帕利，并未因 dMMR 而联合其他治疗。这不仅延长了患者二次复发后的无铂间期，也给了患者后期含铂化疗联合免疫治疗的机会。

经过对该患者全基因组检测结果的再次仔细解读，我们认为该患者不属于典型的林奇综合征，但可以归类为林奇样综合征。原因就在于该患者的 MSH6 胚系突变虽然有遗传性，但是该位点的突变在目前研究报道中未见显著致病意义。然而结合文献分析，林奇样综合征的肿瘤遗传易感性介于常人与林奇综合征人群之间，且也伴有肿瘤家族史。这仍可能与特定的位点突变有关，虽然该位点突变在当前研究中没有明确意义，不排除存在未发现潜在机制或者该位点突变影响其他信号通路从而导致肿瘤发生的易感性。目前的科学研究水平仍然不能完全解释所有可测出位点突变的临床意义，随着科学研究的深入认识或许我们会有深入的发现。

在肿瘤治疗方面，我们有 NCCN 指南、专家共识等作为指导，但有关肿瘤与家族遗传的研究仍需我们深入探索。辨别真假美猴王不仅有赖于科研人员的火眼金睛，更要基于科学研究的不断进步发展。

（席儒兴 王国庆）

参考文献

[1]Pignata S，SCC，Du Bois A，Harter P，Heitz F.Treatment of recurrent ovarian cancer[J].Ann Oncol，2017，28（suppl_8）：viii51−viii56.

[2]Ledermann JA，Raja FA，Fotopoulou C，et al.Newly diagnosed and relapsed epithelial ovarian carcinoma：ESMO Clinical Practice Guidelines for diagnosis，treatment and follow−up[J].Ann Oncol，2018，29（Suppl 4）：iv259.

[3]卢淮武，叶栋栋，吴斌，等.2023 NCCN卵巢癌包括输卵管癌及原发性腹膜癌临床实践指南解读[J].中国实用妇科与产科杂志，2023，39（1），58−67．doi：10.19538/j.fk2023010116.

[4]苏梦婵，郑莹.2022 NCCN遗传性/家族性卵巢癌风险评估与临床管理指南解读[J].实用妇产科杂志，2022，38（07），508−512.

[5]Grindedal EM，Renkonen−Sinisalo L，Vasen H，et al.Survival in women with MMR mutations and ovarian cancer：a multicentre study in Lynch syndrome kindreds[J].J Med

Genet，2010，47（2）：99-102.

[6]Baldwin LA，Huang B，Miller RW，et al.Ten-year relative survival for epithelial ovarian cancer[J].Obstet Gynecol，2012，120（3）：612-618.

[7]Takahashi K，Naoki Sato a，Tae Sugawara，et al.Clinical characteristics of Lynch-like cases collaterally classified by Lynch syndrome identification strategy using universal screening in endometrial cancer[J]. Gynecol Oncol，2017，147（2）：p.388-395.

病例29

卵巢子宫内膜样腺癌ⅢC期合并子宫内膜癌ⅢC1期

一、病例摘要

一般资料：患者雷××，女，49岁。

主诉：腹胀、腹痛伴腹围增大2周余。

现病史：患者2周余前无明显诱因开始出现腹胀、腹痛伴腹围增大，患者食纳差，恶心，无呕吐，腹泻及黏液血便等，小便正常。2022年3月27日就诊于西安市某医院行全面检查，盆腔核磁：①子宫双附件区实性占位，考虑卵巢癌可能性大；盆腔淋巴结肿大，盆腹腔积液并腹膜炎，腹膜不均匀增厚并结节灶（转移？），建议进一步检查；②宫颈囊肿，子宫内膜增厚（内膜占位？）；③双肾小肿；④右肺下叶异常信号，右侧胸腔积液，请结合胸部CT检查；⑤双侧胸壁右下腹壁水肿。CA125 > 2000U/ml，CA199 228U/ml并行腹腔穿刺引流，放腹水总量约3500ml，腹水细胞学检查："腹水沉渣及其沉渣石蜡切片"未见恶性细胞，可见大量中性粒细胞、淋巴细胞及少量间皮细胞。为求进一步诊治就诊于我院，门诊以"盆腹腔占位性质待定（卵巢癌？）；腹腔积液（大量）"收治，自发病以来，精神、食纳夜休欠佳，腹痛，腹胀，大小便如常，体重无明显增减。

既往史：剖宫产术后21年，个人史、家族史无特殊。

月经史：初潮15岁，行经天数4～5天，月经周期2～3个月，末次月经2022年3月5日。既往经量适中，无痛经，混有少量血凝块。

妇科检查：腹膨隆，大量腹水，腹部压痛，腹壁脂肪较厚，触诊不清。

辅助检查：

1. 生化检查（病例29图1） 血常规：血红蛋白99g/L，白细胞 14.38×10^9/L，血小板 496×10^9/L，C反应蛋白169.15mg/L，中性粒细胞百分比89.2%，中性粒细胞计数 12.84×10^9/L。CA125 1614.00IU/ml，CA199 204.4U/ml，HE4 365.1pmol/L。

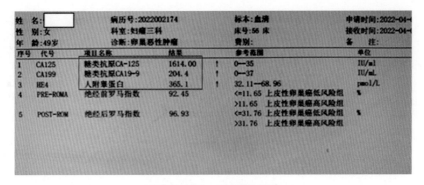

病例29图1 肿瘤标志物

2. MRI 检查（病例 29 图 2） 盆腹腔核磁（2022 年 4 月 2 日）：①双侧附件区结节及肿块（左附件区巨大不规则囊实性肿块，范围约 14.6cm×12.9cm×13.4cm，右附件区可见多发结节状异常信号，直径约 1.3cm），考虑卵巢源性恶性肿瘤：子宫内膜增厚，盆腔内腹膜、脾胃韧带、肝肾隐窝、双侧结肠旁沟、大网膜、肠系膜广泛转移，胸腔、腹腔积液。综合考虑：①双侧卵巢子宫内膜样腺癌，伴宫腔内子宫内膜样腺癌可能；②双侧卵巢浆液性腺癌，宫腔内继发性恶性肿瘤不除外；建议组织学检查；③右侧闭孔一枚肿大淋巴结，考虑转移可能，请结合临床；④脂肪肝，宫颈纳氏囊肿。

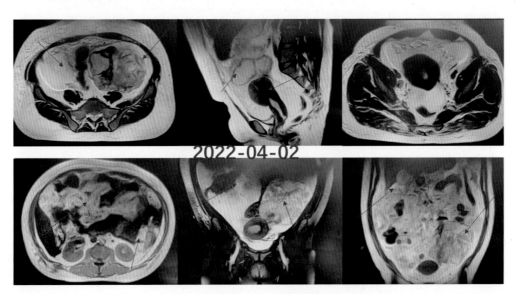

病例29图2 MRI检查

3. 胸部 CT ①双肺纹理粗重，双肺上叶微小结节影，建议随诊复查；②右侧叶间胸膜局限性增厚，右侧胸腔积液，右肺受压膨胀不全；③所扫层面腹腔积液，大网膜及肠系膜影增厚，贲门周围小结节影。

4. 腹腔穿刺病理 "盆腔穿刺"符合子宫内膜样腺癌Ⅱ级。免疫组化：CK7（+）、FAX8（+）、WT-1（−）、P53（1+）、PR（+）、ER（+）、Her2（0）、P16（个别细胞+）、Ki-67（90%）。

其他：心电图正常。

诊断：①盆腹腔恶性肿瘤（卵巢癌？子宫内膜癌？）；②腹腔积液（大量）。

二、诊疗过程

1. 诊断 患者系"腹痛、盆腹占位性质待定伴大量腹水"就诊于外院，行穿刺放腹水、抗炎等对症处理后来我院就诊。腹痛、腹胀较前缓解。血常规异常，白细胞及中性粒细胞总数偏高，考虑肿瘤破裂合并出血、感染可能。腹水脱落细胞检查：见大量淋巴细胞及炎性细胞，未见恶性细胞。后行盆腔穿刺活检病理结果：符合子宫内膜样腺癌Ⅱ级。免疫组化：CK7（+）、FAX8（+）、WT-1（−）、P53（1+）、PR（+）、ER（+）、Her2（0）、P16（个别细胞+）、Ki-67（90%）。结合盆腹腔核磁检查结果，考虑卵巢恶性肿瘤，子宫内膜病变待诊。具体等手术术后病理明确诊断。

2. 手术 2022年4月11日在全麻下行"卵巢癌减灭术－全子宫、双侧附件、大网膜、阑尾切除＋右侧盆腔肿大淋巴结切除术"。术后给予吸氧、监护、预防感染、止血、抗炎、抗凝、输血、支持对症等治疗。

术后病理（202202405）：子宫体弥漫型子宫内膜样腺癌Ⅱ～Ⅲ级，浸润子宫肌壁<1/2，累及宫颈间质；"左盆腔"肌壁间见癌浸润，并见癌结节形成；"右盆腔"淋巴结1/1癌转移，子宫肌壁间平滑肌瘤，双侧卵巢子宫内膜样腺癌Ⅱ～Ⅲ级；双侧输卵管组织；慢性阑尾炎；大网膜组织。免疫组化：ER（2+）、PR（2+）、CerbB-2（−）、Ki-67（10%）、WT-1（−）、PAX8（+）；错配修复蛋白检测：MSH2（+）、MSH6（+）、MLH（−）、PMS2（−）、Ep-Cam（+）判读为dMMR。

3. 术后诊断 ①卵巢子宫内膜样腺癌ⅢC期；②子宫内膜癌ⅢC1期。

对于子宫内膜癌合并卵巢癌的诊断，目前国内外学者多采用：

（1）原发性子宫内膜癌伴卵巢转移参照1985年由ULBRIGHT和ROTH提出的诊断标准：①卵巢直径<5cm；②双侧卵巢受累多呈结节状；③癌灶侵及子宫深肌层；④癌灶侵及血管；⑤癌灶侵及输卵管。若符合以上诊断标准2项及以上，则可诊断为子宫内膜癌伴卵巢转移。

（2）双癌则参考Scully和Young在1987年提出的诊断标准：①关于组织学方面，两个癌灶不存在直接的联系；②一般子宫肌层浸润阴性或有肌层浸润也只是浅肌层浸润；③淋巴或血管的侵犯较少见，甚至无侵犯；④癌变组织主要存在于卵巢和子宫内膜⑤两个原发肿瘤多局限于原发病灶；⑥子宫内膜不典型增生往往存在；⑦卵巢子宫内膜异位症多见；⑧组织学类型，两个肿瘤可相同也可不同，若两个肿瘤病理类型不同通常考虑是原发性双癌。根据子宫内膜卵巢原发性双癌的组织学病理类型可分为组织学类型相同与组织学类型不同，其中组织学类型相同占的比例多些，在病理类型相同的患者中以子宫内膜和卵巢均为子宫内膜样癌最常见，这也增加了双癌诊断的难度。

Dogan A 等研究结果示：子宫内膜卵巢原发性双癌年轻（年龄＜50岁或未绝经）患者平均无复发生存时间为1.9年，平均总生存时间为4年。Sozen H 等研究结果示：子宫内膜卵巢原发性双癌3年无病生存率为67%，且子宫内膜与卵巢病理类型均为子宫内膜样癌的3年无病生存率为92%，比其他类型的高，而双癌中子宫内膜癌或卵巢癌的病理类型为非子宫内膜样癌的3年无病生存率最低，约36%。子宫内膜卵巢原发性双癌发病率低，术前检出率低，因此术中术后的病变部位病理组织学检查是诊断的金标准，但是因与转移癌鉴别存在难度，所以对病理诊断的水平要求高。相关研究显示子宫内膜卵巢原发性双癌的危险因素有雌激素长期刺激、肥胖、不孕、Lyhch综合征、子宫内膜异位症等，与单纯子宫内膜癌的发病危险因素类似，但其发病年龄相对较轻，BMI指数相对较高是否与该病的起源直接相关尚待进一步研究验证。随着分子生物学的不断发展，流式细胞测定DNA指数，染色体杂合性丧失，X染色体失活，PTEN、P53、K-ras等基因突变等手段可能用于辅助子宫内膜和卵巢原发性双癌诊断。目前尚没有统一的诊断及治疗共识。

此病例参考ULBRIGHT和ROTH提出的原发性子宫内膜癌伴卵巢转移诊断标准及Scully和Young在1987年提出的双癌诊断标准，结合术后病理，考虑晚期子宫内膜、卵巢双原发子宫内膜样腺癌，根据2014年修订的卵巢癌FIGO分期标准及2009子宫内膜癌FIGO手术-病理分期标准诊断：

1. 卵巢子宫内膜样腺癌ⅢC期。

2. 子宫内膜癌ⅢC$_1$期。

3. 术后辅助治疗

（1）术后化疗：2022年4月18日—2022年12月30日行TP方案化疗8程（白蛋白紫杉醇350mg＋奈达铂100mg，腹腔灌注氟尿嘧啶＋洛铂1次）。

（2）术后放疗：2022年7月5日开始盆腔体外容积旋转调强放疗（病例29图3），CTV：盆腔原子宫、附件区，盆腔淋巴引流区域，腹主动脉分叉水平上3cm，腹膜后淋巴引流区域。DT：50Gy。PTV：CTV外放0.5cm，DT：50Gy。末次放疗时间：2022年8月22日。

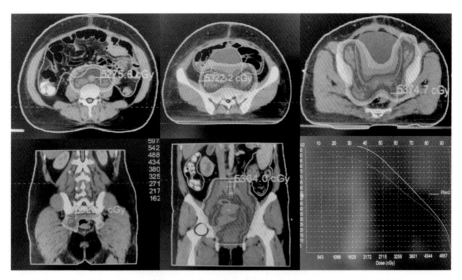

病例29图3　容积旋转调强放疗

4. 治疗期间复查（2022年7月25日）

（1）胸部CT（2022年7月25日）：右肺上叶、下叶微小结节，较前无显著变化，脂肪肝。盆腹腔MRI（2022年7月25日）（病例29图4）：阴道残端增厚，较前无明显变化，短期复查；腹腔肠系膜及盆腔脂肪间隙稍乱，同前相仿，短期复查。脂肪肝。

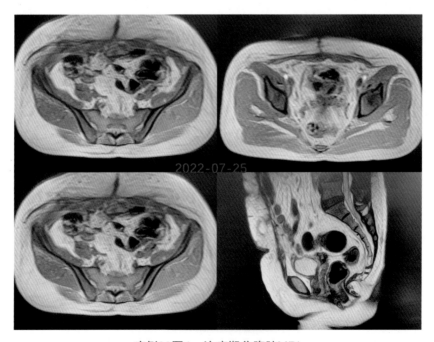

病例29图4　治疗期盆腹腔MRI

（2）肿瘤标志物（2022 年 7 月 25 日）（病例 29 图 5）：正常。

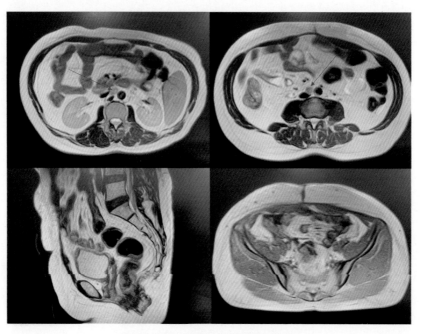

姓名：		病历号:2022002174		标本:血清		申请时间:2022-07-2
性别:女		科室:妇瘤三科		床号:56 床		接收时间:2022-07-2
年龄:49岁		诊断:子宫恶性肿瘤,子宫恶性肿瘤 费别:				备注:

序号	代号	项目名称	结果	参考范围	单位
1	AFP	甲胎蛋白	4.04	0~7	ng/mL
2	CEA	癌胚抗原	1.81	0~5.5	ng/mL
3	CA125	糖类抗原CA-125	14.87	0~35	IU/ml
4	CA199	糖类抗原CA19-9	8.89	0~37	IU/mL
5	HE4	人附睾蛋白	48.51	32.11~68.96	pmol/L
6	PRE-ROMA	绝经前罗马指数	6.96	≤11.65 上皮性卵巢癌低风险组 >11.65 上皮性卵巢癌高风险组	%
7	POST-ROM	绝经后罗马指数	11.13	≤31.76 上皮性卵巢癌低风险组 >31.76 上皮性卵巢癌高风险组	%
8	β-HCG	β-人绒毛促性腺激素	0.509	女:绝经前: 0~5.3 绝经后: 0~8.3 男:0~2.6	mIU/mL

病例29图5　治疗期肿瘤标志物

5. 末次化疗复查（2022 年 12 月 30 日）

（1）胸部 CT（2022 年 12 月 28 日）：右肺上叶、下叶微小结节，较前无显著变化，建议复查，所扫层面脂肪肝，必要时 CT 增强观察。

（2）盆腹腔 MRI（2022 年 12 月 28 日）（病例 29 图 6）：阴道残端增厚，较前无明显变化，短期复查；腹腔肠系膜及盆腔脂肪间隙稍乱，同前相仿，短期复查。腹膜后可见 2 枚肿大淋巴结，短径约 1cm。

病例29图6　末次化疗盆腹腔MRI

（3）末次化疗肿瘤标志物（病例 29 图 7，2022 年 12 月 28 日）：正常。

病例29图7　末次化疗肿瘤标志物

目前（2023 年 2 月 25 日）距患者末次化疗（2022 年 12 月 30 日）后 2 个月，患者返院复查，盆腹腔核磁显示腹膜后肿大淋巴结较前无明显改变，建议：①行 PET 检查明确腹膜后肿大淋巴结性质；②手术切除腹膜后肿大淋巴结，术后病理明确诊断；③继续观察，严密随访，若淋巴结进一步增大，即应进行干预治疗。

三、病例分析

1. 子宫内膜癌合并卵巢癌时，双原发与子宫内膜癌卵巢转移鉴别诊断较难，国内外目前尚无统一的共识及治疗标准，术中、术后病变部位及病理组织学为诊断的金标准，但是仍然难以鉴别，有赖于以后分子生物更多新的技术及指标来辅助鉴别诊断。子宫内膜癌卵巢癌双原发癌同时存在且病理类型相同（子宫内膜样腺癌）时与子宫内膜癌卵巢转移鉴别难度增加。

2. 多项临床研究结果提示子宫内膜癌卵巢癌双原发癌大多病灶局限，病期较早，子宫内膜癌卵巢转移多以阴道出血为主要首发症状，且浸润深肌层；此病例子宫内膜浸润深度 < 1/2，侵及宫颈间质，盆腹腔广泛转移，伴大量腹水，且有盆腔淋巴结转移。因与诊断参考标准不符合，难以准确鉴别双原发与子宫内膜癌卵巢转移，结合临床及术后病理情况，考虑晚期双原发子宫内膜样腺癌。

3. 晚期双原发卵巢子宫内膜样腺癌Ⅲ C 期、子宫内膜癌Ⅲ C_1 期。目前尚无统一的治疗标准，手术不建议行系统性淋巴结切除术，原因主要有子宫内膜卵巢原发性双癌一般分期、分级比较好，淋巴结转移风险低，且行淋巴结清除术手术时间长，出血风险增加，术后存在淋巴囊肿的风险，影响患者生活质量。子宫内膜卵巢原发性双癌发生淋巴结转移的风险 10% ~ 15%，且考虑子宫内膜卵巢原发性双癌是多部位癌变，仍有许多学者仍然认为行全面分期手术是必要的。此病例术前评估盆腔淋巴结转移可能，术中仅给予了盆腔肿大淋巴结切除，结合后期治疗及病情发展，腹膜后淋巴结肿大考虑转移，汲取经验教训，建议术前怀疑双原发，特别是晚期双原发，抑或是子宫内膜癌卵巢转移合并盆腔淋巴结转移时，术中应行高位（肾静脉水平）腹主动脉旁及盆腔淋巴结清扫，减少术后术野外淋巴结复发转移可能。

2022 版子宫肿瘤 NCCN 指南（病例 29 图 8）中也指出对于有高危因素：如浸润性深、组织学级别高、浆液性癌、透明细胞癌或癌肉瘤的可以行肠下和肾下区域的主动脉旁淋巴结切除评估术后分期及预后。2022 第 5 版卵巢癌 NCCN 指南（病例 29 图 9）中提出，早期上皮性卵巢癌卵巢癌明显局限于卵巢或骨盆（明显分期ⅠA～ⅡA），在初次细胞减少手术中应尽一切努力，以最大限度地减少所有盆腔疾病的细胞评估上腹部或腹膜后的隐蔽性疾病。推荐主动脉旁淋巴结清扫应通过剥离腔静脉和主动脉两侧的淋巴结组织来进行肠系膜下动脉的水平最好是到肾血管的水平。而上皮性卵巢癌累及骨盆和上腹部（≥ⅡB 期）术前成像或手术探查中发现可疑和（或）肿大的淋巴结，如果可能，应切除。不需要切除临床阴性淋巴结。

NCCN Guidelines Version 1.2022
Endometrial Carcinoma

NCCN Guidelines Index
Table of Contents
Discussion

PRINCIPLES OF EVALUATION AND SURGICAL STAGING

Principles of Surgical Staging for Endometrial Cancer[1-15]
- TH/BSO and lymph node assessment is the primary treatment for apparent uterine-confined endometrial carcinoma, unless patients desire (and are candidates for) fertility-sparing options (See ENDO-8).[1-3] Select patients with metastatic endometrial carcinoma are also candidates for hysterectomy. (See Principles of Pathology and Molecular Analysis [ENDO-A]).
- Endometrial carcinoma should be removed en bloc to optimize outcomes; intraperitoneal morcellation or tumor fragmentation should be avoided.
- TH/BSO and lymph node assessment may be performed by any surgical route (eg, laparoscopic, robotic, vaginal, abdominal), although the standard in those with apparent uterine-confined disease is to perform the procedure via a minimally invasive approach. Randomized trials, a Cochrane Database Systematic Review, and population-based surgical studies support that minimally invasive techniques are preferred in this setting due to a lower rate of surgical site infection, transfusion, venous thromboembolism, decreased hospital stay, and lower cost of care, without compromise in oncologic outcome.[4-9]
- The lymph node assessment includes evaluation of the nodal basins that drain the uterus, and often comprises a pelvic nodal dissection with or without para-aortic nodal dissection. This continues to be an important aspect of surgical staging in patients with uterine-confined endometrial carcinoma, as the procedure provides important prognostic information that may alter treatment decisions.
- Pelvic lymph nodes from the external iliac, internal iliac, obturator, and common iliac nodes are frequently removed for staging purposes.
- Para-aortic nodal evaluation from the inframesenteric and infrarenal regions may also be utilized for staging in patients with high-risk tumors such as deeply invasive lesions, high-grade histology, and tumors of serous carcinoma, clear cell carcinoma, or carcinosarcoma.[10]
- SLN mapping is preferred (See pages 2-6 of ENDO-C).[15]
- Excision of suspicious or enlarged lymph nodes in the pelvic or aortic regions is important to exclude nodal metastasis.
- Some patients may not be candidates for lymph node dissection.
- Visual evaluation of the peritoneal, diaphragmatic, and serosal surfaces with biopsy of any suspicious lesions is important to exclude extrauterine disease.
- While peritoneal cytology does not impact staging, FIGO and AJCC nonetheless recommend that surgeons continue to obtain this during the TH/BSO.
- Omental biopsy is commonly performed in those with serous carcinoma, clear cell carcinoma, or carcinosarcoma histologies.
- For stage II patients, TH/BSO is the standard procedure. Radical hysterectomy should only be performed if needed to obtain negative margins.

病例29图8　2022子宫内膜癌NCCN指南

NCCN Guidelines Version 5.2022
Ovarian Cancer/Fallopian Tube Cancer/Primary
Peritoneal Cancer

NCCN Guidelines Index
Table of Contents
Discussion

PRINCIPLES OF SURGERY[1]

Newly Diagnosed Invasive Epithelial Ovarian Cancer Apparently Confined to an Ovary or to the Pelvis (apparent stage IA–IIA)
In general, every effort should be made during a primary cytoreduction procedure to achieve maximum cytoreduction of all pelvic disease and to evaluate for occult disease in the upper abdomen or retroperitoneum.
- On entering the abdomen, aspiration of ascites or peritoneal lavage should be performed for peritoneal cytologic examinations.
- All peritoneal surfaces should be visualized, and any peritoneal surface or adhesion suspicious for harboring metastasis should be selectively excised or biopsied. In the absence of any suspicious areas, random peritoneal biopsies should be taken from the pelvis, paracolic gutters, and undersurfaces of the diaphragm (diaphragm scraping for Papanicolaou stain is an acceptable alternative).
- BSO and hysterectomy should be performed with every effort to keep an encapsulated mass intact during removal.
- For selected patients desiring to preserve fertility, USO or BSO with uterine preservation may be considered. Uterine preservation allows for potential future assisted reproductive approaches.
- Omentectomy should be performed.
- Para-aortic lymph node dissection should be performed by stripping the nodal tissue from the vena cava and the aorta bilaterally to at least the level of the inferior mesenteric artery and preferably to the level of the renal vessels.
- The preferred method of dissecting pelvic lymph nodes is bilateral removal of lymph nodes overlying and anterolateral to the common iliac vessel, overlying and medial to the external iliac vessel, overlying and medial to the hypogastric vessels, and from the obturator fossa at a minimum anterior to the obturator nerve.[2]

Newly Diagnosed Invasive Epithelial Ovarian Cancer Involving the Pelvis and Upper Abdomen (stage ≥IIB)
In general, every effort should be made during a primary cytoreduction procedure to achieve maximum cytoreduction of all abdominal, pelvic, and retroperitoneal disease. Residual disease <1 cm defines optimal cytoreduction; however, maximal effort should be made to remove all gross disease since this offers superior survival outcomes.[3]
- Aspiration of ascites (if present) should be performed for peritoneal cytologic examinations. All involved omentum should be removed.
- Suspicious and/or enlarged nodes, identified on preoperative imaging or during surgical exploration, should be resected, if possible. Resection of clinically negative nodes is not required.[4]
- Procedures that may be considered for optimal surgical cytoreduction (in all stages) include bowel resection and/or appendectomy, stripping of the diaphragm or other peritoneal surfaces, splenectomy, partial cystectomy and/or ureteroneocystostomy, partial hepatectomy, partial gastrectomy, cholecystectomy, and/or distal pancreatectomy.
- Select patients with low-volume residual disease after surgical cytoreduction for invasive epithelial ovarian or peritoneal cancer are potential candidates for IP therapy. In these patients, consideration should be given to placement of IP catheter with initial surgery.

病例29图9　2022卵巢癌NCCN指南

4．双原发癌术后辅助放化疗，结合术后病理分期及高危因素决定（此病例盆腔淋巴结转移，病理分级Ⅱ～Ⅲ级，肥胖）。此病例术后行盆腔及腹主动脉旁体外放疗联合全身化疗，盆腹腔治疗效果显著，末次化疗影像学显示放疗野外高位（肾静脉水平）腹主动脉旁淋巴结肿大，短期复查后无明显改变：①行PET检查明确腹膜后肿大淋巴结性质；②手术切除腹膜后肿大淋巴结，术后病理明确诊断；③继续观察，严密随访，若淋巴结进一步增大，即应进行干预治疗。

四、主编点评

1．卵巢癌合并子宫内膜癌双原发的晚期子宫内膜样腺癌，临床少见，复发转移率高，预后差，治疗方法应个体化，术前高度怀疑有子宫内膜癌的应行全面分期手术，对影像学提示盆腔淋巴结转移者，最好行系统性盆腔及腹膜后淋巴结切除，高位腹膜后淋巴结切除，降低术后复发及远处转移率，改善患者生存。

2．对于卵巢癌可能合并子宫内膜癌，术前诊断不能明确者，术后病理诊断为双原发者，或晚期子宫内膜癌合并卵巢转移者，术中未行腹主动脉旁淋巴结切除者应行腹膜后淋巴结放疗补充治疗。

（胡晓君 胡 艳）

参考文献

[1]Dogan A，Schultheis B，Rezniczek GA，et al.Synchronous Endometrial and Ovarian Cancer in Young Women：Case Report and Review of the Literature[J].AnticancerRes，2017，37（3）：969-997.

[2]Scully RE，Young RH.Metastetic tumor of theovary/KURMAN RJ.Biaustein's gynecologic pathology ofthe female genital tract[M].3rd ed.New York：Springer，1991：742.

[3]Ulbright TM，Roth LM.Metastatic and independentcancers of the endometrium and ovary：a clinicopathologicstudy of 34 cases[J]. Hum Pathol，1985，16（1）：28-34.

[4]NCCN Guidelines Version 1.2022 Endometrial Carcinoma.

[5]NCCN Guidelines Version 5.2022 Ovarian Cancer/Fallopian Tube Cancer/Primary Peritoneal Cancer.

[6]陈飞，郎景和，吴鸣，等. 子宫内膜和卵巢原发性双癌的临床特点及预后因素分

析[J]. 中华医学杂志，2005，（18）：1257-1260.

[7]邓泽文，赵祎琪，罗古坡，等.子宫内膜和卵巢原发性双癌与原发性子宫内膜癌伴卵巢转移的临床特征及分析[J].四川大学学报（医学版），2019，50（2）：268-271．DOI：10.13464/j.scuxbyxb.2019.02.026.

[8]Song T，Seong SJ，Bae DS，et al.Prognostic factors in women with synchronous endometrial and ovarian cancers[J].Int J Gynecol Cancer，2014，24（3）：520-527.

[9]Dogan A，Schultheis B，Rezniczek GA，et al.Synchronous Endometrial and Ovarian Cancer in Young Women：Case Report and Review of the Literature[J].Anticancer Res，2017，37（3）：969-978.

病例30

"消失的癌症"——家族遗传性腹膜癌诊治

一、病例摘要

一般资料：患者张××，女，64岁，首次入院时间：2020年3月2日。

主诉：腹部胀痛不适1个月，腹水查见癌细胞1周。

现病史：患者于1个月余前无明显诱因出现腹部胀痛不适，自觉腹部振水音，无明显寒战、发热，无恶心、呕吐，无黑便及鲜血便等伴随症状，患者为行进一步治疗就诊于当地医院，查肿瘤标志物示：CA125 1081.0U/ml。胸部＋全腹CT示：①腹盆腔积液，网膜增厚；纵隔、双侧腋窝、腹膜后双侧髂血管区多发肿大淋巴结上述改变多系转移；②肝右叶下段小低密灶，囊肿可能，左肺下叶小钙化灶。盆腔脱落细胞病理示：（腹腔积液）查见癌细胞。胃镜检查示：①慢性萎缩性胃窦炎 C_1 伴糜烂；②胃溃疡（H_2 期）。自诉肠镜结果未见异常。

既往史：既往高血压病史8年，最高血压160/110mmHg，口服马来酸左旋氨氢地亚1片，1次/日。7年前自诉突发"右上肢无力"，考虑"脑梗死"，于当地医院治疗后好转。目前无明显后遗症状。

家族史：小妹2年前患卵巢高级别浆液性癌，gBRAC（＋）。

婚育史、个人史：无特殊。

妇科检查：外阴：已婚经产型。阴道：畅，黏膜光，穹窿显。宫颈：常大，表面光，触诊阴性，盆腔及宫旁未触及明显异常。指诊：直肠黏膜光，退指指套无血染。

辅助检查：

肿瘤标志物CA125（2020年2月19日）：1081.00 ↑ U/ml。

盆腹腔CT（2020年2月20日）示：腹盆腔大量积液，网膜增厚；纵隔、腹膜后双侧髂血管区多发肿大淋巴结。

腹水脱落细胞学：腹腔积液查见癌细胞。

胃镜检查示：①慢性萎缩性胃窦炎 C_1 伴糜烂；②胃溃疡（H_2 期）。

肠镜检查示：自诉肠镜结果未见异常。

入院诊断：①盆腔恶性肿瘤；②盆腹腔大量积液；③高血压病 3 级（极高危）；④陈旧性脑梗死。

二、诊疗过程

入院后完善相关检查，盆腹腔 MRI（2020 年 3 月 5 日）示：①双侧附件区未见明确肿块，右侧附件稍显增厚，DWI 未见明确弥散受限，盆腔大量积液，请结合实验室检查，必要时增强扫描；②右侧髂血管区及右侧腹股沟区、左侧髂内外、腹膜后及肠系膜根部多发肿大淋巴结，左下腹部腹膜增厚呈多发条絮状，左下腹腔内结节，均考虑转移；③左腹股沟上方及邻近局部腹壁区肿胀，见团片状异常信号，建议增强扫描；④宫颈黏膜稍厚，后唇基质不均，请结合妇检：子宫肌瘤；⑤冠状位 T_2WI 示肝右叶后下段小结节状 T_2 高信号，增强扫描仅冠状位显示，病灶内部未见明确异常强化，请结合临床短期复查。妇科肿瘤标志物（2020 年 3 月 4 日）CA125 1245 ↑ U/ml；HE4 180.5pmol/L。多次腹水脱落细胞学检测示："腹水"查见大量间皮细胞，不除外癌。因新冠疫情期间，无法穿刺及手术治疗，结合患者外院腹水脱落细胞学阳性且 CA125/CEA > 25；Suidan 评分 4 分（年龄 > 60 岁 1 分；CA125 > 600U/ml 1 分；中 – 大量腹水 2 分）。与患者沟通后决定先行新辅助化疗，控制病情进展。2 程 TC 新辅助化疗后，患者肿瘤标志物变化如病例 30 图 1。复查盆腹腔 MRI（2020 年 4 月 22 日）示：盆腔积液基本消失；双附件未见明显增厚；双侧髂血管、腹膜后淋巴结缩小减少；左下腹膜稍增厚，较前好转。患者化疗后盆腹腔积液消失，影像学提示阳性病灶有所缩小，肿瘤标志物降至正常，化疗前后 MRI 变化如病例 30 图 2。查无手术禁忌，于 2020 年 4 月 27 日在全麻下行剖腹探查术。探查见：腹盆腔无腹水；大网膜游离缘增厚；阑尾明显增粗、僵硬，表面可见粟粒样结节；左附件与左侧腹膜致密粘连，分离粘连后见表面粗糙。左输卵管增粗，右附件外观无异常；髂总、髂外及闭孔淋巴结可触及多枚增大，最大约 2cm。取冲洗腹腔水，送腹水进行细胞学检查。切除外观异常的阑尾及左附件，送冰冻病理回报良性，与家属沟通后依次切除左盆腔淋巴结、右附件、右侧盆腔肿大淋巴结及大网膜增厚游离缘，前后共计送 8 次冰冻病理均回报良性。术中再次与患者家属沟通，拒绝继续按"卵巢癌"行全面分期手术。遂行"双附件切除术＋左侧盆腔淋巴结清扫术＋右侧盆腔淋巴切检术＋阑尾切除术＋大网膜切检术"。术后病理结果（B21593）：双侧输卵管及卵巢组织结构大致正常；盆腔各组淋巴结 18 枚，其中 7 枚淋巴结内可见少量砂砾体样钙化灶，均未见癌转移；慢性阑尾炎；大网膜组织。

sBRCA 基因检测：BRCA1c.3656delA p.E1219Gfs*16 杂合胚系突变阳性。会诊外院腹水蜡块病理："腹水细胞块"片内结构免疫组化结果符合浆液性癌，高级别。综合考虑患者可能为原发性腹膜癌，至少为 II 期，患者为不完全分期手术，根据目前指南建议再次手术完成分期，但患者化疗效果十分明显，可尝试继续化疗后维持治疗。患者及家属商议后拒绝手术治疗，后续给予患者 TC 方案化疗 4 程，末次化疗时间：2020 年 8 月 5 日。随后奥拉帕利 300mg bid 口服，维持治疗 2 年停药。现在仍在规律复查中，末次复查时间：2023 年 2 月 22 日。未见异常。

NACT后肿瘤标志物变化

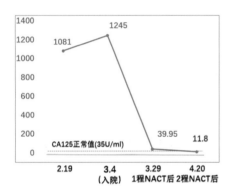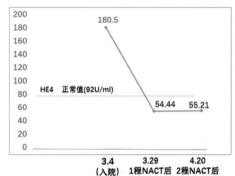

病例30图1　NACT后肿瘤标志物变化

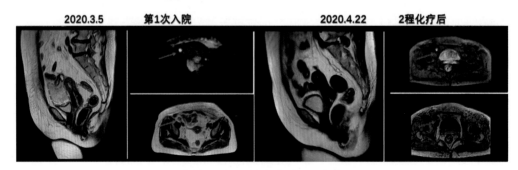

病例30图2　化疗前后MRI变化

三、病例分析

通过这个患者管理，有以下几点经验与大家分享：

1. 患者腹水脱落细胞学病理结果符合浆液性癌，高级别。手术切除病灶均未见癌，但其中 7 枚淋巴结内可见少量砂砾体样钙化灶。与病理科医师沟通后考虑 7 枚淋巴结内少量砂砾体样钙化灶疑似为既往癌细胞内残留结构。砂砾体样钙化是甲状腺癌及乳腺癌良恶性肿瘤病理鉴别诊断中的重要指标，在临床上意义重大。砂砾体是一种嗜碱性磷酸钙结构，大体呈同心圆分层状，直径 $50 \sim 70 \mu m$，切面呈"洋葱样"。卵巢浆液性癌中沙砾体相关研究发现，卵巢癌中沙砾体存在水草酸钙石晶体（内层）、碳羟磷灰石晶体（外层）。内层粒度大、结晶好，沙砾体形成应是由内到外。人类食物中蔬菜水果均含草酸，绝大多数会与体内钙离子结合形成草酸钙经胃肠道或尿道排除。如果草酸根在卵巢中聚集，机体为降低其毒性会吸收、释放钙离子与其结合，从而降低毒性，从而形成结晶。目前暂无研究显示草酸钙与卵巢癌相关性研究。

2. 既往临床实验研究发现，虽然以铂类为基础的联合化疗可以达到满意的临床缓解率。临床完全缓解可到达约 75%，病理完全环节可到达约 50%，但是长期随访结果显示中位无病生存时间约为 1.5 ~ 2 年。可能原因之一是没有对患者进行分层研究。没有找到有效的分类，从而鉴别出可能从单纯化疗的患者中获益的患者。2022 年 IGCS 一项来自韩国研究的口头摘要汇报，关于晚期高级别浆液性卵巢癌新辅助化疗后不做 IDS 的选择标准的研究。研究者对纳入的临床Ⅲ～Ⅳ期高浆卵巢癌患者，测量血清 CA125 水平后接受了 NACT 治疗，而不再做 IDS。通过计算两个 NACT 循环中 CA125 消除速率常数 K（KELIM）值，然后根据该值评估 IDS 对无进展生存期（PFS）和总生存期（OS）的影响。结果显示 279 例患者中，194 例（76%）接受了 NACT/IDS 治疗，61 例（24%）接受了单纯化疗。在 KELIM 较低（< 0.95）的患者中，NACT/IDS 表现出更好的 PFS（17.5m vs 11.7m，$P < 0.001$）和 OS（58.6m vs 31.7m；HR 0.517，$P = 0.016$))，但在 KELIM 较高的患者中，PFS（18.2m vs 13.8m，$P = 0.229$）和 OS（55.5m vs 46.7m；HR 0.739，$P = 0.390$）没有统计学差异。结论认为，对于 KELIM 较高（≥ 0.95）的Ⅲ/Ⅳ期 HGSC 患者，当 NACT 期间影像学达 CR 或 PR 时，可以不做 IDS。

将此患者治疗期间 CA125 值运算 KELIM 指数，平均值 > 1.20，因此回顾性分析此患者，可能单纯化疗也能够达到满意的治疗效果。虽然目前对此实验结果仍存在争议，但其对晚期高浆患者通过 KELIM 指数进行分层，为了高浆患者治疗选择提供了新的可能。

四、主编点评

此病例为一例化疗高度敏感的 gBRCA1 阳性的家族遗传性腹膜癌患者，术前 2 程化疗后手术即达到临床完全缓解（pCR）。剖析病例，此例患者 CA125 消除速率常数 K（KELIM）值较高，手术验证肿瘤对化疗高度敏感，有可能单纯化疗就可达到 pCR。这为临床上可能无法手术或者拒绝手术治疗的（如高龄、有手术禁忌证者）高级别浆液性腹膜癌患者，提供了新的一种临床诊疗思路。

（张鹏闯 张 竣 王国庆）

参考文献

[1]张俊鹏，李夏.超声与MSCT在诊断甲状腺结节钙化中的一致性比较[J].中国CT和MRI杂志，2018，（06）：65–67.

[2]朱勇杰，王芸，王唯，等.乳腺黏液癌伴广泛砂粒体样钙化1例并文献复习[J].温州医科大学学报，2017，（03）：229–231.

[3]王长秋，杨若晨，鲁安怀，等.人体卵巢癌中砂粒体矿化的矿物学研究[J].岩石矿物学杂志，2009，（06）：617–622.

[4]Gadducci A，Sartori E，Maggino T，et al.Analysis of failures after negative second–look in patients with advanced ovarian cancer：an Italian multicenter study[J].Gynecol Oncol，1998，68（2）：150–155.

[5]You B，Colomban O，Heywood M，et al.The strong prognostic value of KELIM，a model–based parameter from CA 125 kinetics in ovarian cancer：data from CALYPSO trial（a GINECO–GCIG study）[J]. Gynecol Oncol，2013，130（2）：289–294.

[6]Biomarker Kinetics™ calculator. Modeled CA125 KELIM™ in patients with stage Ⅲ～Ⅳ high grade serous ovarian carcinomas treated with first line adjuvant chemotherapy[EB/OL]（2023–02–02）[2023–02–15].https：//www.biomarker-kinetics.org/CA125.

年轻胎盘部位滋养细胞肿瘤

一、病例摘要

一般资料：患者张××，女，28岁，2018年4月3日首次入住我科。

主诉：以"葡萄胎术后2年余，发现胎盘部位滋养细胞肿瘤20天"之主诉入院。

现病史：2016年2月因"葡萄胎"于当地医院行"清宫术"，术后病理提示：完全性葡萄胎，可见滋养细胞增生。术后1个月监测血β-HCG > 10000mIU/L，因"大出血"于当地医院紧急输注同型红细胞悬液2U，阴道出血减少后转诊至上级医院，考虑为妊娠滋养细胞肿瘤，先后行5-FU单药化疗5次，后按时门诊随访未见明显异常。2018年2月因"停经2个月"再次就诊于外院，复查血β-HCG 102.1mIU/mL。盆腔B超提示：子宫内膜厚约1.6cm，宫腔内可见暗区分离，部分与左侧壁分界不清，可见3.2cm×2.8cm回声增强区，其内及周边可见丰富血流信号。进一步行宫腔镜检查+宫腔赘生物电切术。术后病理回报：平滑肌组织间可见灶状滋养叶细胞增生，符合胎盘部位滋养细胞肿瘤。建议上级医院进一步诊治，后于我院会诊外院病理切片回报：小块纤维肌组织内浸润灶状异型类滋养叶细胞伴炎细胞浸润，Vim（-）、HCG（-）、PLAP（-）、SMA（-），Ki67（+20%），结合免疫组化标记应考虑滋养叶细胞肿瘤。由于组织少，请结合临床考虑。遂以"妊娠滋养细胞肿瘤（胎盘部位滋养细胞肿瘤？）"收住院。

既往史：无特殊。

月经史、婚育史、家族史：平素月经规律，初潮13岁，周期28天，经期5～6天，月经量中等，偶有痛经。未婚，有性生活史。生育史：0-0-3-0，2014年因早孕行人工流产2次，2016年因"葡萄胎"行清宫治疗。

查体及辅助检查：

1. 妇科检查　外阴：已婚未产式。阴道：畅，黏膜光滑，分泌物不多。宫颈：光滑，常大，无举痛。宫体：后位，常大，外形规则，表面光滑，质中，活动度可，无压痛。附件：双侧附件未及明显包块，无压痛。

2. 血β-HCG（2018年4月4日）　168.6mIU/ml。

3. 盆腔 B 超　子宫体大小 5.7cm×6.0cm×4.4cm，宫颈纵径 2.9cm，外形规则，肌层回声不均匀，于子宫左侧壁肌层可探及范围约 3.9cm×3.8cm 的不均质稍高回声团，边界欠清，形态欠规，可见血流信号，RI 0.49，子宫直肠陷窝未见明显液性暗区，子宫左侧肌层回声异常，考虑 GTD。

4. 胸部 X 片　两肺纹理增重，心隔未见异常。

5. 外院术后病理回报　平滑肌组织间可见灶状滋养叶细胞增生，符合胎盘部位滋养细胞肿瘤。外院病理会诊：小块纤维肌组织内浸润灶状异型类滋养叶细胞伴炎细胞浸润，Vim（－）、HCG（－）、PLAP（－）、SMA（－），Ki67（+20%），结合免疫组化标记应考虑滋养叶细胞肿瘤，由于组织少，请结合临床考虑。

入院诊断：胎盘部位滋养细胞肿瘤（Ⅰ期）。

二、诊疗过程

结合病史及辅助检查考虑胎盘部位滋养细胞肿瘤（placental site trophoblastic tumor，PSTT）Ⅰ期，因 PSTT 是起源于胎盘种植部位的一种特殊类型的滋养细胞肿瘤，手术是首选治疗，遂建议患者行手术治疗并进一步明确病理诊断，患者及家属拒绝手术。考虑 PSTT 对化疗敏感性相对其他妊娠滋养细胞肿瘤较差，辅助化疗以联合化疗为主，遂先后于 2018 年 4 月 5 日—2018 年 4 月 12 日、2018 年 4 月 19 日—2018 年 4 月 26 日、2018 年 5 月 3 日—2018 年 5 月 10 日、2018 年 5 月 17 日—2018 年 5 月 24 日行 EMA-CO 方案 4 程全身静脉化疗，期间动态复查血 β-HCG 168.6mIU/ml（2018 年 4 月 4 日）—95.1mIU/ml（2018 年 4 月 18 日）—84.4mIU/ml（2018 年 4 月 4 日）—57.9mIU/ml（2018 年 5 月 16 日）。

2018 年 5 月 30 日复查盆腔 B 超：子宫体大小 5.4cm×5.5cm×4.1cm，宫颈纵径 2.9cm，外形规则，肌层回声不均匀，于子宫左侧壁肌层可探及范围约 3.3cm×2.8cm 的不均质稍高回声团，边界欠清，形态欠规，可见血流信号，RI 0.46，子宫直肠陷窝及双髂窝未见明显液性暗区，子宫左侧肌层回声异常，考虑 GTD。复查血 β-HCG 46.8mIU/ml。因病灶缩退及肿瘤标志物下降不满意，再次与患者及家属沟通病情，患者系 PSTT 对当前化疗方案反应欠佳，可更换当前方案为 EMA-EP 继续化疗或手术治疗，若更换化疗方案仍存在病灶对化疗不敏感，最终仍需手术治疗可能。患者及家属了解病情后要求手术治疗。考虑患者尚未婚育具有生育需求，查阅相关文献，拟行子宫局部病灶切除术，B 超提示病灶靠近左侧宫角，充分告知患者及家属子宫局部病灶切除可能影响后续生育功能，如不孕、流产、早产及孕期子宫破裂等可能，患者及家属表示理解。遂于 2018 年 6 月 4 日在全麻下行经腹子宫病灶切除术，术后病理回报："子宫"胎盘部位滋养细胞肿瘤，免疫组化：CK8/18（+），Vim（-），CD10（+），HCG 局 灶（+），HPL 局 部（+），PLAP 局部（+），β-catenin（-），Ki67（+7%）。

术后 3 天复查血 β-HCG 7.8mIU/ml，患者及家属要求出院，术后 10 天复查血 β-HCG 0.9mIU/ml，此后按时门诊复查血 β-HCG 均在正常范围，电话随访患者已于 2021 年 6 月足月自娩 1 女活婴，目前仍在规律复查中。

三、病例分析

PSTT 是一种罕见的滋养细胞肿瘤，通常发生于生育期妇女，平均发病年龄为 31～35 岁，可继发于足月产、流产和葡萄胎，但后者相对少见，偶可合并活胎妊娠，发病率约为 1/100 000 次妊娠，占妊娠滋养细胞肿瘤的 0.2%～3.0%。其源于中间型滋养细胞的过度增殖，作为妊娠滋养细胞肿瘤的一种罕见形式，由 Kurman 等于 1976 年首次提出用"胎盘部位假瘤"这一术语来描述，并将其归属于良性疾病。Scully 等于 1981 年重新评估该病的恶性潜能后才正式将其更名为 PSTT。该病常见症状为闭经、不规则阴道流血和子宫增大，根据肿瘤病灶的形态和位置，可表现为子宫均匀性或不规则增大。PSTT 多数不发生转移，预后良好，仅少数病例发生子宫外转移，受累部位包括肺、阴道、中枢神经系统等。PSTT 因发病率低且症状及体征无特异性，临床上容易被误诊或漏诊，其确诊依靠组织病理学诊断。

PSTT 容易与流产、绒癌、上皮样滋养细胞肿瘤、胎盘部位结节相混淆，鉴别诊断主要依靠组织病理学和免疫组化。PSTT 诊断依据临床表现、血 HCG、B 超、影像学等辅助检查，以及组织病理学和免疫组化综合判断，组织病理学是诊断的金标准。对于临床上出现异常阴道出血伴或不伴闭经及血 HCG 轻度升高的患者应高度拟诊该疾病，对于拟诊的患者组织的获取可以选择清宫、宫腔镜下活检、局部病灶切除等。Zhao 等研究表明对于 PSTT 患者诊刮病理正确率仅为 40%，这可能与病灶局限诊刮时容易漏刮有关。所以选择何种方式获取组织应结合彩色多普勒超声及影像学综合判断，对诊刮阴性但高度怀疑 PSTT 或对于年轻的希望保留生育功能的患者，推荐宫腔镜直视下活检以提高确诊率。免疫组化有助于 PSTT 的诊断，HPL、CK、Mel-CAM、Cyclin E、CD146 在该肿瘤细胞中弥漫表达，HCG、EMA、inhibin、PLAP 呈局灶阳性，Ki-67 阳性率为 10%～30%。

PSTT 可参照 2018 年国际妇产科联盟（The International of Gynecology and Obstetrics，FIGO）发布的妊娠滋养细胞肿瘤解剖学分期，但预后评分系统并不适用于该疾病。由于 PSTT 特殊的生物学特性，患者往往对化疗药物不敏感，且容易产生化疗耐药。由于疾病发病率较低，目前尚无明确统一的治疗方案，手术是该病治疗的首选，原则是切除一切病灶，手术范围包括全子宫及双附件切除，年轻妇女若病灶局限于子宫且卵巢外观正常可保留卵巢，该方法虽然能成功治愈肿瘤，但对于年轻的生育期患者而言则完全破坏了生殖系统器官，丧失了生育能力。有学者提出对于年轻、希望保留生育、Ⅰ期且病灶局限者，可采用刮宫、宫腔镜或局部病灶切除等方法并予以化疗，但这类治疗尚缺乏大样本临床资料支持，不常规推荐。目前国内外关于 PSTT 保留生育功能的报道仅局限于个案报道。美国国立综合癌症网络（National Comprehensive Cancer Network，NCCN）提出了关于 PSTT 的不良预后因素，有距离前次妊娠间隔＞2 年，肿瘤浸润深肌层，有丝分裂像＞5 个 /10HPF，广泛凝固性坏死，淋巴脉管浸润，也有学者研究表明 FIGO 分期是影响 PSTT 患者预后的关键因素。有学者等研究表明，年龄（≥ 40 岁）、病灶大小（≥ 4cm）、肌层浸润深度（≥ 1/2 层）、病灶是否弥漫出血、核分裂象（≥ 5/10HPF）可能是影响早期胎盘部位滋养细胞肿瘤患者的不良预后因素，对于无不良预后因素的患者仅行手术治疗而不辅以化疗的治疗方案是可取的，保留生育功能在该类型患者中是可行的。本病例中患者系婚育女性，强烈要求保留生育功能，经过病理及影像学的严格评估以及相关文献的复习，我们给予了患者仅切除子宫局部病灶的保留生育能力的治疗，患者术后恢复良好且成功妊娠，经过 4 年余的门诊随访，患者目前未发现任何异常，该病例的诊疗经验再次验证了对于年轻、妊娠意愿强烈且病灶局限的早期患者，在无不良预后因素的前提下，在充分告知保守治疗可能导致病灶残留、复发的情况下可行局部病灶切除及子宫重建来保留患者的生育功能。对于早期无不良预后的患者不进行化疗的手术作为一线治疗方案是可行的，但对于存在以上不良预后因素的患者术后应辅以化疗，因 PSTT 对于化疗的敏感性较弱，故以联合化疗为主，但目前尚未有标准化疗方案，国外推荐含铂的联合化疗，如 EMA-EP、TP-TE、BEP 等，国内推荐首选 EMA-CO 方案。

四、主编点评

PSTT 来源于中间型滋养细胞，对化疗不敏感，手术是目前主要的治疗方式，但手术方式应结合患者临床病理特点及患者生育需求而定，由于 PSTT 的临床罕见性，对于影响其预后的因素及最佳的治疗方案临床上仍未明确达成统一，过去的观念认为子宫切除术是 PSTT 患者的首选治疗，可观的是随着医学的发展对于部分患者保留生育功能成为了一种可能，关于 PSTT 患者的最佳治疗方案仍需要进一步探索，多中心合作研究、建立妊娠滋养细胞疾病数据库以纳入更多的病例进行分析讨论是迫切需要的。

（王小伟　王国庆）

参考文献

[1]Gadducci A，Carinelli S，Guerrieri ME，et al.Placental site trophoblastic tumor and epithelioid trophoblastic tumor：Clinical and pathological features，prognostic variables and treatment strategy[J].Gynecol Oncol，2019，153（3）：684-693.

[2]Kurman RJ，Scully RE，Norris HJ.Trophoblastic pseudotumor of the uterus：an exaggerated form of "syncytial endometritis" simulating a malignant tumor[J].Cancer，1976，38（3）：1214-1226.

[3]Scully RE，Young RH.Trophoblastic pseudotumor：a reappraisal[J].Am J Surg Pathol，1981，5（1）：75-76.

[4]Zhao J，Xiang Y，Wan XR，et al.Clinical and pathologic characteristics and prognosis of placental site trophoblastic tumor[J].J Reprod Med，2006，51（12）：939-944.

[5]Kar A，Mishra C，Biswal P，et al.Differential expression of cyclin E，p63，and Ki-67 in gestational trophoblastic disease and its role in diagnosis and management：A prospective case-control study[J].Indian J Pathol Microbiol，2019，62（1）：54-60.

[6]Lurain JR.Gestational trophoblastic disease Ⅱ：classification and management of gestational trophoblastic neoplasia[J].Am J Obstet Gynecol，2011，204（1）：11-18.

[7]Chiofalo B，Palmara V，Lagan à AS，et al.Fertility Sparing Strategies in Patients Affected by Placental Site Trophoblastic Tumor[J].Curr Treat Options Oncol，2017，18（10）：58.

[8]Zhao J，Lv WG，Feng FZ，et al.Placental site trophoblastic tumor：A review of 108 cases and their implications for prognosis and treatment[J].Gynecol Oncol，2016，142（1）：102-108.

[9]王小伟，席亮，张涛红，等.早期胎盘部位滋养细胞肿瘤的临床病理特征及预后分析[J].中国妇幼健康研究，2021，32（6）：883-889.

[10]刘国艳，薛凤霞.特殊类型妊娠滋养细胞肿瘤的诊治[J].实用妇产科杂志，2019，35（6）：415-418.

病例32

非妊娠性绒癌

一、病例摘要

一般资料：患者邹××，20岁，女，因"剧烈下腹痛6小时余"于2020年9月25日5：14急诊入科。

现病史：平素月经规律，行经天数7天，月经周期28天，月经量中，无痛经，末次月经2020年9月15日。6小时前用力大便时突然出现剧烈下腹痛，呈撕裂样疼痛，不能耐受，伴恶心、呕吐，呕吐物为胃内容物，呈褐色，伴头晕、乏力、晕厥，后由于紧急于外院就诊。B超检查提示：盆腔右侧混合回声包块（118mm×59mm）——来源于血管？盆腹腔大量积液；子宫声像图未见明显异常。腹部CT示：子宫、膀胱分辨困难，右侧盆腔较大实性肿块，内密度不均匀；大量腹腔积液；右侧肾盂、肾盏及输尿管腹、盆段积水扩张，考虑盆腔占位压迫所致；右侧髂血管区金属影。血常规示：WBC $23.9×10^9$/L，HGB 68g/L。尿HCG（-），血HCG＞10 000mIU/ml。建议去上级医院就诊，遂转至我院，急诊以"下腹痛"收入我科。患病以来精神食欲差，睡眠欠佳，大小便正常，体重无明显变化。

既往史：平素身体状况一般，1年前因"血管畸形"行"腹部血管栓塞术"（具体不详）。否认冠心病、糖尿病等慢性病史，否认肝炎、结核、伤寒、疟疾等传染病史，否认外伤及输血史，否认药物、食物过敏史。预防接种史不详。

月经史：初潮13岁，经期7天，周期30天，量中等，无血块、痛经，LMP 2020年9月15日。

婚育史：G0P0，未婚，否认性生活史。

入院查体：血压111/48mmHg，心率120次/分，呼吸22次/分，体温36.4℃。平车入院，被动体位，皮肤黏膜苍白，贫血貌，心肺听诊未闻及异常。全腹肌紧张，压痛、反跳痛均阳性，移动性浊音阳性。

专科情况：外阴：发育正常。肛诊：子宫形态规则，正常大小，活动差，压痛阳性。右侧附件区扪及一直径约10cm囊实性包块，压痛明显，左附件区未扪及异常。

辅助检查：

盆腔 B 超（外院，2020 年 9 月 25 日）所见：右侧盆腔探及 118mm×59mm 混合回声光团，边界不清。CDFI：周边见血管绕行，内可见较丰富血流信号，似与血管关系密切。盆腹腔积液：肝前 10mm，脾周 18mm，左上腹 41mm，右上腹 39mm，右肾肾盂光带分离 29mm。提示：盆腔右侧混合回声包块——来源于血管？盆腹腔大量积液；子宫声像图未见明显异常。

腹部 CT（外院，2020 年 9 月 25 日）：盆腔：子宫、膀胱分辨困难，右侧盆腔显示较大实性肿块，内密度不均匀；大量腹腔积液；右侧肾盂、肾盏及输尿管腹、盆段积水扩张，考虑盆腔占位压迫所致；右侧髂血管区金属影。

实验室检查（外院，2020 年 9 月 25 日）：血常规：WBC $23.9×10^9$/L，HGB 68g/L，血 HCG > 10 000mIU/ml。

急诊床旁超声（我院，2020 年 9 月 25 日 5：29）：子宫大小形态尚正常，形态规则，肌壁光点均匀，宫腔线居中，内膜厚 0.4cm。盆腔偏右侧附件区探及 10.8cm×7.8cm 的低回声包块，边界欠清晰，内回声不均匀。CDFI：血流信号丰富。PW：可录得动静脉频谱。RI 0.47。左侧附件区未见异常。子宫直肠陷窝探及深约 2.2cm 的无回声区。右肾肾盂光带分离 2.2cm，输尿管上段扩张 0.8cm。左肾大小形态正常，实质回声均匀，肾盂光带无分离。左侧输尿管未见扩张。腹腔探及无回声区：肝肾隐窝 3.7cm，肝周 1.0cm，脾周 0.9cm，脾肾间隙 4.0cm。结论：①盆腔偏右侧附件区实性包块，血流丰富伴盆、腹腔积液（中 - 大量）；②右肾积水伴右侧输尿管上段扩张（轻度）。

血常规（本院，2020 年 9 月 25 日）：WBC $14.31×10^9$/L，RBC $2.20×10^{12}$/L，HGB 61g/L，N 89.80%，HCT 19.5%。

复查尿 HCG：阳性（+）。

腹部穿刺：右下腹穿出不凝血 5ml。

入院初步诊断：①腹腔内出血原因待查；②下腹痛；③盆腔包块：滋养细胞肿瘤？④失血性休克。

二、诊疗经过

患者急诊入院，评估盆腔包块系滋养细胞肿瘤可能性大，肿瘤破裂腹腔内出血致失血性休克，故有急诊手术探查指征。因患者无家属陪同，遂报告总值班及科室主任，开通绿色通道，积极抗休克治疗的同时急诊行剖腹探查术。术前、术中多次电话联系患者家属，告知其患者病情危重，随时有抢救无效死亡可能，虽积极手术但止血困难，仍有抢救无效可能。家属表示知情并将尽快来院。

患者于 2020 年 9 月 25 日急诊行剖腹探查术，术中见：盆腔腹腔有积血及凝血块约 3000ml，子宫常大，左侧附件外观正常，右侧盆侧壁可见直径约 12cm×15cm×15cm 包块，与右侧附件、盆腔、膀胱粘连，骨盆右侧"冰冻状"。子宫直肠陷窝右侧壁可见汹涌出血，并有"烂棉絮样"组织块掉出，压迫止血同时探查。包块深坐于右侧髂血管及盆壁内侧，肿瘤黄褐色，有"烂肉样"组织自破口流出，破口处出血汹涌，打开肿瘤表面包膜可见肿物基底坐于右侧髂血管处，与周围组织粘连，右侧输尿管增粗明显，肿瘤质脆、易碎，压迫止血困难。取部分组织送冰冻活检提示（病例 32 图 1）：在出血背景中间增生的异型细胞，提示滋养叶细胞肿瘤。

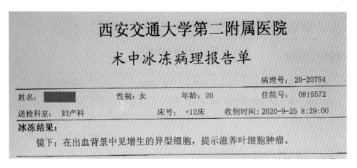

病例32图1　术中冰冻病理报告

请心外科医生上台协助手术，髂内动脉阻断后仍出血凶猛，患者生命体征极不平稳，遂行双侧髂内动脉结扎术。患者仍有活动性出血，右侧输尿管与瘤组织难以分离，为尽快止血，请泌尿外科医生上台行右侧输尿管离断及输尿管右侧腹壁再植术。患者右侧髂窝瘤体创面处有活动性出血，多次缝扎止血效果不显著，创面渗血多，盆腔压迫止血材料及纱布卷止血，盆腔渗血较前有所减少（病例 32 图 2）。考虑出血汹涌，短时间内出血 20 000ml，凝血因子丢失迅速，术中积极输注血浆及冷沉淀，创面广泛渗血已明显缓解，故压迫妇科纱布条后，放置引流管，遂逐层关腹。患者术中血压最低至 40/20mmHg，心率最高达 160～170 次 / 分，血气分析提示血红蛋白最低 20g/L。通过多科室 MDT 团队（妇产科、麻醉手术科、心血管外科、泌尿外科、输血科、医务科、血液科、普外科等）全力以赴的共同努力，才得以将患者从死神手里夺回来。术后我院回报血 β–HCG＞644 904.00mIU/ml，卵巢肿瘤标志物未见明显异常。

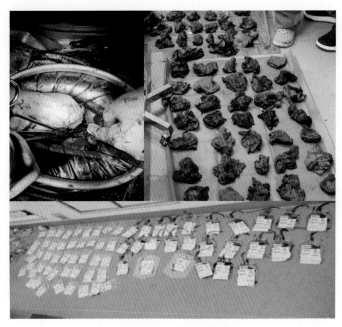

病例32图2　手术及标本

追踪病史：

2018 年 11 月患者曾出现晨起刷牙恶心、干呕。2019 年 1 月 29 日因"剧烈腰痛"于当地医院急诊住院治疗，期间 B 超提示：子宫肌层见大小约 96mm×54mm 的囊实性回声，内见丰富血流信号，性质待定；右肾轻度积水。遂行血管外科介入手术（具体不详）。

患者术后转入重症医学科给予呼吸机辅助呼吸、预防性抗感染、抑酸、纠正凝血紊乱、保肝等综合治疗。转入后患者意识逐渐恢复并顺利脱机拔管，呕吐 1 次血性胃内容物，考虑急性胃黏膜病变、上消化道出血，给予抑酸止血治疗后出血停止，右侧腹腔输尿管皮肤造口引流少、渗出多，给予冲洗支架管后见有絮状血凝块流出，管路恢复通畅。患者术后腹腔引流量不多，贫血纠正，复查血 β-HCG（2020年 9 月 27 日）＞ 72 134.00mIU/ml。血常规（2020 年 9 月 28 日）：WBC 9.96×10^9/L，RBC 3.94×10^{12}/L，HGB 121g/L，N 81.60%，HCT 34.9%。凝血功能回报明显好转。

术后病检回报（20-20754）：结合免疫组化，上皮样滋养叶细胞肿瘤。免疫：CK 18（+）、HCG（+）、CK 7（+）、CK（+）、P 57（+）、P 63 灶（+）、PLAP（-）、Inhibin-α（-）、CD 30（-）、EMA 极少数（+）、CR（-）、Vim（-）、CA 125（-）、ER（-）、PR（-）、Ki 67（+）50%。

病检回报（20-20876）："右侧髂血管区"提示上皮样滋养叶细胞肿瘤（病例32 图 3）。

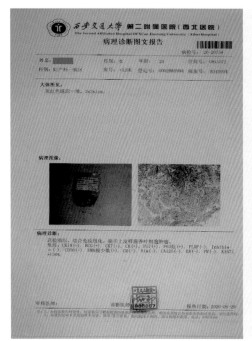 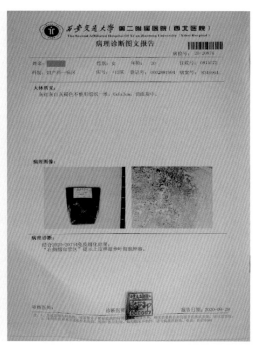

病例32图3　病检回报

出院情况及医嘱：患者意识清，可交流及遵医嘱做动作。心率70次/分，血压123/86mmHg，指脉氧100%，呼吸16次/分。心肺查体未闻及异常，腹部敷料包扎良好，无渗出，右下腹壁腹腔引流管1根，输尿管置管1根，均引流通畅。结合患者病史、辅助检查、手术所见及术后病理诊断，考虑滋养细胞肿瘤——原发性绒毛膜癌诊断明确，拟尽快行化疗。2020年9月28日患者及家属要求出院于当地行进一步治疗，遂嘱患者：①尽快开始化疗；②腹腔内填塞纱布，待转运后病情稳定72小时后再酌情逐步去除，完全去除纱布后观察24～48小时，引流量不多再考虑拔除腹腔引流管，腹部切口缝线根据愈合情况酌情于术后10～14天拆除；③后续可剪短输尿管支架管，使用造口袋，每3个月更换一次输尿管支架管；④逐步给予开放消化道，试饮水，如有腹胀、呕血等立即停止；⑤尽早拔除右侧颈内静脉置管，警惕导管相关性血流感染；⑥反复告知转运风险极大，如有病情变化，就近抢救治疗。家属对上述情况表示理解并签字要求出院。患者腹腔内留置纱布卷，带尿袋、腹腔引流袋，120转运出院。

出院诊断：①腹腔内出血；②原发性绒毛膜癌；③失血性休克；④急性失血性贫血；⑤继发性血小板减少；⑥肾积水伴输尿管狭窄（右侧）；⑦凝血功能异常；⑧低蛋白血症；⑨心肌损害；⑩肝功能不全；⑪上消化道出血。

三、病例分析

妊娠滋养细胞疾病（gestational trophoblastic disease，GTD）是一组来源于胎盘滋养细胞的疾病，包括良性葡萄胎及恶性滋养细胞疾病等。流行病学调查显示，葡萄胎在中国及亚洲某些地区发病率为 2/1000 次妊娠，而在欧洲和北美发病率通常小于 1/1000 次妊娠。近年来，亚洲某些国家葡萄胎的发生率有所下降，主要原因可能与经济发展、饮食结构改善以及生育率下降相关。绒毛膜癌（绒癌）的发病率低，由于临床上很多病例缺乏组织病理学证据，发生于葡萄胎后的绒癌与侵蚀性葡萄胎难以区分，故其准确发生率难以估算，为 1/40 000 ~ 9/40 000 次妊娠。胎盘部位滋养细胞肿瘤（placental site trophoblastic tumor，PSTT）和上皮样滋养细胞肿瘤（epithelioid trophoblastic tumor，ETT）比绒癌更为罕见，其发生率占所有妊娠滋养细胞肿瘤（gestational trophoblastic neoplasia，GTN）的 2% ~ 3%。GTN 属于少见肿瘤，其治疗方案和随访的指导意见缺乏前瞻性、随机对照临床试验等高级别循证医学证据的支持。目前，国际上有多个 GTD 诊治指南，根据世界卫生组织（World Health Organization，WHO）2020 年（第 5 版）女性生殖系统肿瘤病理学分类标准，GTD 在组织学上可分为：①葡萄胎：包括完全性葡萄胎、部分性葡萄胎和侵蚀性葡萄胎/转移性葡萄胎；② GTN：包括绒癌、PSTT、ETT 和混合性滋养细胞肿瘤；③肿瘤样病变（tumor-like lesions）：包括超常胎盘部位反应和胎盘部位结节/斑块；④异常（非葡萄胎）绒毛病变：虽然 WHO 分类将侵蚀性葡萄胎列为交界性或生物学行为不确定肿瘤，但在临床上仍将其归类于恶性肿瘤，并与绒癌合称为 GTN。由于 GTN 独特的组织学来源及生物学行为，使其成为最早可以通过化疗治愈的实体肿瘤。GTD 的发生率与年龄有关，在生育年龄的两端发生率较高，年龄 < 15 岁者为每 500 例妊娠有 1 例，年龄 > 50 岁者为每 8 例妊娠有 1 例。但是，由于报道时部分患者没有病理诊断或未能明确诊断，这些数据可能低于 GTD 的真实发病率，尤其是部分性葡萄胎。GTN 可能继发于葡萄胎、非葡萄胎妊娠或活产，活产后 GTN 的发病率约为 1/50 000。妇产科医生可能平均每 2 年只处理 1 个新发病例。

绒癌是一种高度恶性的滋养细胞肿瘤，其特点是滋养细胞失去了原来的绒毛或葡萄胎结构，浸润入子宫肌层，造成局部严重破坏，并可转移至其他任何部位。绝大多数绒癌继发于正常或不正常的妊娠之后，称为"妊娠性绒癌"，主要发生于育龄妇女。病理学特征大体上常为暗红色出血性肿块，伴不同程度坏死。镜下成片异型增生的滋养细胞浸润周围组织和血管，肿瘤细胞大多数呈双相分化，可见细胞滋养细胞和合体滋养细胞密切混合，并可见少许中间型滋养细胞。肿瘤中央出血坏死，仅在周边见肿瘤细胞存活。肿瘤缺乏新生血管，可见假性血管网，血池周围环绕滋养细胞。同时肿瘤内找不到绒毛组织。绒癌可继发于正常或不正常妊娠之后，前次妊娠可为葡萄胎，也可为流产、足月产或异位妊娠。前次妊娠后至发病间隔时间不定，有的妊娠开始即可发生绒癌，有的报道间隔期可长达18年。常见症状为葡萄胎排空、流产或足月产后出现异常子宫出血。绒癌出现远处转移后的症状与转移部位密切相关，如阴道转移瘤破裂可发生阴道大出血；若发生肺转移，可出现咯血、胸痛及憋气等症状；若发生脑转移，可表现为头痛、呕吐、抽搐、偏瘫甚至昏迷等。长期阴道流血者可发生严重贫血，甚至恶病质。妇科检查：合并出血时可发现阴道有暗红色分泌物，双合诊子宫增大、柔软、形状不规则，有时可触及宫旁两侧子宫动脉有明显搏动，并可触到像"猫喘样"的血流漩涡征象，这一征象是因为宫旁组织内有转移瘤或动静脉瘘的形成。怀疑宫旁动静脉瘘时，应考虑行盆腔MRI评估病情，在临床处理时要警惕大出血的可能。

根据葡萄胎排空后或流产、足月分娩、异位妊娠后出现阴道流血和（或）转移灶及其相应症状和体征，应考虑GTN可能。GTN可以没有组织学诊断，而仅根据临床表现及实验室检查结果做出诊断，β-HCG水平变化是临床诊断的主要依据，影像学证据是重要的辅助诊断方法，但不是必需的。当可以获取组织时，应进行组织学诊断，若在子宫肌层内或子宫外转移灶组织中见到绒毛或退化的绒毛阴影，则诊断为侵蚀性葡萄胎。若仅见成片增生的滋养细胞浸润及出血坏死，未见绒毛结构，则诊断为绒癌。葡萄胎后GTN诊断标准：①升高的血β-HCG水平呈平台（±10%）达4次（第1、第7、第14、第21天），持续3周或更长；②血β-HCG水平连续上升（＞10%）达3次（第1、第7、第14天）持续2周或更长；③组织学诊断为侵蚀性葡萄胎或绒癌。非葡萄胎后GTN（绒癌）诊断标准：①流产、足月产、异位妊娠终止后4周以上，血β-HCG水平持续在高水平，或曾经一度下降后又上升，已排除妊娠物残留或排除再次妊娠；②组织学诊断为绒癌。国际滋养细胞肿瘤学会（International Society for the Study of Trophoblastic Diseases，ISSTD）于1998年即提出了新的GTN分期与预后评分修改意见，并提交FIGO讨论，FIGO于2000年审定并通过了该分期标准（病例32表1）

病例32表1　GTN FIGO 2000年解剖分期标准

期别	定义
I	病变局限于子宫
II	病变超出子宫但局限于生殖器官（宫旁、附件及阴道）
III	病变转移至肺伴或不伴有生殖道转移
IV	病变转移至脑、肝、肠、肾等其他器官

　　目前应用 FIGO 于 2000 年审定并通过的分期及预后评分标准（病例 32 表 2），该评分系统更加客观地反映了 GTN 患者的实际情况，在疾病诊断的同时更加简明地指出了患者除分期之外的疾病程度及预后危险因素。期别早的患者可能为高危组患者，而一些期别晚的患者可能属于低危组。值得强调的是，诊断时分期与评分系统的结合，更有利于患者治疗方案的选择及对预后的评估。

病例32表2　GTN FIGO 2000年预后评分标准

预后因素	计分 / 分			
	0	1	2	4
年龄 / 岁	< 40	≥ 40		
本次妊娠	葡萄胎	流产	足月产	
妊娠终止至化疗开始间隔 t/ 月	< 4	4 ~ 6	7 ~ 12	> 12
β –hCGZ$_\beta$/（ U·L^{-1}）	< 10^3	10^3 ~ 10^4	10^4 ~ 10^5	> 10^5
肿瘤最大直径 D/cm	< 3	3 ~ 5	> 5	
转移部位	肺	脾、肾	消化道	脑、肝
转移瘤数目 / 个	0	1 ~ 4	5 ~ 8	> 8
化疗			单药化疗	多药化疗

　　注：肺内转移瘤直径超过 3cm 者或根据胸片可计数的予以记数；按照总计分分组：0 ~ 6 分为低危组，≥ 7 分为高危组。

　　GTN 的治疗原则以化疗为主，辅以手术和放疗等其他治疗手段。治疗方案的选择根据 FIGO 分期、预后评分、年龄、对生育的要求和经济情况等综合考虑，实施分层或个体化治疗。低危 GTN 治疗方案的选择主要取决于患者有无子宫外转移灶和保留生育功能的要求。化疗方案的选择对于低危患者，可以采用单药化疗，在下列患者中成功率更高：预后评分 0 ~ 4 分、末次妊娠为葡萄胎、病理学诊断为非绒癌患者。常用的一线药物有 MTX 和 Act–D，常用单药方案见病例 1 表 3。目前尚无推荐某种单药或哪种给药方案优于其他方案。Meta 分析结果显示，Act–D 的 5d 方案、Act–D 冲击方案及 MTX 多天方案相对疗效更好。对于预后评分 5 ~ 6 分或病理学诊断为绒癌的低危患者，一线采用单药化疗的失败风险明显增高，可以参照预后评分高危患者的方案选择联合化疗。9% ~ 33% 的低危 GTN 患者首次单药化疗后会产生耐药或对化疗方案不耐受。单药化疗耐药的定义：原发耐药指在开始应用单药化疗的前两个疗程即出现 β–HCG 升高或平台（下降 < 10%）；继发耐药指开始化疗时有效，随后 β–HCG 在两个疗程中呈现平台或升高。当对第 1 种单药化疗有反应，但因毒性无法耐受时，可更换另一种单药。如果出现单药耐药，β–HCG 呈现

平台且或 β-HCG 升高，或出现新病灶，或对两种单药化疗均反应不佳时，建议改为联合化疗。停止化疗指征 β-HCG 正常后巩固化疗 2 ~ 3 个疗程。对于 β-HCG 正常而影像学异常的患者不建议继续化疗，因为 β-HCG 是反映肿瘤活性的可靠指标。高危 GTN 的治疗原则以联合化疗为主，必要时结合手术、放疗等其他治疗。高危 GTN 的化疗方案首选 EMA-CO 方案或以 5-氟尿嘧啶（5-Fluorouracil，5-FU）/氟尿苷（floxuridime，FUDR）为主的联合化疗方案。EMA-CO 方案（依托泊苷、甲氨蝶呤、Act-D、环磷酰胺和长春新碱）初次治疗高危转移病例的完全缓解率及远期生存率均在 90% 以上，最常见的不良反应为骨髓抑制，其次为肝肾毒性。由于粒细胞集落刺激因子骨髓支持和预防肝肾毒性药物及止吐药物的支持，EMA-CO 方案的计划化疗剂量强度已可得到保证。中国 GTN 相对高发，在治疗高危病例方面也取得了丰富的经验，以 5-FU/FUDR 为主的联合化疗方案包括 FAV（5-FU/FUDR、Act-D 和长春新碱）和 FAEV（5-FU/FUDR、Act-D、依托泊苷和长春新碱），治疗高危和耐药 GTN 的完全缓解率达 80% 以上。由于不同地区医疗条件存在差异，其他化疗方案可依据各地区医疗条件及可选择药物进行选择，常见联合化疗方案具体药物及剂量见病例 32 表 4 ~ 6。

病例32表3　常用单药化疗方案

药物名称	给药方案	疗程间隔	CR%
MTX	1mg/kg 或 50mg，im 或 iv，第 1、第 3、第 5、第 7 天；四氢叶酸 0.1mg/kg，im 或 po，第 2、第 4、第 6、第 8 天	2 周	74 ~ 90
	0.4mg/kg 或 15mg，im 或 iv，连续 5d	2 周	87 ~ 93
	30 ~ 50mg/m^2 im	1 周	49 ~ 74
	100mg/m^2 iv，200mg/m^2 iv 12h，FA 15mg q12h im 4 次	2 周	69 ~ 90
Act-D	1.25mg/m^2 iv（最大 2mg）	2 周	69 ~ 90
	10 ~ 12μg/kg 或 0.5mg iv，连续 5d	2 周	77 ~ 94

病例32表4　常用联合化疗方案——EMA/CO方案

时间	药物	剂量	给药方式及时间
EMA 部分			
第 1 天	Act-D	500μg（体重小于 40kg 用 400μg）	静脉滴注 1h
	5% GS	250ml	
	VP-16	100mg/m^2	静脉滴注 1h
	NS	500ml	

续表

时间	药物	剂量	给药方式及时间
	MTX	100mg/m^2	静脉注射
	NS	30ml	
	MTX	200mg/m^2	静脉滴注 12h
	NS	100ml	
	水化 2d，日补液总量 2500～3000ml，记尿量，尿量应＞2500ml/d		
第 2 天	Act-D	500μg	静脉滴注 1h
	5% GS	250ml	
	VP-16	100mg/m^2	静脉滴注 1h
	NS	500ml	
	CVF	15mg	静脉注射，每 12h 1 次（从静脉推 MTX 开始 24h 后开始，共 4 次）
	NS	4ml	
CO 部分 第 8 天	VCR	2mg＋NS 20ml	静脉注射，化疗前 3h
	CTX	600mg/m^2	
	或 IFO	1600～1800mg/m^2	静脉滴注 2h
	NS	500ml	
注意事项	补液 1500～2000ml（用 CTX 者不需大量补液）；IFO 时用美司钠解救，用法：20%IFO 的量（一般为 400mg），0h、4h 和 8h		
第 15 天	重复下一个疗程		

病例32表5　常用联合化疗方案——EMA/EP化疗

时间	药物	剂量	给药方式
第 8 天 EP	VP-16	150mg/m^2（最大剂量 200mg）	静脉滴注
	NS	500ml	
	DDP（水剂）	75mg/m^2（最大剂量 100mg）	静脉滴注
	NS	500ml	
第 15 天	重复下一个疗程第 1 天		

注：EMA 部分同 EMA/CO 方案，一般仅用第 1 天之药物，第 2 天不用化疗药物，仅使用 CVF 解救。

病例32表6　常用联合化疗方案——TE/TP方案

时间	药物	剂量	给药方式及时间
第1天	地塞米松	20mg	口服，化疗前12h，6h
	西咪替丁	30mg + NS 100ml	静脉注射 > 30min
	紫杉醇	135mg/m² + NS 250ml	静脉注射 > 3h
	10% 甘露醇	500ml	静脉注射 > 1h
	DDP	60mg/m²（最大 100mg）+ NS 1000ml	静脉注射 > 3h
第15天	紫杉醇	135mg/m² + NS 250ml	静脉注射 > 3h
	VP-16	150mg/m²（最大 200mg）+ NS 1000ml	静脉注射 > 1h

作为辅助治疗，当发生肿瘤浸润导致致命性出血以及化疗耐药病灶等特定情况下才行手术。①子宫切除术：对于大病灶、耐药病灶或病灶穿孔出血时，应在化疗的基础上进行手术，年轻女性应保留卵巢。对有生育要求的患者，若血 β-HCG 水平不高、耐药病灶为单个及子宫外转移灶已控制时，可考虑行病灶切除术；②肺叶切除术：对肺孤立的耐药病灶可考虑行肺叶切除术。指征包括全身情况良好、子宫原发病灶已控制、无其他转移灶、肺部转移灶为孤立性结节、β-HCG 尽可能接近正常水平。放疗作为化疗的补充，主要用于脑转移和胸部、盆腔残存病灶或耐药病灶的治疗。

放疗适应证：①脑转移，包括多发性脑转移、症状性脑转移和脑部寡转移；②阴道、宫颈等转移灶急性出血，病灶广泛，局部 / 介入止血无效，可考虑加用放疗；③胸部、盆腔团块转移灶化疗消退不满意者或化疗后残存病灶；④耐药病灶且无法进行手术切除；⑤肿瘤压迫产生症状时，可以行姑息性放疗缩小肿瘤，减轻症状。

放疗技术的选择：包括适型调强放疗（intensity-modulated radiotherapy，IMRT）、容积调强放疗（volumetric-modulated arc therapy，VMAT）、螺旋断层放疗（TOMO）、立体定向放疗（stereotactic body radiotherapy，SBRT）。常规放疗和三维适形放疗（three-dimensional conformal radiotherapy，3D-CRT）的使用正在逐渐减少。立体定向放疗包括射波刀、速锋刀等 X 刀技术；伽马刀技术的应用亦逐渐减少。

放疗方案：胸部病灶和盆腔病灶常使用 IMRT 和 VMAT，脑转移的病灶根据病灶数量选择 TOMO 或 SBRT。SBRT 常用于脑部寡转移（1 ~ 5 个病灶），TOMO 可用于脑部寡转移病灶，亦可进行全脑放疗并同步给予肿瘤区域加量。在脑部放疗中，应同时采用脱水、止血及全身支持治疗，以便放疗顺利进行。待脑部转移灶控制后，及时进行全身化疗以根治肿瘤。对于阴道及宫颈的转移病灶需要放疗控制出血时，可用局部放疗配合全身化疗，尤其是阴道腔内 ± 插植放疗，单次量高，数次后即可达到止血，肿瘤往往迅速消退。对于耐药病灶的放疗，放疗野应包括受累区域，给予高姑息剂量，可采用 IMRT 或 VMAT。

极高危 GTN 指的是预后评分 ≥ 13 分及伴有肝、脑或广泛转移的高危病例，可直接选择 EP-EMA 等二线方案。这类患者如果一开始就采用标准多药联合化疗，可能会造成严重的骨髓抑制导致大出血、败血症，甚至多器官衰竭，可在标准化疗前先采用低剂量的诱导化疗，如 EP 方案（依托泊苷 $100mg/m^2$ 和顺铂 $20mg/m^2$，2d，每周 1 次，共 1 ~ 3 周）或 AE 方案（Act-D 500μg 和依托泊苷 $100mg/m^2$，1 ~ 3d，疗程间隔 2 周），待病情缓解后，转为标准化疗方案。血 β-HCG 正常后巩固治疗 3 ~ 4 个疗程。高危 GTN 目前尚无公认的耐药标准，高危患者接受联合化疗后，一般认为化疗过程中出现如下现象应考虑为耐药：经连续 2 个疗程化疗后，血 β-HCG 未呈对数下降或呈平台（下降 < 10%）甚至上升，或影像学检查提示肿瘤病灶不缩小甚至增大或出现新的病灶。治疗后血 β-HCG 连续 3 次阴性 3 个月后出现血 β-HCG 升高（除外妊娠）或影像学检查发现新病灶考虑复发。耐药和复发 GTN 治疗方案选择：化疗前完善辅助检查（包括胸部及腹部 CT、盆腔及脑部 MRI），必要时可行 PET-CT 检查，治疗前需要重新进行预后评分。可选择的化疗方案包括 FAEV、EMA-EP、ICE（依托泊苷、异环磷酰胺和卡铂）、VIP（依托泊苷、异环磷酰胺和卡铂）、TE/TP（紫杉醇、顺铂 / 紫杉醇和依托泊苷）、BEP（博莱霉素、依托泊苷和顺铂）等。对于多药耐药的患者，可考虑选择大剂量化疗联合自体干细胞移植、靶向治疗及 PD-1/PD-L1 抗体（如 pembrolizumab）单独使用或联合化疗。动脉灌注化疗可提高耐药、复发患者的疗效。停止化疗指征仍然为血 β-HCG 正常后再巩固化疗 3 ~ 4 个疗程。手术治疗以及手术时机的选择在高危耐药和复发患者的治疗中非常重要。耐药性 GTN 患者的手术指征为：患者一般情况好，可耐受手术；转移灶为孤立的可切除病灶；无手术切除部位以外的活跃性转移灶；术前血 β-HCG 应尽可能接近正常水平。

GTN 在治疗结束后应严密随访，第 1 年每月随访 1 次，第 2 ~ 3 年每 3 个月随访 1 次，以后每年 1 次共 5 年。目前证据显示，高危患者治疗结束 5 年后再复发病例少见，因此建议至少随访 5 年。高危患者治疗后全身影像学检查可作为评估残留病灶或变化的方法，当出现疾病复发时，有助于转移病灶的定位及监测。目前研究结果显示，化疗后 12 个月内妊娠者，与普通人群相比，未增加流产、异位妊娠、再次葡萄胎和死产发生风险，与化疗 12 个月后妊娠相比，GTN 的复发风险也没有增加，但考虑到化疗药物的生殖系统毒性，建议随访期间严格避孕 1 年。如果在血 β-HCG 正常后的随访期间短期内意外妊娠，需要与患者充分沟通，权衡利弊，进行个体化的处理。

本病例中，患者系 20 岁年轻女性，症状为剧烈下腹痛 6 小时余，月经规律，无停经史，无性生活史。B 超检查提示：盆腔右侧混合回声包块；盆腹腔大量积液；腹部 CT 示：右侧盆腔较大实性肿块，右侧肾盂、肾盏及输尿管腹、盆段积水扩张，考虑盆腔占位压迫所致；右侧髂血管区金属影。血 HCG > 10 000mIU/ml。既往曾因 "剧烈腰痛" 于当地医院 B 超提示：子宫肌层见大小约 96mm×54mm 的囊实性回声，内见丰富血流信号，性质待定；右肾轻度积水，行血管外科介入手术（具体不详）。综合评估患者病情后，我院 MTD 团队积极抗休克同时急诊行剖腹探查术，术中见：盆腔腹腔有积血及凝血块约 3000ml，子宫常大，左侧附件外观正常，右侧盆侧壁可见直径约 12cm×15cm×15cm 包块，与右侧附件、盆腔、膀胱粘连，骨盆右侧 "冰冻状"。子宫直肠陷窝右侧壁可见汹涌出血，并有 "烂棉絮样" 组织块掉出，压迫止血同时探查。包块深坐于右侧髂血管及盆壁内侧，肿瘤黄褐色，有 "烂肉样" 组织自破口流出，破口处出血汹涌，打开肿瘤表面包膜可见肿物基底坐于右侧髂血管处，与周围组织粘连，右侧输尿管增粗明显，肿瘤质脆、易碎，压迫止血困难，取部分组织送冰冻活检提示滋养叶细胞肿瘤。髂内动脉阻断后仍出血凶猛，遂行双侧髂内动脉结扎术＋右侧输尿管离断＋输尿管右侧腹壁再植术。患者右侧髂窝瘤体创面处有活动性出血，多次缝扎止血效果不显著，创面渗血多，盆腔压迫止血材料及纱布卷止血。术后病检回报上皮样滋养叶细胞肿瘤。综上所述，患者上皮样滋养细胞肿瘤（epithelioid trophoblastic tumor，ETT）诊断明确，故后续遵循指南行相关治疗。ET 的诊断需要依靠组织病理学检查，肿瘤常在子宫形成结节状隆起，边界较清，局灶可见明显浸润。大体见实性、褐色或黄色肿块，可见灶性出血、坏死。镜下可见相对单一的上皮样肿瘤细胞呈巢状、条索状或团块状排列，肿瘤内常见地图样坏死。免疫组织化学染色显示 ETT 弥漫表达 P63，仅灶性表达 HPL、CD146。本病可以继发于各种妊娠，最多见于足月妊娠后，临床表现缺乏特异性，约 70% 出现异常子宫出血，血 β–HCG 水平轻中度升高。宫颈部位的 ETT 需要与宫颈鳞癌相鉴别，宫体部位的 ETT 需要鉴别子宫肌瘤或其他妊娠相关疾病如异位妊娠、绒癌等。手术是 ETT 主要的治疗手段，本病对化疗不敏感。如果采用化疗，应直接选择联合化疗，方案包括 FAEV、EP-EMA、EMA-CO 等。对于有多处或广泛转移的患者，高强度化疗可能有一定作用。考虑到 ETT 具有较强的侵袭行为和对化疗的不敏感性，目前不常规推荐保留生育功能的手术。虽然 ETT 生长缓慢，但相比 PSTT 而言其恶性程度明显更高，一旦出现转移或复发，治疗效果通常不佳。不良预后因素包括：FIGO 分期晚，存在子宫多发病灶，侵及子宫全层并累及浆膜层，细胞低分化，细胞异型，核分裂指数高或存在血管侵袭等。子宫外病灶要进一步区分，子宫外的盆腔种植性病灶的预后要好于经血行转移的病灶（如肺转移）。

四、主编点评

　　本病例是原发性绒癌，也称非妊娠性绒癌，是一种极少见的绒癌。不仅在女性中出现，也可在男性状出现。原发灶可在生殖系统内也可发生在生殖系统外。非妊娠性绒癌在病理形态上与妊娠性绒癌基本相同，也存在细胞滋养细胞和合体滋养细胞，也可看见从细胞滋养细胞过渡到合体滋养细胞中间型细胞和瘤巨细胞。非妊娠性绒癌和妊娠性绒癌一样，极易在早期就通过血运发生广泛转移。最常见的转移为肺，其次为脑干、脾、肾、胃肠。有些患者原发性绒癌病灶不大，但转移广泛，发病迅速，而导致患者短期内死亡。非妊娠性绒癌的组织来源，已逐步取得一致意见，认为来源于原始的生殖细胞。非妊娠性绒癌诊断比较困难，治疗效果较差，远不如妊娠性绒癌的效果。主要原因有妊娠性绒癌的细胞成分有部分来自男方，免疫源性强，化疗药物杀死大部分癌细胞后，剩余的细胞即可由机体免疫力加以处理。非妊娠性绒癌的癌细胞来自自身，免疫源性差，治疗效果差，很容易复发。非妊娠性绒癌含有其他肿瘤细胞和绒癌多种成分，治疗绒癌的药物不一定对其他肿瘤细胞有效。非妊娠性绒癌比较少见，很多医生对此认识不足。难以做出早期的诊断，很多病例一发现就是晚期，甚至有的病例在尸检时才能确诊，失去了治疗的机会。

（陈　茜　樊江波）

参考文献

[1]Ngan HY，Seckl MJ，Berkowitz RS，et al.Update on the diagnosis and management of gestational trophoblastic disease[J].Int J Gynaecol Obstet，2020，143（Suppl 2）：79-85.

[2]Li J，Li SF，Yu H，et al.The efficacy and safety of first-line single-agent chemotherapy regimens in low-risk gestational trophoblastic neoplasia: a network meta-analysis[J]. Gynecol Oncol，2018，148（2）：247-253.

[3]Lok C，Van Trommel N，Massuger L，et al.Practical clinical guidelines of the EOTTD for treatment and referral of gestational trophoblastic disease[J].Eur J Cancer，2020，130：228-240.

[4]Bolze PA，Riedel C，Massardier J，et al.Mortality rate of gestational trophoblastic

neoplasia with a FIGO score of ≥13[J].Am J Obstet Gynecol，2016，214（3）：390. e1-e8

[5]Cheng HY，Yang JJ，Zhao J，et al.Preliminary study of PD-1 inhibitor in the treatment of drug-resistant recurrent gestational trophoblastic neoplasia[J].Chin J Obstet Gynecol，2020，55（6）：390-394.

[6]Jiang F，Yang K，Wan XR，et al.Reproductive outcomes after floxuridine-based regimens for gestational trophoblastic neoplasia：a retrospective cohort study in a national referral center in China[J].Gynecol Oncol，2020，159（2）：464-469.